全国高等医药院校医学检验技术专业"十三五"规划教材

供医学检验技术等专业使用

临床寄生虫学检验技术

主　编	卢致民　李凤铭
副主编	章亚惊　芦亚君　陈　艳　闫海润
编　者	（以姓氏笔画为序）

丁淑琴　宁夏医科大学
王春苗　河北北方学院
乌吉木　赤峰学院
卢致民　河北北方学院
全　芯　济宁医学院
闫海润　牡丹江医学院
孙雪文　河北工程大学
芦亚君　海南医学院
李士根　济宁医学院
李凤铭　河北工程大学
张　慧　昆明医科大学第一附属医院
陈　艳　贵州医科大学
郭　翀　昆明医科大学第一附属医院
章亚惊　成都中医药大学
曾　涛　南方医科大学

华中科技大学出版社
http://www.hustp.com
中国·武汉

内 容 简 介

本书是全国高等医药院校医学检验技术专业"十三五"规划教材。

本书共五篇,内容包括总论、寄生虫感染的实验室检验技术、医学原虫、医学蠕虫、医学节肢动物。文后附有临床寄生虫学检验常用参考资料与网址、人体常见寄生虫彩图等。

本书可供医学检验技术等专业使用,也可作为其他医学相关专业学生的参考用书。

图书在版编目(CIP)数据

临床寄生虫学检验技术:新版/卢致民,李凤铭主编. —武汉:华中科技大学出版社,2019.10(2025.1重印)
全国高等医药院校医学检验技术专业"十三五"规划教材
ISBN 978-7-5680-5758-5

Ⅰ.①临… Ⅱ.①卢… ②李… Ⅲ.①寄生虫病-医学检验-医学院校-教材 Ⅳ.①R530.4-33

中国版本图书馆 CIP 数据核字(2019)第 232081 号

临床寄生虫学检验技术   卢致民 李凤铭 主编
Linchuang Jishengchongxue Jianyan Jishu

策划编辑:	荣　静
责任编辑:	张　琴
封面设计:	原色设计
责任校对:	张会军
责任监印:	周治超
出版发行:	华中科技大学出版社(中国·武汉)　电话:(027)81321913
	武汉市东湖新技术开发区华工科技园　邮编:430223
录　　排:	华中科技大学惠友文印中心
印　　刷:	武汉市洪林印务有限公司
开　　本:	889mm×1194mm　1/16
印　　张:	16
字　　数:	496千字
版　　次:	2025年1月第1版第8次印刷
定　　价:	58.00元

本书若有印装质量问题,请向出版社营销中心调换
全国免费服务热线:400-6679-118   竭诚为您服务
版权所有　侵权必究

全国高等医药院校医学检验技术专业"十三五"规划教材建设指导委员会

主 任 委 员 徐克前　康熙雄

副主任委员 岳保红　龚道元　周芙玲　王小林　赵建宏　贾天军　李玉云

编　　委（按姓氏笔画排序）

王小林	北京大学医学部	岳保红	郑州大学
王俊利	右江民族医学院	周芙玲	武汉大学
权志博	陕西中医药大学	郑文芝	海南医学院
吕厚东	济宁医学院	赵建宏	河北医科大学
任伟宏	河南中医药大学	胡志坚	九江学院
伊正君	潍坊医学院	袁忠海	吉林医药学院
闫海润	牡丹江医学院	贾天军	河北北方学院
纪爱芳	长治医学院	徐　霞	广州医科大学
李玉云	蚌埠医学院	徐广贤	宁夏医科大学
李树平	湖南医药学院	徐克前	中南大学湘雅医学院
余　蓉	成都中医药大学	徐菲莉	新疆医科大学
张式鸿	中山大学	高荣升	佳木斯大学
张红艳	河北工程大学	陶华林	西南医科大学
陈大鹏	重庆医科大学	黄泽智	邵阳学院
林东红	福建医科大学	龚道元	佛山科学技术学院
欧阳丹明	湘南学院	康熙雄	首都医科大学

总序

近年来,随着科学技术的进步,大量先进仪器和技术的采用,医学检验得到飞速的发展。各种新的检验技术不断涌现,对临床疾病的诊疗越来越重要,作用越来越突出,为人类疾病的诊断、治疗监测、预后判断提供大量新的实验室监测指标。据统计,临床实验室提供的医学检验信息占患者全部诊疗信息的 60% 以上,医学检验已成为医疗的重要组成部分,被称为临床医学中的"侦察兵"。

《国家中长期教育改革和发展规划纲要(2010—2020 年)》《国家中长期人才发展规划纲要(2010—2020 年)》要求全面提高高等教育水平和人才培养质量,以更好地满足我国经济社会发展和创新型国家建设的需要。根据《教育部关于进一步深化本科教学改革 全面提高教学质量的若干意见》,在教材建设过程中,教育部鼓励编写、出版适应不同类型高等学校教学需要的不同风格和特色的教材;积极推进高等学校与行业合作编写教材;鼓励编写和出版不同载体和不同形式的教材,包括纸质教材和数字化教材。2012 年教育部制定的新本科专业目录中,将医学检验专业更名为医学检验技术专业,学制由五年改为四年。

为了更好地适应医学检验技术专业的教学发展和需求,体现最新的教学理念和特色,在认真、广泛调研的基础上,在医学检验技术专业教学指导委员会相关领导和专家的指导和支持下,华中科技大学出版社组织了全国 40 多所医药院校的 200 多位老师编写了本套全国高等医药院校医学检验技术专业"十三五"规划教材。本套教材由国家级重点学科的教学团队引领,副教授及以上职称的老师占 80%,教龄在 20 年以上的老师占 72%。教材编写过程中,全体参编人员进行了充分的研讨,各参编单位高度重视并大力支持教材的编写工作,各主编及参编人员付出了辛勤的劳动,这确保了本套教材的编写质量。

本套教材着重突出以下特点:

(1) 教材定位准确,体现最新教学理念,反映最新教学成果。紧密联系最新的教学大纲和临床实践,注重基础理论和临床实践相结合,体现高素质复合型人才培养的要求。

(2) 适应新世纪医学教育模式的要求,注重学生的临床实践技能、初步科研能力和创新能力的培养。突出实用性和针对性,以临床应用为导向,同时反映相关学科的前沿知识和发展趋势。

(3) 以问题为导向,导入临床案例。通过案例与提问激发学生学习的热情,以学生为中心,以利于学生主动学习。

(4) 纸质与数字融合发展。全套教材采用全新编写模式,以扫描二维码形式帮助老师及学生在移动终端共享优质配套网络资源,通过使用华中科技大学出版社数字化教学资源平台将移动互联、网络增值、慕课等新的教学理念和学习方式融入教材建设中,开发多媒体教材、数字化教材等新媒体教材形式。

本套教材得到了教育部高等学校医学技术类教学指导委员会和中国医师协会检验医师分会相关领导和专家,以及各院校的大力支持与高度关注,我们衷心希望这套教材能为高等医药院校医学检验技术教学及人才培养做出应有的贡献。我们也相信这套教材在使用过程中,通过教学实践的检验和实际问题的解决,能不断得到改进、完善和提高。

全国高等医药院校医学检验技术专业"十三五"规划教材
建设指导委员会

前言

依照全国高等医药院校医学检验技术专业"十三五"规划教材编写的要求,贯彻岗位胜任力等最新教学理念,以培养创新型、实用型医学人才为目标,以打造适应性广、实用性强、有所创新的精品教材为任务,在华中科技大学出版社大力支持下,我们组成了临床寄生虫学检验技术编委会,编写了本教材。

在编写过程中,我们始终贯彻三基(基本理论、基本知识、基本技能)六性(思想性、科学性、先进性、启发性、系统性、适用性)的原则,综合考虑各院校的实际教学情况,以生物学分类对寄生虫虫种进行讲解,突出了寄生虫感染的实验室检验技术内容,对病原学检验技术、免疫学检验技术、分子生物学检验技术三方面以及寄生虫的体外培养与感染动物模型做了详细介绍;我们在每章设置了学习目标和思考题,对常见寄生虫附有典型案例导入,使同学们能带着问题学习,以培养具有扎实的寄生虫学检验理论知识和熟练操作技能的医学检验技术人才。

全书内容包括总论、寄生虫感染的实验室检验技术、医学原虫、医学蠕虫、医学节肢动物五部分,文后附有临床寄生虫学检验常用参考资料与网址、人体常见寄生虫彩图等内容。本教材适用于全国高等医药院校医学检验技术专业,也可作为其他医学相关专业学生的参考用书。

本教材由各位编委在交流与合作中共同完成。在编写过程中得到了华中科技大学出版社的鼎力支持,在此一并致以衷心的感谢。

由于时间紧,任务重,编者水平有限,教材中难免存有错误和不足,恳请广大师生和读者给予批评指正。

编者

目录

第一篇 总论

- 第一章 引言 /2
- 第二章 寄生虫的生物学 /5
- 第三章 寄生虫与宿主的相互作用 /7
- 第四章 寄生虫感染的免疫 /9
- 第五章 寄生虫感染的特点 /12
- 第六章 寄生虫病的流行与防治 /13

第二篇 寄生虫感染的实验室检验技术

- 第七章 病原学检验技术 /18
  - 第一节 粪便标本病原学检验技术 /18
  - 第二节 肛门周围病原学检验技术 /26
  - 第三节 血液、骨髓病原学检验技术 /26
  - 第四节 其他分泌物、排泄物及抽取物的病原学检验技术 /28
  - 第五节 活组织内病原学检验技术 /29
- 第八章 免疫学检验技术 /31
  - 第一节 寄生虫抗原的制备 /31
  - 第二节 一般免疫学检验技术 /32
  - 第三节 特殊免疫学检验技术 /34
- 第九章 分子生物学检验技术 /36
  - 第一节 DNA探针技术 /36
  - 第二节 PCR技术 /36
  - 第三节 生物芯片技术 /37
- 第十章 寄生虫的体外培养与感染动物模型 /38
  - 第一节 寄生虫的体外培养 /38
  - 第二节 寄生虫感染动物模型 /40
- 第十一章 寄生虫实验室生物安全与突发公共事件中寄生虫感染的应急处理 /44
  - 第一节 寄生虫实验室生物安全 /44
  - 第二节 突发公共事件中寄生虫感染的应急处理 /45

第三篇 医学原虫

- 第十二章 叶足虫 /48
  - 第一节 溶组织内阿米巴 /48
  - 第二节 其他消化道阿米巴 /54
  - 第三节 致病性自生生活阿米巴 /56
- 第十三章 鞭毛虫 /59
  - 第一节 杜氏利什曼原虫 /59
  - 第二节 蓝氏贾第鞭毛虫 /63
  - 第三节 阴道毛滴虫 /68

第四节　锥虫　　　　　　　　　　　　　　　　　　　　/70
　　第五节　其他毛滴虫　　　　　　　　　　　　　　　　/75
第十四章　孢子虫　　　　　　　　　　　　　　　　　　　/78
　　第一节　疟原虫　　　　　　　　　　　　　　　　　　/78
　　第二节　刚地弓形虫　　　　　　　　　　　　　　　　/86
　　第三节　隐孢子虫　　　　　　　　　　　　　　　　　/91
　　第四节　其他孢子虫　　　　　　　　　　　　　　　　/95
第十五章　纤毛虫　　　　　　　　　　　　　　　　　　　/100

第四篇　医学蠕虫

第十六章　线虫　　　　　　　　　　　　　　　　　　　　/104
　　第一节　似蚓蛔线虫　　　　　　　　　　　　　　　　/105
　　第二节　毛首鞭形线虫　　　　　　　　　　　　　　　/108
　　第三节　蠕形住肠线虫　　　　　　　　　　　　　　　/110
　　第四节　十二指肠钩口线虫与美洲板口线虫　　　　　　/113
　　第五节　粪类圆线虫　　　　　　　　　　　　　　　　/118
　　第六节　旋毛形线虫　　　　　　　　　　　　　　　　/121
　　第七节　丝虫　　　　　　　　　　　　　　　　　　　/125
　　第八节　广州管圆线虫　　　　　　　　　　　　　　　/130
　　第九节　其他线虫　　　　　　　　　　　　　　　　　/133
第十七章　猪巨吻棘头虫　　　　　　　　　　　　　　　　/147
第十八章　吸虫　　　　　　　　　　　　　　　　　　　　/150
　　第一节　华支睾吸虫　　　　　　　　　　　　　　　　/151
　　第二节　布氏姜片吸虫　　　　　　　　　　　　　　　/155
　　第三节　肝片形吸虫　　　　　　　　　　　　　　　　/158
　　第四节　并殖吸虫　　　　　　　　　　　　　　　　　/161
　　第五节　裂体吸虫　　　　　　　　　　　　　　　　　/165
　　第六节　其他吸虫　　　　　　　　　　　　　　　　　/173
第十九章　绦虫　　　　　　　　　　　　　　　　　　　　/178
　　第一节　带绦虫　　　　　　　　　　　　　　　　　　/179
　　第二节　膜壳绦虫　　　　　　　　　　　　　　　　　/185
　　第三节　棘球绦虫　　　　　　　　　　　　　　　　　/189
　　第四节　其他绦虫　　　　　　　　　　　　　　　　　/193

第五篇　医学节肢动物

第二十章　与医学检验有关的节肢动物　　　　　　　　　/204
　　第一节　蜱　　　　　　　　　　　　　　　　　　　　/206
　　第二节　螨　　　　　　　　　　　　　　　　　　　　/211
　　第三节　蝇蛆　　　　　　　　　　　　　　　　　　　/216
　　第四节　虱　　　　　　　　　　　　　　　　　　　　/218
　　第五节　潜蚤　　　　　　　　　　　　　　　　　　　/220
附录　常用参考资料与网址　　　　　　　　　　　　　　　/223
索引　　　　　　　　　　　　　　　　　　　　　　　　　/225
主要参考文献　　　　　　　　　　　　　　　　　　　　　/231
彩图　　　　　　　　　　　　　　　　　　　　　　　　　/233

第一篇

总论

 学习目标

1. 掌握：临床寄生虫学检验技术常用基本概念，如寄生、寄生虫、宿主、生活史、感染阶段等；寄生虫对宿主的致病作用，宿主对寄生虫的免疫；寄生虫病流行的基本环节及影响因素。
2. 熟悉：我国寄生虫病的流行现状，新现寄生虫病和再现寄生虫病，寄生虫的命名与分类，寄生虫病流行的特点，寄生虫病的防治措施。
3. 了解：寄生虫对人类的危害，寄生虫的免疫逃避和寄生虫感染的变态反应，临床寄生虫学检验技术的任务、原则与发展方向。

第一章　引　言

临床寄生虫学检验技术(clinical parasitology examination technique)是研究病原寄生虫及其与人体之间相互关系的一门科学。其根据病原寄生虫的形态结构、生活史、致病特点、流行规律,利用各种检测技术(病原学检测、免疫学检测、分子生物学检测)对寄生虫感染进行病原或辅助的检测,从而使患者得到及时、正确的治疗,有效地控制寄生虫病的流行,保护人类的健康。临床寄生虫学检验技术是医学检验技术专业的一门重要课程。

一、寄生虫对人类的危害

寄生虫对人类健康和社会经济的发展均可造成严重危害。寄生虫对人类健康的危害,主要包括其作为病原引起寄生虫病及作为传播媒介传播疾病。

在热带和亚热带的广大发展中国家,寄生虫病的危害仍是普遍存在的公共卫生问题。1975年,联合国开发计划署/世界银行/世界卫生组织"热带病培训研究特别规划署"联合倡议要求重点防治的6类主要热带病中,除麻风病外,其余5类都是寄生虫病,分别为疟疾(malaria)、血吸虫病(schistosomiasis)、丝虫病(filariasis)、利什曼病(leishmaniasis)和锥虫病(trypanosomiasis),其中丝虫病包括淋巴丝虫病和盘尾丝虫病,锥虫病包括非洲锥虫病和美洲锥虫病。2000年在此基础上又增加了结核病和登革热,统称为10大热带病。在这10大热带病中,寄生虫病占有7类,其中6类由医学节肢动物传播。据估计,全球约108个国家和地区有疟疾的流行,约33亿人口生活在疟疾流行区,每年有2亿以上的人口感染疟疾,100万~200万人口死于该疾病。仅在非洲,每年死于疟疾的儿童约100万,平均每30 s就会有一名儿童死于疟疾;有76个国家和地区流行血吸虫病,约5.6亿人受威胁,血吸虫病患者超过2亿;由蚊虫传播的淋巴丝虫病,全球有2.5亿人受感染,受该病威胁地区的居民约有9.05亿;由蚋传播的盘尾丝虫引起皮肤丝虫病和河盲症,估计全世界有1760万患者,广泛分布于非洲和拉丁美洲,在严重地区导致失明的患者达到约15%;白蛉传播的利什曼病主要发生在热带和亚热带地区,全世界每年有40万利什曼原虫病患者发病;舌蝇传播锥虫病,其中非洲锥虫病(睡眠病)受感染威胁的人数约4500万,美洲锥虫病(恰加斯病)在南美受染人数至少达1000万。

肠道寄生虫病(intestinal parasite diseases)在第三世界国家感染依然十分严重,估计全世界蛔虫、鞭虫、钩虫、蛲虫感染人数分别为12.83亿、8.7亿、7.16亿和3.60亿。在亚洲、非洲、拉丁美洲的农业区,因为以污水灌溉,用新鲜粪便施肥,所以肠道寄生虫病影响更加严重。在一些不发达地区,尤其农村的贫苦人群中,常有多种肠道寄生虫的混合感染。肠道寄生虫病的发病率已被认为是衡量一个地区经济文化发展的基本指标,被称为"乡村病"、"贫穷病"。寄生虫病因而成为第三世界国家发展的严重障碍。在经济发达的国家,寄生虫病虽然不像发展中国家感染那样严重,但也是重要的公共卫生问题。如美国阴道毛滴虫的感染人数约250万,英国约有100万;蓝氏贾第鞭毛虫病(giardiasis)(简称贾第虫病)、隐孢子虫病(cryptosporidiosis)在俄罗斯、东欧及美国相当严重,一些地方几乎接近流行。人体免疫缺陷病毒(human immunodeficiency virus, HIV)感染者和艾滋病(AIDS)患者在发达国家人数颇多,这些患者免疫功能低下,常并发弓形虫(*Toxoplasma gondii*)、隐孢子虫(*Cryptosporidium parvum*)等机会致病性寄生虫感染,并往往是AIDS患者死亡的主要原因。

寄生虫病对人类健康造成威胁,给患者及其家庭带来经济负担的同时,也对当地社会经济造成巨大损失。长期、慢性的寄生虫病引起的致畸、致残甚至致死,导致患者劳动力丧失,生活质量下降,工作效率降低,医疗费用支出和预防费用增加等。WHO在1999年的报告中指出:在热带和亚热带地区,土源性寄生虫病和血吸虫病带来的损失占全部疾病负担的40%以上。疟疾在非洲国家每年造成的经济损失可达数十亿美元,仅在尼日利亚,用于治疗疟疾的费用就占家庭收入的13%~15%。寄生虫感染造成了家庭贫困,加剧了国家经济负担,阻碍了社会和经济的发展。

二、我国寄生虫病的现状及存在的问题

我国幅员辽阔,自然条件极其复杂,人们的生活习惯与生产方式复杂多样,曾是寄生虫病严重流行国家之一;特别是在解放前,寄生虫病一直是危害我国人民健康的主要疾病。如疟疾、血吸虫病、丝虫病、钩虫病(hookworm disease)和黑热病,曾经夺去成千上万人的生命,严重阻碍农业生产和经济发展,曾被称为我国需重点防治的"五大寄生虫病"。经过几十年的努力,我国寄生虫病的防治工作取得了举世瞩目的成就,"五大寄生虫病"的感染人数和发病人数均明显下降,有的达到了消灭的标准。

1988—1992年,我国开展第一次人体寄生虫分布调查,2001—2004年开展了第二次全国人体重要寄生虫病现状调查,与第一次全国调查相比,第二次调查显示我国土源性蠕虫感染率显著减少。在广东、广西、吉林,食源性寄生虫华支睾吸虫感染率明显上升,四川、西藏等地绦虫感染率上升幅度明显,棘球蚴病(又称包虫病)在西部牧区流行依然严重,许多寄生虫病在农村和牧区广为流行。近年来,机会致病性寄生虫病如隐孢子虫病、弓形虫病的病例亦时有报告,且逐渐增加。目前,由于市场开放、人们生活方式和生活习惯的改变、商品供应渠道增加、食品卫生监督制度不健全等,一些食源性寄生虫病(food-born parasitosis)的流行程度有不断扩大趋势,如旋毛虫病、带绦虫病、广州管圆线虫病在人群中的发病日益增多,甚至造成小规模流行。对外交往和旅游业的发展,也使得国外一些寄生虫和媒介节肢动物输入国内,给我国人民健康带来新的威胁。我国寄生虫病的防治工作依然是十分艰巨的,在相当长的时间内,寄生虫病仍然是我国不容忽视的公共卫生问题。2014年11月,国家卫生和计划生育委员会启动第三次全国人体重要寄生虫病现状调查工作。

三、新现寄生虫病和再现寄生虫病

新现寄生虫病(emerging parasitic diseases)是指新识别和未知的寄生虫病,如人芽囊原虫(*Blastocystis hominis*),原来被认为是对人体无害的酵母,但最近的研究发现,它可以导致人体出现腹泻,在发展中国家感染率较高。1979年巴布亚新几内亚报道了圆孢子虫病,临床表现以胃肠炎和迁延性腹泻为主;美国和加拿大1996—1998年因进口危地马拉树莓导致圆孢子虫病暴发,感染人数约2000人,其他国家的圆孢子虫感染也时有报道。1985年,研究者首次报道在HIV感染者体内发现微孢子虫,它是免疫低下人群中常见的机会致病性原虫之一。一些以往不受人们重视,随着艾滋病发病率的逐年上升、免疫抑制剂药物的应用而出现的机会性致病寄生虫病(如隐孢子虫病、弓形虫病等),往往是免疫缺陷患者的死亡首因。

再现寄生虫病(re-emerging parasitic diseases)是指已被人们了解,发病率已降低,不再被作为公共卫生问题,某些条件下又重新流行的寄生虫病,如疟疾在我国建国初期暴发流行,经过大力防治,到20世纪90年代发病率已大为降低,但近几年来,全国疟疾疫情又有所回升,云南和海南是当前我国疟疾流行形势最严峻的地区。又如血吸虫病,解放初期,我国血吸虫病感染人数约1160万;20世纪90年代在世界银行贷款支持下的血防工作,在10年内使居民感染率下降了50%左右;2000年调查显示我国血吸虫病感染人数约69.4万,感染血吸虫尾蚴的阳性钉螺密度下降了近70%。21世纪以来,分配体制改革、世行贷款项目结束等因素,相关经费投入明显不足,血吸虫病防治法制不完善等,使得血吸虫病发病率有上升趋势,2005年我国血吸虫病感染人数为84.25万,晚期患者达2.85万。

新现寄生虫病和再现寄生虫病已经成为影响人类健康的重要公共卫生问题,出现的原因复杂。世界工业化、城市化进程的加快,人口数量的不断增加,自然和环境的破坏导致的全球变暖,人口流动频繁,人们饮食习惯和饮食方法的改变,寄生虫耐药性的产生,寄生虫基因变异等都可作为诱导因素。

四、临床寄生虫学检验技术的任务、原则与发展方向

临床寄生虫学检验技术是临床寄生虫学和实验诊断学的有机结合,是医学检验技术专业的主干课程,为诊断寄生虫病提供科学的实验室依据。

(一)临床寄生虫学检验技术的任务

1. 临床诊断　临床寄生虫学检验技术是寄生虫病诊断的客观依据,协助临床做出正确诊断,以达到预防和消灭寄生虫病的目的。随着医疗技术的不断发展,通过病原学检查、免疫学检测及分子生物学检测等技术确诊寄生虫病,是临床寄生虫学检验技术在临床中最直接的应用。

2. 流行病学调查　在某一地区进行流行病学调查是寄生虫病防治的重要内容和基础,流行病学调查采用的筛查技术的敏感性和特异性一般不需要达到临床诊断技术的标准,但要求操作简便、价格低廉、适合现场和基层使用。临床医学寄生虫学检验技术可为预防寄生虫病提供检验依据。

3. 科学研究　寄生虫是一类可引起人和动物疾病的病原,有些寄生虫病对人类健康危害非常严重。近年来,国际社会对寄生虫病危害认识出现转变,对寄生虫学基础研究投资力度逐渐加大。在对寄生虫病的科学研究中,临床寄生虫学检验技术可以提供基本的检验方法和操作技能。

(二)临床寄生虫学检验技术的原则

1. 送检标本可靠　正确而恰当的标本采集既是医学寄生虫学检验技术的重要步骤,也是进行正确的实验诊断的基础。医学寄生虫学检验技术强调正确采集标本,注意标本的保存、处理、运输等环节,确保送检标本的可靠。例如,急性腹泻患者,若怀疑是溶组织内阿米巴病,需取患者的黏液血便,注意取材器皿的清洁、标本的保温、快速送检等才能保证溶组织内阿米巴滋养体的检出。

2. 采用正确的检查方法　人体寄生虫生活史复杂,致病阶段和检获阶段常常不相同,必须选择正确的检查方法才可保证检查结果的可靠和可信。如:丝虫成虫寄生于人的淋巴系统,幼虫微丝蚴可出现在末梢血液循环系统,因此血检微丝蚴是诊断丝虫病的可靠方法。由于微丝蚴有夜现周期性,故采血时间应为夜间。

3. 注意鉴别诊断　寄生虫发育阶段多,形态各异,在进行寄生虫学检验时要提高鉴别诊断的水平,避免漏诊误诊。

(三)临床寄生虫学检验技术的发展方向

从传统意义来说,临床寄生虫学检验技术主要借助显微镜技术,以形态学检测为主。随着免疫学、分子生物学理论的不断发展,临床检测技术的日益更新,免疫学检测和分子生物学检测方法越来越多地渗透到医学寄生虫学检验技术中,如ELISA、单克隆抗体技术、PCR扩增技术、DNA探针技术、生物芯片技术等已在临床上成熟应用。系列化、快速化诊断技术试剂的研发,集成性、自动化的检验仪器,基因组学的开展,寄生虫疫苗的研制等也逐渐成为医学寄生虫学检验技术的研究重点。

第二章 寄生虫的生物学

一、寄生现象

(一)寄生、寄生虫与宿主

在自然界漫长的生物繁衍过程中,生物之间互相依赖,形成了复杂的生物关系。自然界中两种生物生活在一起的现象,称为共生(symbiosis),根据两种共生生物之间的利害关系,又把共生分为片利共生(commensalism)、互利共生(mutualism)、寄生(parasitism)等。

1. 片利共生 又称共栖,是指两种生物生活在一起,其中一种生物受益,另一种生物既不受益又不受害的现象。如生活在人肠腔内的哈门内阿米巴,人体为该虫提供营养物质和居住场所,其对人体无致病性,这一现象对哈门内阿米巴来说有利,对人体无利也无害。

2. 互利共生 两种生物在一起生活,相互之间互相依赖,双方受益,称为互利共生。自然界中互利共生的现象很多,如白蚁和生活在其消化道中的鞭毛虫,白蚁摄取木质纤维素,但自身缺乏消化木质纤维素的酶,其消化道内的鞭毛虫能合成和分泌纤维素酶,将白蚁消化道内的木质纤维素分解成可被利用的营养物质,这样两者相互依赖,彼此受益。

3. 寄生 两种生物生活在一起,其中一方受益,另一方受害的现象称为寄生。其中受益一方称寄生物(parasite),若寄生物为动物,就称为寄生虫。受损害的一方称为宿主(host)。如钩虫寄生于人的小肠,借助钩齿或板齿咬附在人的肠黏膜上,吸食人体血液,获取营养物质,对于人来说,营养物质被掠夺,钩虫为寄生虫,人是宿主。

(二)寄生虫的类别

寄生虫种类繁多,为了便于实际工作中预防与治疗寄生虫病,按寄生虫和宿主的关系,寄生虫可分为如下几类。

1. 专性寄生虫(obligatory parasite) 寄生虫生活史中全部或某一阶段营寄生生活。绝大多数人体寄生虫是专性寄生虫,如蛔虫、钩虫、猪带绦虫、阴道毛滴虫等。

2. 兼性寄生虫(facultative parasite) 寄生虫生活史过程中可营自生生活,如有机会侵入宿主体内也可营寄生生活。如粪类圆线虫。

3. 体内寄生虫(endoparasite) 寄生在宿主体内,包括细胞或体液内的寄生虫。人体寄生虫绝大多数为体内寄生虫,如疟原虫寄生于人体的红细胞内,蛔虫寄生于人体的小肠内。

4. 体表寄生虫(ectoparasite) 长期寄生于宿主体表或只在吸血时暂时停留在宿主体表的寄生虫。前者如疥螨、虱子,后者如蚊、蜱等。

5. 偶然寄生虫(accidental parasite) 因偶然机会侵入到非正常宿主体内的寄生虫。如蝇蛆侵入到人的消化道寄生。

6. 机会致病性寄生虫(opportunistic parasite) 某些寄生虫寄生于宿主体内,在宿主免疫功能正常时处于隐形感染状态,当宿主免疫功能低下时(如艾滋病患者、长期服用免疫抑制剂的患者等),寄生虫大量增殖,使其致病力增强,导致宿主出现明显的症状和体征,甚至生命受到威胁。如隐孢子虫、弓形虫等。

(三)宿主的类别

寄生虫完成生长发育和繁殖的过程中,有的只需要一个宿主(host),有的需要两个或两个以上宿主。按宿主在寄生虫生长发育和繁殖过程中所起的作用不同,可将宿主分为以下几种类型:

1. 终宿主(definitive host) 寄生虫成虫或有性生殖阶段所寄生的宿主。例如猪带绦虫成虫寄生于人的小肠,人是猪带绦虫的终宿主。

2. 中间宿主(intermediate host) 寄生虫的幼虫或无性生殖阶段所寄生的宿主。有的寄生虫有两个以上中间宿主,按寄生先后顺序,中间宿主分为第一中间宿主、第二中间宿主等。例如华支睾吸虫的幼虫依次寄生于淡水螺和淡水鱼、虾体内,淡水螺称为第一中间宿主,淡水鱼、虾称为第二中间宿主。

3. 保虫宿主(reservoir host) 某些寄生虫既可寄生于人体,也可寄生于某些脊椎动物,脊椎动物体内的寄生虫在一定条件下又可传播给人,从流行病学角度,称这些脊椎动物为保虫宿主。例如,杜氏利什曼原虫既可寄生于人体,又可寄生于犬的体内,犬体内的杜氏利什曼原虫可传播给人,犬即为杜氏利什曼原虫的保虫宿主或储存宿主。

4. 转续宿主(paratenic host) 某些寄生虫的幼虫侵入非正常宿主体内,不能发育为成虫,长期保持幼虫状态,当此幼虫有机会再进入正常终宿主体内后,可继续发育为成虫,这种非正常宿主称为转续宿主。例如,卫氏并殖吸虫的童虫,进入非正常宿主野猪体内,不能发育为成虫,可长期保持童虫状态,若犬吞食含有此童虫的野猪肉,则童虫可在犬体内发育为成虫。野猪就是该虫的转续宿主。

(四)寄生虫的生物学分类与命名

1. 寄生虫的生物学分类 自然界中生物的分类系统包括界(kingdom)、门(phylum)、纲(class)、目(order)、科(family)、属(genus)、种(species)七个阶元,其中还有中间阶元。按照以上分类系统,寄生于人体内的寄生虫分属于动物界(Kingdom Animal)的7个门:单细胞的原生动物亚界中的肉足鞭毛门(Phylum Sarcomastigophora)、顶复门(Phylum Apicomplexa)和纤毛门(Phylum Ciliophora),以及无脊椎动物的扁形动物门(Phylum Platyhelminthes)、线形动物门(Phylum Nemathelminthes)、棘头动物门(Phylum Acanthocephala)和节肢动物门(Phylum Arthropoda)。医学上,一般将原生动物称为原虫,扁形动物门、线形动物门、棘头动物门的无脊椎动物称为蠕虫,节肢动物门的无脊椎动物称为昆虫。生物的分类系统反映了存在于自然界中各类生物由低级到高级进化过程中的亲缘关系。了解寄生虫分类的目的是为了从不同的角度了解寄生虫本身。

2. 寄生虫的命名 寄生虫的命名遵循国际动物命名法则,以双名制(binominal system)表示,即学名由属名(genus name)和种名(species name)组成,属名在前,种名在后,用拉丁文或拉丁化的文字,一般采用斜体字,属名第一个字母须大写,有的在种名后还附有亚种名(sub-species name),在种名或亚种名后又缀以命名者姓和命名年份。例如似蚓蛔线虫的学名即 *Ascaris lumbricoides* Linnaeus,1758,表明该虫体由 Linnaeus 于 1758 年命名。

二、寄生虫的生活史

寄生虫的生活史(life cycle)是指寄生虫完成一代生长、发育、繁殖的整个过程,包括寄生虫侵入宿主的方式,在宿主体内的移行过程,在正常寄生部位的定居,离开宿主的方式或途径,以及这个过程中所需的宿主和外界环境条件等。了解寄生虫的生活史对寄生虫病的检测与防治有很大帮助。

寄生虫的感染阶段(infective stage)是指寄生虫发育过程中,侵入宿主并在宿主体内继续生长、发育和繁殖的阶段。不同种类的寄生虫,感染阶段也不尽相同。如华支睾吸虫生活史中包括卵、毛蚴、胞蚴、雷蚴、尾蚴、囊蚴和成虫7个阶段,其中只有囊蚴能感染人体,所以华支睾吸虫的感染阶段是囊蚴。

寄生虫生活史过程复杂多样,根据是否需要中间宿主,分为直接型生活史(direct life cycle)和间接型生活史(indirect life cycle)两类。直接型生活史较简单,只需要一个宿主,不需经过中间宿主就能完成整个生活史的过程,如:寄生于人小肠内的蛔虫,虫卵随粪便排出体外,在土壤中发育成感染期卵后直接感染人。间接型生活史较复杂,须经过中间宿主体内的发育才能完成整个生活史的过程,如日本血吸虫,虫卵必须先进入钉螺的体内发育至尾蚴,尾蚴从钉螺体内逸出,进入水中,接触到人的皮肤,侵入人体继续发育为成虫。

第三章 寄生虫与宿主的相互作用

寄生虫侵入宿主体内移行、定居、发育和繁殖等均可对宿主造成损害,而宿主对体内的寄生虫通过免疫应答进行杀灭和清除。因此,寄生虫与宿主的关系包括寄生虫对宿主的损害和宿主对寄生虫的防御两个方面。

一、寄生虫对宿主的损害

寄生虫对宿主的损害,概括起来主要是三个方面。

(一)夺取营养

寄生虫在宿主体内寄生,其生长、发育和繁殖所需的营养物质均来自宿主,包括宿主消化道内的食糜、血液、淋巴液、组织液等,宿主的营养物质被寄生虫夺取。当寄生于宿主体内的寄生虫数量较多时,宿主就会出现体重下降、消瘦、贫血,甚至引起营养不良,严重感染还会导致儿童的发育障碍。如蛔虫寄生在人的小肠,摄取肠腔内的食糜,引起人体的营养不良;钩虫咬附在宿主的肠黏膜上,吸食宿主肠壁的血液,造成宿主缺铁性贫血。

(二)机械性损伤

机械性损伤是指寄生虫在侵入、移行和寄生过程中,对入侵的宿主皮肤、移行和寄生的器官及周围组织的损伤和压迫等作用。包括以下方面。

1. 直接损伤 如钩虫感染期幼虫侵入人体皮肤,造成皮肤的局部损伤,引起钩蚴性皮炎。

2. 压迫器官组织 寄生虫不断地生长发育,压迫邻近器官和周围组织,引起组织细胞的萎缩、坏死。如细粒棘球绦虫的幼虫棘球蚴在人体内寄生于肝脏,棘球蚴的不断长大会引起肝区疼痛不适,导致肝肿大,食欲不振;压迫胆道,引起患者黄疸。棘球蚴寄生于脑组织,引起颅内压增高及癫痫等;寄生于骨骼,引起骨折。

3. 堵塞腔道 如大量蛔虫寄生于人的肠道导致肠梗阻。

4. 破坏细胞 如疟原虫在红细胞内进行无性生殖,造成红细胞破裂,引起宿主贫血。

(三)毒素作用及免疫损害

在寄生虫生活史过程中,其排泄物、分泌物、虫体死亡的崩解产物既可作为毒素引起寄生部位的病理改变,又可作为抗原诱发宿主产生免疫病理反应,对宿主组织造成伤害。如日本血吸虫卵释放可溶性虫卵抗原,诱发人体过敏反应,在虫卵沉积的肝脏或结肠壁形成虫卵肉芽肿,造成肝脏或结肠壁纤维化甚至硬化。

二、宿主对寄生虫的防御

从寄生虫侵入宿主体内,到寄生虫在寄生部位开始发育繁殖,宿主对寄生虫有非常重要的影响,决定了寄生虫在宿主体内的存亡。

寄生虫侵入宿主时受到宿主天然屏障如皮肤、黏膜的防御作用,有部分虫体在此被清除;胃酸可消灭经口进入胃内的一部分寄生虫;血液中的嗜酸性粒细胞、中性粒细胞可吞噬进入血液的寄生虫;组织内的吞噬细胞对在组织中移行或定居的寄生虫可进行包围、攻击甚至杀灭。

宿主免疫系统针对寄生虫抗原产生的各种免疫效应细胞、特异性抗体、细胞因子、补体等是宿主抵抗寄生虫感染的主要机制,详细内容我们将在第四章寄生虫感染的免疫中详细介绍。

三、寄生虫与宿主相互作用的结果

寄生虫与宿主之间相互作用的结果有三种:一是宿主将体内的寄生虫全部清除,并具有抵抗再感染的能力,但在寄生虫感染中这种现象非常少见;二是宿主清除部分寄生虫,并具有部分抵御再感染的能力,宿主多成为慢性感染或带虫者,大多数寄生虫与宿主的关系属于此种类型;三是宿主不能有效控制寄生虫,寄生虫在宿主体内发育并大量繁殖,引起寄生虫病,甚至导致宿主死亡。

寄生虫与宿主相互作用的结果与宿主的遗传因素、营养状态、免疫功能和寄生虫的种类、数量等因素有关,这些因素是综合起作用的。

第四章 寄生虫感染的免疫

对于人体来说,侵入的寄生虫是异己物质,具有抗原性,感染后可诱导机体产生免疫应答。寄生虫感染诱导的这种免疫,称为寄生虫感染免疫(immunity of parasitic infection)。随着免疫学理论的日益发展,免疫学技术不断更新,寄生虫感染的免疫在临床和流行病学上的应用越来越广泛,如寄生虫病的免疫学检测、寄生虫病流行病学调查等方面都突显了它的重要性。

一、寄生虫抗原

寄生虫抗原(parasitic antigen)是指在宿主体内能与淋巴细胞特异结合,启动宿主免疫应答过程,或者在体外能与相应抗体或效应T细胞发生特异性结合的虫源性物质。作为一种生物,寄生虫大多具有复杂的生活史过程,不同的发育阶段、不同的结构部位、不同的成分都可作为抗原,所以寄生虫抗原非常复杂,目前还没有统一的分类标准。

寄生虫抗原按其来源可分为体抗原(somatic antigens),表膜抗原(membrane antigens),分泌排泄抗原(excretory and secretory antigen)等。分泌排泄抗原又称作循环抗原(circulating antigens,cAg),指寄生虫生活史中的分泌物、排泄物、脱落物或虫体死亡后的崩解产物等,既有抗原性,又有免疫原性,诱导机体产生免疫反应;按寄生虫的发育阶段分为虫卵抗原、幼虫抗原、成虫抗原以及滋养体抗原和包囊抗原;按化学成分可分为多肽抗原、蛋白质抗原、糖蛋白抗原、脂蛋白抗原和多糖抗原等;按抗原的功能分为诊断性抗原、保护性抗原、过敏性抗原等。

二、免疫类型

人体的免疫系统分为天然免疫系统和适应性免疫系统,能产生针对病原体的固有免疫(innate immunity)和适应性免疫(adaptive immunity)。天然免疫系统在机体表面或内表面形成有效的生理屏障,抵抗寄生虫等病原体的入侵;如寄生虫侵入机体,天然免疫系统启动固有免疫,清除部分寄生虫;当寄生虫突破人类的天然免疫系统后,适应性免疫系统发挥作用,产生特异性体液免疫和细胞免疫反应,消除或抑制寄生虫。天然免疫系统和适应性免疫系统相互协调、相互合作,共同抵御寄生虫的感染。

(一)固有免疫

固有免疫也称作非特异性免疫(non-specific immunity),是人类在长期进化中逐渐形成的一系列的天然防御机制。与固有免疫有关的因素包括皮肤黏膜的屏障作用,吞噬细胞的吞噬作用,某些体液的杀伤作用等等。固有免疫在个体出生时即具备,具有无特异性、无记忆性、启动快的特点。

人类对某些寄生虫具有天生的抵抗力,如:人类对鼠疟原虫的不易感性,人类对牛囊尾蚴的不易感染性,非洲有Duffy血型阴性的黑人先天性地不感染间日疟原虫,葡萄糖-6-磷酸脱氢酶(G6PD)缺乏的儿童对恶性疟原虫有抵抗力,这种特性常由基因遗传决定。

(二)适应性免疫

适应性免疫又称为获得性免疫(acquired immunity)或特异性免疫(specific immunity),是抗原刺激机体免疫系统引起的特异性免疫应答,表现为体液免疫应答和细胞免疫应答,两者之间有密切的相互作用,具有识别自己和异己、特异性、记忆性的特点。寄生虫侵入宿主体内,抗原物质能选择性识别它的特异淋巴细胞,触发淋巴细胞活化、增殖,产生适应性免疫应答,对寄生虫发挥杀伤作用,对同种寄生虫的再感染也具有一定的抵抗作用。

寄生虫感染的适应性免疫一般分为消除性免疫(sterilizing immunity)和非消除性免疫(non-sterilizing immunity)两种。

1. 消除性免疫 宿主受寄生虫感染后,能清除体内寄生虫,并对再感染具有完全的抵抗力。如热带利什曼原虫引起的皮肤利什曼病,机体产生免疫力后,体内的原虫可被完全清除,且对再感染具有长期、特异的抵抗力。但这是寄生虫感染中非常少见的一种免疫类型。

2. 非消除性免疫 宿主对寄生虫感染产生的免疫应答不能完全消除体内的虫体,而是维持低水平的虫荷。非消除性免疫是寄生虫感染中常见的免疫类型。非消除性免疫包括带虫免疫(premunition)和伴随免疫(concomitant immunity)。带虫免疫是指宿主感染寄生虫后不能完全清除体内寄生虫,但对新侵入的寄生虫有一定的免疫力,一旦体内寄生虫消失,宿主体内原有的免疫力也就逐渐消退。伴随免疫是指寄生虫感染诱导机体出现免疫力,这种免疫对体内已有的寄生虫没有影响,对新侵入的同种寄生虫有一定的抵抗力。

三、免疫逃避

寄生虫侵入免疫力正常的宿主体内,有些能逃避宿主的免疫攻击而继续存活、发育、增值,这一现象称为免疫逃避(immune evasion)。免疫逃避是寄生虫在宿主体内赖以长期存活的重要手段,是寄生虫与宿主之间长期互相适应的结果,其机制十分复杂,一般认为与以下几个方面有关。

(一)解剖位置隔离

有些寄生虫寄生在宿主的细胞或腔道中,特有的生理屏障可使寄生虫与人体免疫系统隔离,不易受到人体免疫系统的攻击。如:疟原虫寄生于红细胞内,弓形虫寄生于宿主有核细胞内等,血清里的抗体难以发挥作用;利什曼原虫寄生于巨噬细胞内形成了纳虫空泡,逃避了巨噬细胞溶酶体酶的杀伤作用;肠道蠕虫寄生于宿主肠道内,主要受分泌型抗体作用,循环抗体和免疫活性细胞难以接触,但分泌型抗体作用有限,所以肠道蠕虫逃避了宿主的免疫伤害。

(二)抗原改变

1. 抗原变异(antigenic variation) 某些寄生虫在宿主体内寄生时可发生抗原成分的变化,以逃避宿主的免疫攻击。例如某些血液内寄生原虫可以经常改变表膜抗原的表型,其结果是针对原来抗原表型产生的特异性抗体无法识别新的抗原表型,从而阻断了抗原—抗体的结合和由于补体的激活所导致的虫体溶解。

2. 抗原伪装(antigenic disguise)和分子模拟(molecular mimicry) 有些寄生虫能将宿主的成分结合在其体表,从而逃避宿主免疫系统的识别,这称为抗原伪装。如曼氏血吸虫肺期童虫表面结合有宿主的血型抗原(A、B和H)和主要组织相容性抗原,从而逃避宿主免疫系统的识别。有些寄生虫在漫长的共进化过程中,其重要的蛋白酶类、激素、受体等与宿主具有高度的同源性,从而阻碍了宿主免疫系统对异源性抗原的识别,称为分子模拟。如近年对日本血吸虫基因组学的研究,发现日本血吸虫30%～40%的基因与其寄生的宿主相似。

3. 表膜脱落(pellicle shedding and renew) 一些蠕虫虫体在宿主体内寄生过程中,虫体表膜不断地脱落与更新,与表膜结合的抗体也随之脱落,导致抗体不能发挥杀虫作用。

(三)抑制或调节宿主的免疫应答

有些寄生虫可分泌某些物质,阻碍抗体生成,抑制淋巴细胞激活,降低巨噬细胞的吞噬功能等,抑制了宿主的免疫应答机制。如血吸虫成虫分泌的可溶性虫卵抗原以及免疫复合物能有效地激活补体的经典途径和替代途径,消耗某些补体成分以保护血吸虫。

四、免疫病理

寄生虫寄生于人体造成直接的损害(夺取营养、机械性损伤等)的同时,作为抗原诱导人体出现的免疫应答也可造成人体的细胞、组织与器官的损害,称为免疫病理。有的寄生虫引起的免疫病理损害甚至远远大于直接损害。宿主对寄生虫抗原产生的超敏反应(hypersensitivity)是特异性免疫应答的超常形式,可引起炎症反应、组织损伤、功能紊乱等免疫病理反应,一般分为四种类型。

(一)Ⅰ型超敏反应(速发型超敏反应)

Ⅰ型超敏反应主要由IgE介导,肥大细胞、嗜碱性粒细胞脱颗粒,释放组胺、5-羟色胺等活性物质,导致血管通透性增加。如：蛔虫寄生后患者出现的荨麻疹，细粒棘球绦虫的棘球蚴寄生于患者体内引起血管神经性水肿等。

（二）Ⅱ型超敏反应（细胞毒型超敏反应）

寄生虫感染后，机体产生的抗体直接与宿主细胞结合而出现的损伤性反应。如疟原虫寄生于人体红细胞内，人体产生的相应抗体常常与红细胞表面蛋白相结合，使红细胞溶解，出现免疫溶血。

（三）Ⅲ型超敏反应（免疫复合物型超敏反应）

机体受到寄生虫抗原刺激产生相应抗体，抗原与抗体结合形成抗原抗体复合物，在一定条件下，抗原抗体复合物沉积于毛细血管管壁，引起管壁的炎症，造成血管及周围组织的损伤。如疟疾患者出现的疟疾性肾病就属于Ⅲ型超敏反应。

（四）Ⅳ型超敏反应（迟发型超敏反应）

由T细胞介导的免疫损伤。机体初次接触寄生虫抗原后，T细胞转化为致敏的T细胞，当同样的抗原再进入机体时，致敏T细胞释放淋巴因子，吸引大量的炎症细胞如淋巴细胞、单核-巨噬细胞等的聚集，形成以单核细胞为主的细胞浸润，造成寄生部位的细胞、组织、器官的坏死。例如：血吸虫寄生引起的虫卵肉芽肿即是Ⅳ型超敏反应。

第五章　寄生虫感染的特点

寄生虫侵入人体后在人体内能够存活并繁殖的现象称寄生虫感染(parasitic infection)。感染者若没有明显的临床表现，则称为带虫者(carrier)。如感染出现明显的临床表现，则称为寄生虫病(parasitosis)。寄生虫感染一般具有以下特点。

（一）慢性感染

慢性感染(chronic infection)是寄生虫感染的重要特点，患者仅有局部症状或体征，呈现慢性的持续性的感染状态。寄生虫感染的慢性持续状态可以是由于感染虫体数量少，多次感染，感染后未经治疗，治疗不彻底或者寄生虫在人体长期生存等引起。在慢性感染的同时，机体常常伴有组织损伤及修复性病变。如血吸虫病流行区的大多数患者呈现慢性感染，患者体内既有虫卵肉芽肿的形成，也伴随有纤维化的过程。

（二）急性感染

初次大量感染某些寄生虫，感染者表现为急性感染的症状和体征。如非疟区的人群进入高疟区，大量感染疟原虫后，可出现凶险型疟疾，病情险恶，来势凶猛，死亡率较高。

（三）重复感染

重复感染(repeated infection)指寄生虫病患者在治愈后的一段时间，还可再次感染同一种寄生虫，或体内已有某种寄生虫，还可再次感染相同的寄生虫，这都是重复感染。如蛲虫的重复感染。引起重复感染的原因之一是绝大多数寄生虫不能诱导宿主产生完全有效的保护性免疫应答。

（四）多重感染

多重感染(polyparasitism)是人体同时感染两种或两种以上的寄生虫的现象。不同虫种生活在同一宿主体内可能会互相促进或互相制约，一般来说对宿主的致病性会加重。

（五）幼虫移行症和异位寄生

幼虫移行症(larva migrans)是指某些寄生虫（蠕虫）幼虫侵入非正常宿主后，不能发育为成虫，长期保持幼虫状态，移行于皮下、内脏器官内所导致的局部或全身的病理损害。如巴西钩虫幼虫侵入人体，在人体皮下移行，引起皮肤线状红疹及游走性包块，称皮肤幼虫移行症(cutaneous larva migrans)。广州管圆线虫幼虫侵入人体，幼虫在器官内移行，造成器官损害，称内脏幼虫移行症(visceral larva migrans)。

异位寄生(heterotropic parasitism)是指寄生虫在正常寄生部位以外的器官或组织内寄生的现象，常常引起异位损害(ectopic lesion)。如日本血吸虫卵主要沉积在肝脏、结肠，但也可随血流到达脑组织，造成异位脑组织损害。

（六）隐性感染和机会性致病

隐性感染(acute infection)指人体感染寄生虫后，既没有临床表现，常规检查又不能检测出病原体的现象。隐性感染过程中，感染者没有临床表现，但处于带虫状态，寄生虫依然可进行一定程度的增殖。隐性感染是一些机会性致病寄生虫如弓形虫、隐孢子虫等的特殊寄生现象。机会性致病是指一些机会性致病寄生虫如弓形虫、隐孢子虫等在免疫功能正常的宿主体内处于隐性感染状态，不出现临床表现，当宿主免疫功能低下时（如艾滋病患者、长期服用免疫抑制剂患者等），虫体大量繁殖，致病力增强，从而出现明显的临床症状和体征，严重者可出现死亡。

第六章 寄生虫病的流行与防治

寄生虫病的流行病学是研究寄生虫病在人群中发生、传播、流行和转归的一门学科。寄生虫病在某一地区流行,该地区需具备传染源、传播途径和易感人群三个环节,它们彼此依赖,相互联系,缺少任何一个环节,流行传播过程即可中断。此外,在疾病流行过程中还受到自然因素、生物因素、社会因素的影响和制约。

一、寄生虫病流行的基本环节

(一)传染源

传染源(source of infection)是指寄生虫感染者(包括寄生虫病患者和带虫者)或动物(保虫宿主)。他们通过排泄物、分泌物或者医学节肢动物排出寄生虫的某一阶段,在外界或中间宿主体内发育至感染阶段,造成其他易感人群感染。如溶组织内阿米巴病的传染源为粪便中能排出包囊的慢性阿米巴痢疾患者或带虫者;丝虫病的传染源为末梢血中有微丝蚴的人或动物。

(二)传播途径

传播途径(route of transmission)是指寄生虫的某一阶段从传染源排出,经过一定的外界环境(包括在中间宿主和媒介昆虫体内)发育为感染阶段,经合适的感染方式侵入新的宿主的过程。不同的寄生虫有不同的传播途径,常见的传播途径包括如下。

1. 经土壤传播 土源性寄生虫的虫卵或幼虫直接在土壤中发育至感染阶段,人与土壤接触、食用土壤里长出的瓜果蔬菜或饮用流经土壤的水感染。如蛔虫卵、钩虫卵在土壤中发育至感染期卵或幼虫。

2. 经水传播 一些寄生虫的某一阶段从宿主体内排出,必须进入水中,在水中或水生媒介中发育至感染阶段,人通过食用水生媒介饮水或接触疫水而感染。如布氏姜片吸虫卵进入水中,经过在中间宿主扁卷螺体内发育,在水或水生植物的表面形成感染阶段囊蚴。

3. 经食物传播 一些寄生虫卵、包囊污染蔬菜、水果,或寄生虫幼虫在鱼、肉内发育至感染阶段,通过食物感染人体。如华支睾吸虫的感染阶段寄生于淡水鱼、虾体内。

4. 经空气传播 一些寄生虫感染阶段的虫卵或包囊随着空气或飞沫传播,如蛲虫卵可借空气传播至易感人群。

5. 经节肢动物传播 有些寄生虫可在媒介昆虫体内发育至感染阶段感染人体,有的寄生虫通过媒介昆虫机械性携带传播。如疟原虫、利什曼原虫等需在媒介昆虫体内发育至感染阶段,溶组织内阿米巴的感染性包囊可完整通过苍蝇、蟑螂的消化道得以传播。

6. 经接触传播 有些寄生虫可通过人与人之间的接触而传播,如阴道毛滴虫通过性接触传播,疥螨可通过直接接触传播。

寄生虫侵入人体的方式称作感染方式(route of infection),常见的感染方式包括:

1. 经口感染 感染阶段的寄生虫通过饮食、饮水经口进入人体,如蛔虫卵、蛲虫卵、肠吸虫囊蚴、溶组织内阿米巴包囊等都是经口感染。

2. 经皮肤感染 寄生虫的感染阶段可经人体皮肤直接侵入人体造成寄生虫感染,如血吸虫尾蚴、钩虫丝状蚴等。

3. 经节肢动物叮咬感染 需要节肢昆虫作为中间宿主的寄生虫,在节肢昆虫体内发育至感染阶段,通过节肢昆虫的叮咬进入人体,如疟原虫、利什曼原虫、丝虫等。

4. 自身感染 有些寄生虫在宿主体内造成宿主的再感染,如猪带绦虫的孕节由于肠道逆蠕动进入胃,虫卵孵化出六钩蚴而致感染。

5. 经胎盘感染 有些寄生虫可通过胎盘屏障由母体传播给胎儿,造成新生儿先天性感染,如弓形

NOTE

虫病。

(三) 易感人群

易感人群是指对某种寄生虫缺乏免疫力或免疫力低下的人群。主要包括未曾感染寄生虫的人，以及儿童、免疫力低下或免疫缺陷者。人类对绝大部分寄生虫缺乏先天性免疫，寄生虫感染人体后，可诱导人体出现获得性免疫，但寄生虫引起的获得性免疫多数为带虫免疫，随着寄生虫被人体清除，获得性免疫也逐渐消退，人体又处于此种寄生虫的易感状态。人体对寄生虫的易感程度称为易感性，易感性常和遗传因素、年龄、营养状况、机体免疫状态等有关。

二、流行的影响因素

(一) 自然因素

自然环境中温度、湿度、光照、雨量、地理环境以及生物物种等因素往往影响寄生虫及其宿主的生存环境。如温度低于10 ℃，疟原虫的宿主蚊子不能进行活动，温度低于15~16 ℃，疟原虫在按蚊体内不能发育，一般对疟原虫具有流行病学意义的温度界限为22~28 ℃。又如日本血吸虫的中间宿主钉螺在我国的分布范围在北纬33.7°以南，因此在我国北方地区无血吸虫病流行。

(二) 生物因素

有些寄生虫的生活史过程中需要中间宿主或节肢动物的存在，这些中间宿主或节肢动物的存在与否，对寄生虫病的流行起到了重要作用。如日本血吸虫的中间宿主钉螺分布在我国北纬33.7°以南，所以我国北方地区无血吸虫病流行。

(三) 社会因素

社会因素包括社会制度、经济制度、文化教育水平、生产方式、居住环境、饮食习惯、医疗卫生条件、防疫保健措施等。一般经济落后的地区，人们的生活水平较低，生产方式落后，卫生观念差，医疗保健措施缺乏等，使得这些地区寄生虫病的流行较广泛。

三种因素常常相互作用，影响寄生虫病的流行状况，但对一个地区来说，自然因素和生物因素相对较稳定，而社会制度的改变、社会的变革、经济的消长等常常是可变的，所以社会因素对寄生虫病流行的影响更加显著。

三、寄生虫病流行的特点

1. 地方性 寄生虫病在某一地区经常或持续发生，不需从外地输入的情况称地方性。多数寄生虫病都具有地方性的特点，如血吸虫病主要在长江中下游流域流行，钩虫病主要分布在淮河和黄河以南地区，寄生虫病的地方性与当地气候、居民的生活习惯和生产方式、中间宿主的地理分布有关。

2. 季节性 寄生虫病的流行常常出现季节性，在某一季节出现发病高峰，这是由于温度、湿度、雨量、光照等气候条件对寄生虫及其中间宿主或媒介生物的影响而出现的，如钩虫感染多见于春夏季，这与温暖、潮湿的环境有利于钩虫卵及钩蚴在土壤中的发育有关。

3. 自然疫源性 在一些戈壁、荒漠、原始森林等人迹罕至的地区，某些寄生虫病可在动物与动物之间传播，当人偶然进入此环境中，这些在动物间传播的寄生虫病也可传播给人，这种现象称自然疫源性。寄生虫病的自然疫源性反映出寄生虫病流行与防治的复杂性。

四、寄生虫病的防治原则

针对寄生虫病流行的三个基本环节，寄生虫病的防治需要采取综合的防治措施。

(一) 消灭或控制传染源

在寄生虫病流行过程中，传染源是重要环节。寄生虫病的传染源包括患者、带虫者和保虫宿主。对疾病流行区的居民要定期普查，积极治疗患者、带虫者，对野生动物进行流行病学调查，有经济价值的家畜要定期治疗，无保护价值的保虫宿主进行捕杀，这些是消灭或控制传染源的重要措施。在疾病非流行区,监测和控制来自流行区的流动人口是防止传染源输入和扩散的必要手段。

(二)切断传播途径

绝大多数寄生虫具有明确的感染期和相对固定的传播途径,应根据各种寄生虫感染期和传播途径的不同,采取相应的措施。如加强水源管理和粪便管理,搞好环境卫生和个人卫生,注意饮食卫生,消灭中间宿主和媒介生物以切断寄生虫病的传播途径。

(三)保护易感人群

人类对寄生虫病大多缺乏先天性免疫力,对人群采取保护措施是防止寄生虫感染最直接的方法。在人群中开展卫生宣传教育,做好个人防护,培养良好的个人卫生习惯,改变不良饮食习惯,改善生产条件,改进生产方式等。必要时可预防性服药或在皮肤上涂抹驱避剂。寄生虫病疫苗的开发和利用在未来将成为保护易感人群强有力的手段。

大多数人体寄生虫生活史复杂,影响疾病流行的因素较多,因此单一的措施难以奏效,寄生虫病的防治多采取综合性防治措施,根据实际情况,将控制传染源、切断传播途径、保护易感人群三者有机结合起来,以实现有效的防治目标。

本篇小结

章节名称	学习要点
引言	寄生虫对人类的危害,我国寄生虫病的现状,新现寄生虫病,再现寄生虫病,临床寄生虫学检验技术的任务、原则与发展方向。
寄生虫的生物学	寄生、寄生虫和宿主的概念,寄生虫的类别(专性寄生虫、兼性寄生虫、体内寄生虫、体外寄生虫、偶然寄生虫、机会致病性寄生虫)和命名,宿主的类别(终宿主、中间宿主、保虫宿主、转续宿主),寄生虫的生活史。
寄生虫与宿主的相互作用	寄生虫对宿主的损害(夺取营养、机械性损伤、毒素作用及免疫损害),宿主对寄生虫的防御(先天性免疫、获得性免疫),寄生虫与宿主相互作用的结果(宿主将体内的寄生虫全部清除,并具有抵抗再感染的能力;宿主清除部分寄生虫,并具有部分抵御再感染的能力;宿主不能有效控制寄生虫,寄生虫在宿主体内发育并大量繁殖,引起寄生虫病,甚至引起宿主死亡)。
寄生虫感染的免疫	寄生虫抗原的概念及分类,寄生虫感染获得性免疫的类型包括消除性免疫、非消除性免疫(带虫免疫、伴随免疫),免疫逃避的概念和机制,寄生虫感染免疫病理(Ⅰ型超敏反应、Ⅱ型超敏反应、Ⅲ型超敏反应、Ⅳ型超敏反应)。
寄生虫感染的特点	慢性感染、急性感染、重复感染、多重感染、幼虫移行症和异位寄生、隐性感染和机会性致病。
寄生虫病的流行与防治	寄生虫病流行的基本环节(传染源、传播途径、易感人群),常见的传播途径(经土壤传播、经水传播、经食物传播、经空气传播、经节肢动物传播、经接触传播),寄生虫的感染方式(经口感染、经皮肤感染、经节肢动物叮咬感染、自身感染、经胎盘感染),寄生虫病流行的影响因素(自然因素、生物因素、社会因素),寄生虫病流行的特点(地方性、季节性、自然疫源性),寄生虫病的防治原则(消灭或控制传染源、切断传播途径、保护易感人群)。

思考题

1. 试述寄生虫的危害性。
2. 什么是新现寄生虫？什么是再现寄生虫？
3. 临床寄生虫学检验技术的任务、原则与发展方向是什么？
4. 什么是寄生虫？什么是宿主？宿主的分类是什么？什么是寄生虫生活史？什么是感染阶段？
5. 寄生虫对宿主有哪些损害？寄生虫与宿主相互作用的结果是什么？
6. 什么是带虫免疫？什么是伴随免疫？
7. 常见的寄生虫免疫逃避机制有哪些？
8. 寄生虫病流行的三个基本环节是什么？
9. 如何制订防治寄生虫病的措施？

（李凤铭）

第二篇

寄生虫感染的实验室检验技术

 学习目标

1. 掌握：粪便标本、肛门周围、血液标本、痰液标本、阴道分泌物、骨髓穿刺物、肌肉、皮下结节或包块、皮肤刮拭物或挤出物等寄生虫病原学检验技术；寄生虫感染常用免疫学检验技术；寄生虫病防治中常用分子生物学检验技术。

2. 熟悉：十二指肠液和胆汁、肠黏膜活组织中寄生虫病原学检查技术，粪便标本中常见蠕虫卵、原虫包囊的鉴别，寄生虫抗原的种类，寄生虫实验室生物安全的关键环节及实验后的消毒与废物处理。

3. 了解：永久性涂片染色中铁苏木素染色、金胺-酚-改良抗酸染色的原理与操作，常用试剂、染液的配制与保存，寄生虫抗原制备技术，寄生虫病防治中常用分子生物学检验技术的应用现状，突发公共事件中寄生虫感染的应急处理。

寄生虫感染的实验室检验技术包括病原学检验技术、免疫学检验技术和分子生物学检验技术。病原学检验是确诊寄生虫感染的依据，但对早期、轻度、单性和隐性感染常常漏检；免疫学检验具有快速、简便、敏感等特点，显著地提高了寄生虫感染的诊断效率，是寄生虫感染常用的辅助诊断手段；分子生物学检验在寄生虫感染的诊断中显示出高度的敏感性和特异性，具有早期诊断和确定现症感染等优点。此外，寄生虫的体外培养技术和寄生虫感染实验动物模型可作为以上检验方法的补充，也是寄生虫学实验室常用的实验技术。

第七章 病原学检验技术

寄生虫感染的病原学检验技术主要是通过对寄生虫不同发育阶段的形态学识别来确定是否有寄生虫感染，从而达到临床诊断的目的。由于不同寄生虫感染人体后的寄生部位、引起病变的组织器官以及排离人体的方式等不同，寄生虫感染的病原学检验一般分为粪便标本病原学检验，肛门周围病原学检验，血液及骨髓病原学检验，其他分泌物、排泄物、抽取物病原学检验，以及活组织内病原学检验。

第一节 粪便标本病原学检验技术

粪便标本病原学检查的最终结果是基于对寄生虫的发现和鉴定，而能否发现并正确鉴定寄生虫则取决于标本的正确采集和处理。对于粪便标本的采集应注意：①粪便标本要新鲜，送检时间一般不超过24 h，尤其是检查运动的原虫滋养体（阿米巴、鞭毛虫、纤毛虫），必须于取材后半小时内检查，或暂时保存在35~37 ℃条件下待检；②盛粪便的容器必须干燥、洁净，无水、尿液、粉尘以及药物、泥土等污染，容器应能密闭，以浸蜡的硬纸盒为最好；③容器外应贴有标签，标识患者姓名、受检目的、日期等；④采集粪便的量一般为5~10 g（约拇指末节大小）；如要求做粪便自然沉淀或血吸虫毛蚴孵化，受检粪便量一般不少于30 g；若检查蠕虫的成虫或绦虫的节片，应留取患者24 h粪便；⑤注意粪便的形状、颜色，如有脓血或黏液，应选择这些部分，否则应取不同部位的粪便。

粪便检查主要基于寄生虫的某些发育阶段可随粪便排出体外，如蠕虫的虫卵、幼虫、成虫或节片，原虫的滋养体、包囊、卵囊或孢子囊以及某些节肢动物的成虫或幼虫。主要的检查方法如下：

一、直接涂片法（direct smear method）

适用于检查蠕虫卵和原虫滋养体、包囊和卵囊。

（一）检查蠕虫卵

在洁净的载玻片中央滴加生理盐水1~2滴，用竹签挑取米粒大小的粪便，置于生理盐水中，搅匀后摊开，涂成均匀的薄粪膜，其厚度以载玻片置于报纸上，能透过粪膜隐约辨认玻片下的字迹为宜，覆以盖玻片，先在低倍镜下镜检，如发现可疑虫卵，转换高倍镜检查。镜检时视野光线的强度要适宜，光线过强会影响观察效果。虫卵的辨认依据虫卵的大小、形态、颜色、卵壳、卵盖及内含物等特征（表7-1，图7-1），并注意与粪便残渣和食入的酵母菌、真菌、花粉、植物细胞、动物细胞等异物相区别（图7-2）。

表7-1 粪便中常见蠕虫卵的鉴别

虫卵名称	大小/μm	颜色	形状	卵壳	卵盖	内含物
受精蛔虫卵	(45~75)×(35~50)	棕黄色	宽椭圆形	厚，外有一凹凸不平的蛋白膜	无	1个卵细胞
未受精蛔虫卵	(88~94)×(39~44)	棕黄色	长椭圆形	卵壳、蛋白膜相对较薄	无	大小不等的屈光颗粒
鞭虫卵	(50~54)×(20~23)	黄褐色	纺锤形	较厚	两端有盖塞	1个卵细胞
蛲虫卵	(50~60)×(20~30)	无色透明	椭圆形	厚，一侧隆起，一侧扁平	无	胚蚴
钩虫卵	(57~76)×(36~40)	无色透明	椭圆形	薄	无	卵细胞2~4个

续表

虫卵名称	大小/μm	颜色	形状	卵壳	卵盖	内含物
肝片形吸虫卵	(130~150)×(63~90)	黄褐色	椭圆形	薄	小,不明显	卵细胞和卵黄细胞
华支睾吸虫卵	(27~35)×(12~20)	黄褐色	芝麻粒形	厚,盖两侧有肩峰,后端有小疣	有	毛蚴
姜片虫卵	(130~140)×(80~85)	淡黄色	椭圆形	薄	小,不明显	卵细胞和卵黄细胞
卫氏并殖吸虫卵	(80~118)×(48~60)	金黄色	椭圆形	厚薄不均匀,后端较厚	大,明显	卵细胞和卵黄细胞
日本血吸虫卵	(70~106)×(50~80)	淡黄色	椭圆形	薄,有一侧棘	无	毛蚴
带绦虫卵(脱卵壳)	直径31~43	黄褐色	圆形	薄,易破裂,胚膜厚,有放射状条纹	无	六钩蚴
微小膜壳绦虫卵	(48~60)×(36~48)	无色透明	圆或椭圆形	薄,卵壳和胚膜间有极丝	无	六钩蚴
缩小膜壳绦虫卵	(60~79)×(72~86)	淡黄色	椭圆形	薄,没有极丝	无	六钩蚴

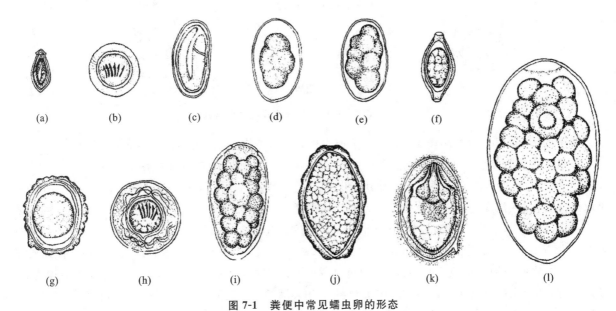

图7-1 粪便中常见蠕虫卵的形态

(a)华支睾吸虫卵;(b)带绦虫卵;(c)蛲虫卵;(d)(e)钩虫卵;(f)鞭虫卵;(g)受精蛔虫卵;
(h)微小膜壳绦虫卵;(i)卫氏并殖吸虫卵;(j)未受精蛔虫卵;(k)日本血吸虫卵;(l)布氏姜片吸虫卵

(二)检查原虫滋养体、包囊和卵囊

1. 活滋养体 方法同蠕虫卵的检查,但粪便标本要新鲜,涂片要薄且均匀。若为检查溶组织内阿米巴滋养体,应在有黏液血便的部位取材,且要注意保温,最好在装有保温台保持恒温的显微镜下检查。

2. 包囊 以碘液代替生理盐水滴加于载玻片上,用竹签挑取米粒大小的粪便置于碘液中,调匀后加盖玻片。也可先制备生理盐水涂片,加盖玻片,然后在盖玻片一侧边缘滴加1滴碘液,使其渗入生理盐水涂片,这样一侧粪膜染成浅黄色,另一侧仍保持原色,可同时检查包囊和滋养体。经碘液染色后的包囊呈黄色或棕黄色,糖原泡为棕红色,囊壁、核仁和拟染色体均不着色。

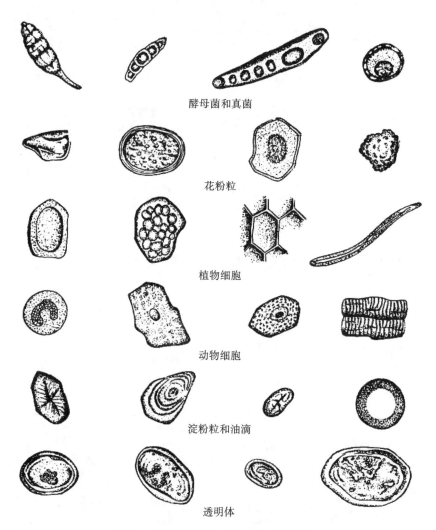

图 7-2 粪便中常见各种细胞及其他内含物

碘液的配制：碘化钾 4 g，溶于 100 mL 蒸馏水中，再加入碘 2 g，溶解后储于棕色瓶中备用。

3. 永久性涂片染色 检查和鉴定粪便中原虫滋养体、包囊和卵囊最好的方法。

1) 铁苏木素染色法 主要用于各种阿米巴和蓝氏贾第鞭毛虫滋养体、包囊的检查与鉴定。用竹签挑取少许粪便，在洁净的载玻片上按一个方向涂成薄粪膜，立即放入 40 ℃的 Schaudinn 固定液中，固定 3~5 min，再置于 50%、70%酒精各 10 min，换 70%碘酒作用 10 min，再置于 70%酒精中 1 h 或过夜，转入 50%酒精 5 min，用流水冲洗 10 min。再放入 40 ℃、0.5%铁苏木素染液中染色 10 min，流水冲洗 30 min，2%铁明矾液中褪色 10~20 min，褪色过程中随时观察，具体时间以显微镜下能看清结构为宜，取出玻片，在流水中冲洗 10 min 以上，脱水顺序为 50%酒精、70%酒精、85%酒精、95%酒精、纯酒精Ⅰ、纯酒精Ⅱ，时间为 2~5 min，最后在二甲苯Ⅰ、二甲苯Ⅱ中透明 2~5 min，用中性树胶封片，显微镜下检查。

染色后，原虫胞质呈灰褐色，胞核、包囊内的拟染色体及溶组织内阿米巴滋养体吞噬的红细胞均呈深蓝色，糖原泡被溶解呈空泡状。

Schaudinn 固定液的配制：2 份饱和氯化汞水溶液与 1 份 95%酒精混匀，每 100 mL 液体中加入冰醋酸 5 mL。

苏木精染液的配制：苏木精粉 10 g，溶于 100 mL 95%酒精中，装入 250 mL 大口玻璃瓶内，加塞置室温 6~8 周，使之充分氧化。如将玻璃瓶置于阳光下，每日振摇，可加速其氧化，便于应急使用。氧化成熟的染液滴于水中呈鲜艳紫色，未氧化成熟的染液呈淡红色或红紫色。此为原液，使用时按 1∶19 加蒸馏水稀释，此染液可保存 3~6 个月。

2%铁明矾溶液的配制:硫酸铁铵 2 g,溶于 100 mL 蒸馏水中,置于棕色瓶中 4 ℃保存,以防出现沉淀。

2) 金胺-酚-改良抗酸染色法 目前检查隐孢子虫卵囊最佳的方法。该方法先用金胺-酚染色,再用改良抗酸染色法复染,可使检出率和准确性大大提高。单用金胺-酚染色法或改良抗酸染色法,其效果均不如复染方法。检查时,取患者新鲜粪便或经 10%福尔马林固定保存(4 ℃,1 个月内)的粪便,自然沉淀后用吸管尽可能取底部粪便,于洁净的载玻片上涂成薄的粪膜,晾干后先用金胺-酚染色,再用改良抗酸染色法复染。

(1) 金胺-酚染色法 于晾干的粪膜上滴加第一液,10~15 min 后水洗,再滴加第二液,1 min 后水洗,最后滴加第三液,1 min 后水洗,晾干,置荧光显微镜下观察。

染液配制:①1 g/L 金胺-酚染色液(第一液):金胺 0.1 g,石炭酸 5.0 g,蒸馏水 100 mL。②3%盐酸酒精(第二液):盐酸 3 mL,95%酒精 100 mL。③5 g/L 高锰酸钾液(第三液):高锰酸钾 0.5 g,蒸馏水 100 mL。

(2) 改良抗酸染色 于粪膜上滴加第一液,2~10 min 后水洗,再滴加第二液,1~10 min 后水洗,最后滴加第三液,1 min 后水洗,晾干,置显微镜下观察。

染液配制:①石炭酸复红染色液(第一液):碱性复红 4 g,95%酒精 20 mL,石炭酸 8 mL,蒸馏水 100 mL。②10%硫酸溶液(第二液):纯硫酸 10 mL,蒸馏水 90 mL(边搅拌边将硫酸徐徐倾入水中)。③2 g/L 孔雀绿液(第三液):20 g/L 孔雀绿原液 1 mL,蒸馏水 9 mL。

染色后,卵囊呈玫瑰红色,圆形或椭圆形,背景为蓝绿色。如染色(1.5 min)和脱色(2 min)时间短,卵囊内子孢子边界不明显;如染色时间长(5~10 min),脱色时间需相应延长,子孢子边界明显,卵囊和子孢子均染成玫瑰红色,子孢子呈月牙形,共 4 个。其他非特异颗粒则染成蓝黑色,容易与卵囊区分。

二、厚涂片透明法(加藤法)

该法适用于检查蠕虫卵。将 100 目/英寸(1 英寸=0.0254 m)的尼龙网或金属筛网(大小约 4 cm×4 cm)覆盖于粪便标本上,用刮棒自网上刮取挤溢到网面上的粪便约 50 mg,置于载玻片上,用浸透甘油-孔雀绿溶液的玻璃纸片覆盖在粪便上,用橡皮塞轻压使粪便铺开成 20 mm×25 mm 大小模块,置于 30~36 ℃温箱中约 30 min,或 25 ℃约 1 h,待粪膜稍干且透明后镜检。

该方法要注意掌握粪膜的合适厚度和透明时间,若粪膜过厚,透明时间短,虫卵不易发现;如透明时间过长,虫卵则变形,也不容易辨认。如检查钩虫卵时,透明时间一般不要超过 30 min。

玻璃纸的制备:将玻璃纸剪成大小约 22 mm×30 mm 的小片,浸泡于甘油-孔雀绿溶液(3%孔雀绿 1 mL,甘油 100 mL,水 100 mL)中,浸泡 24 h 以上,使玻璃纸浸透呈绿色即可使用。

三、定量透明法(Kato-Katz 虫卵计数法)

定量透明法即改良加藤法(modified Kato's thick smear),适用于粪便内各种蠕虫卵的检查与计数。通过计数虫卵,估测寄生虫体的负荷,对确定感染的密度、指导化学治疗和评估疗效有一定的参考价值。

应用改良聚苯乙烯作定量板,大小为 40 mm×30 mm×1.37 mm,模孔为一长圆孔,大小为 8 mm×4 mm,两端呈半圆形,孔内平均可容纳粪样 41.7 mg。操作时将定量板置于载玻片上,用大小约 4 cm×4 cm 的 100 目/英寸尼龙网或金属筛网覆盖在粪便标本上,自筛网上用刮片刮取粪便,用手指压住定量板的两端,将刮片上的粪便填满模孔,刮去多余的粪便。掀起定量板,载玻片上留下一个长条形粪样,将浸透甘油-孔雀绿溶液的玻璃纸(5 cm×2.5 cm)覆盖在粪样上,用橡皮塞轻轻加压,使粪样展平成一椭圆形,经 1~2 h 粪便透明后镜检计数。将所得虫卵数×24,再乘粪便性状系数(成形便为 1,半成形便为 1.5,软湿便为 2,粥样便为 3,水泻便为 4),即为每克粪便虫卵数(eggs per gram,EPG)。并可根据排便量和常见蠕虫雌虫每日排卵数计算出虫荷。常见蠕虫雌虫每日排卵数见表 7-2。

表 7-2 常见蠕虫雌虫每日排卵数

虫种	产卵数/日/条(平均数)	虫种	产卵数/日/条(平均数)
蛔虫	234000～245000(240000)	姜片虫	15000～48000(25000)
十二指肠钩虫	10000～30000(24000)	卫氏并殖吸虫	10000～20000
美洲钩虫	5000～10000(9000)	日本血吸虫	1000～3500
鞭虫	1000～7000(2000)	猪带绦虫	30000～50000/孕节
华支睾吸虫	1600～4000(2400)	牛带绦虫	97000～124000/孕节

四、浓集法(concentration method)

通过沉淀或漂浮将寄生虫与粪渣分离并使寄生虫浓集,可用于检查原虫包囊、球虫卵囊、微孢子虫孢子、蠕虫卵和幼虫等。浓集法有多种,不同的方法对于不同的虫种检出效果不同,应根据可疑感染的寄生虫加以选择。

(一)沉淀法(sedimentation method)

1. 自然沉淀法(nature sedimentation method) 适用于蠕虫卵、原虫包囊和球虫卵囊的收集。蠕虫卵和原虫包囊较水的比重大,因此在水中易于下沉,沉淀所需的时间与包囊和虫卵的比重及粪便的浓度有关。常见蠕虫卵、原虫包囊的比重见表7-3。

表 7-3 常见蠕虫卵、原虫包囊的比重

虫卵或包囊	比重	虫卵或包囊	比重
华支睾吸虫卵	1.170～1.190	蛲虫卵	1.105～1.115
姜片虫卵	1.190	受精蛔虫卵	1.110～1.130
肝片形吸虫卵	1.200	未受精蛔虫卵	1.210～1.230
日本血吸虫卵	1.200	毛圆线虫卵	1.115～1.130
带绦虫卵	1.140	溶组织内阿米巴包囊	1.060～1.070
微小膜壳绦虫卵	1.050	结肠内阿米巴包囊	1.070
钩虫卵	1.055～1.080	微小内蜒阿米巴包囊	1.065～1.070
鞭虫卵	1.150	蓝氏贾第鞭毛虫包囊	1.040～1.060

取患者新鲜粪便10～30 g,加水调成混悬液,用60目/英寸金属筛网或2～3层纱布过滤于一个500 mL锥形量杯中,用水冲散粪渣,再加水至离杯口2 cm处,蠕虫卵静置20～30 min,原虫包囊则需6～8 h(溶组织内阿米巴包囊在水中6 h约沉降17 cm,因此收集包囊需时较长),缓缓倾出上清液,再加等量清水静置。如此反复清洗、沉淀数次,直至上清液清澈为止。最后倾去上清液,用吸管吸取沉淀物镜检(图7-3)。如检查原虫包囊,则需加碘液染色。如检查沉渣中的虫卵、包囊也可加入等量10%福尔马林溶液,置玻璃瓶中密封保存。

2. 离心沉淀法(centrifuge sedimentation) 除上述自然沉淀外,也可用离心机离心沉淀,该方法用粪便量较少,每管约加粪便1 g,加水6～10 mL,调匀后以1500～2000 r/min离心1～2 min,倾去上清液,反复洗涤3～4次,直至上清液清澈为止,取沉淀镜检。

3. 醛醚沉淀法(formalin-ether sedimentation) 取粪样1～2 g,用10 mL水调匀,过滤至15 mL的离心管中,以1500～2000 r/min离心2 min,弃上清液保留沉渣,加水重新离心一次,弃上清液,加入10%的甲醛7 mL,5 min后加入乙醚3 mL,塞紧管口,用力摇匀,同前离心,管内液体自上而下分成乙醚、粪液、沉渣三层。取管底沉渣镜检。

(二)浮聚法(floatation method)

1. 饱和盐水浮聚法(brine floatation) 此方法利用某些蠕虫卵的比重小于饱和盐水的比重,虫卵

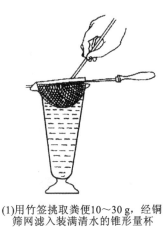
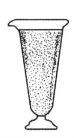
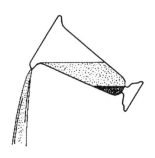

(1)用竹签挑取粪便10~30 g，经铜筛网滤入装满清水的锥形量杯　　(2)静置20~30 min　　(3)倾出上清液，留下沉淀物

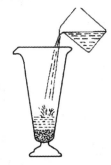
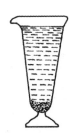

(4)加清水至离杯口2 cm处　　(5)静置20~30 min，倾出上清液，如此反复数次，至上清液清澈为止，取沉渣镜检

图 7-3　自然沉淀法

浮于水面的原理。适用于检查各种蠕虫卵，尤以检查钩虫卵效果最好，也可检查带绦虫卵和微小膜壳绦虫卵，但不适宜检查吸虫卵和原虫包囊。

用竹签挑取黄豆大小的粪便，置于浮聚杯中，先加少许饱和盐水并搅拌均匀，再缓缓加入饱和盐水至接近瓶口，改用滴管滴加饱和盐水至瓶中液面略高于瓶口但不能溢出为止，在瓶口轻轻覆盖一载玻片，注意不能有气泡，静置 15 min 后，将载玻片提起并迅速翻转，置于显微镜下观察(图7-4)。

饱和盐水的配制：烧杯中盛有清水，煮沸，慢慢加入食盐并不断搅拌，直至食盐不再溶解为止，冷却后即为饱和盐水。100 mL 沸水中加食盐 35~40 g。

2. 硫酸锌浮聚法(zinc sulfate centrifugal floatation)　此方法适用于检查原虫包囊、球虫卵囊和蠕虫卵。取粪样约 1 g，放入小烧杯内，加 10~15 倍的水，充分搅拌。用 2~3 层纱布或细铜筛过滤，将过滤的粪液置于离心管内，以 2500 r/min 离心 1 min，倾去上清液，加入 2~3 mL 清水，摇动离心管，使沉渣与水混匀，离心，如此反复 3~4 次，至离心管中的水清澈为止。最后倾去离心管中的上清液，加比重 1.18 的硫酸锌液(约 33% 硫酸锌)近管口，摇动离心管，使沉淀物与硫酸锌液混匀，离心 1 min，静置。用金属环粘取液面的粪液置于载玻片上，加一滴碘液(查包囊)，镜检。

3. 蔗糖溶液离心浮聚法(floatation method with sucrose solution)　此法适用于检查隐孢子虫卵囊。取粪样约 5 g，放入小烧杯内，加 15~20 mL 的水，充分搅拌，用 4 层纱布或细铜筛过滤，将过滤的粪液置于离心管内，以 1500~2000 r/min 离心 5~10 min，弃上清液，加蔗糖溶液(蔗糖 500 g，蒸馏水 320 mL，石炭酸 6.5 mL)再离心，然后如同饱和盐水浮聚法，取其表面液镜检(高倍镜或油镜)。隐孢子虫卵囊无色透明，囊壁光滑，内含一小暗点和淡黄色的子孢子。鉴于 1 h 后卵囊脱水变形，不容易辨认，应立即镜检。

五、虫卵孵化法

虫卵孵化或粪便幼虫培养用于轻度感染，因虫体少，浓集法检测不到。

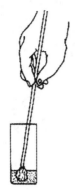
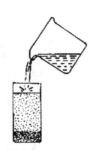
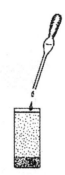

(1) 自粪便不同处挑取如黄豆大小的粪块,置于盛有少量饱和盐水的浮聚杯中

(2) 将粪便捣碎,与盐水搅匀,再加饱和盐水

(3) 将满时,改用滴管,加至液面略高于瓶口但不溢出为止

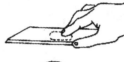

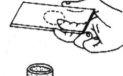

(4) 取出洁净载玻片一张盖在瓶口上,静置15 min左右

(5) 如图垂直向上提起载玻片

(6) 敏捷地翻转,覆以盖玻片镜检

图 7-4　饱和盐水浮聚法

(一) 钩蚴培养法 (culture method for hookworm larva)

钩虫卵在适宜的温湿度条件下很快发育并孵化出幼虫,用肉眼或放大镜即可观察。其阳性检出率比粪便直接涂片高7.2倍,也超过饱和盐水浮聚法。孵出的丝状蚴可做虫种鉴定。

取一支洁净的试管,将滤纸剪成与试管等宽但较试管稍长的"T"字形纸条,横条部分用铅笔书写受检者姓名或编号。用竹签挑取粪样0.2~0.4 g,均匀地涂在滤纸条上2/3区域,将滤纸条插入试管,用吸管沿试管管壁缓缓加入冷开水 1 mL,使滤纸条的下端浸入水中,勿使水面接触粪膜。将试管置于25~30 ℃条件下培养,培养期间每天补充试管内蒸发掉的水分。3天后肉眼或用放大镜观察试管底部有无钩蚴。钩蚴体细长透明,在水中呈蛇形活动。如为阴性,应继续培养至第5天。如发现钩蚴,可用吸管吸出置显微镜下进行虫种鉴定 (图7-5)。

(二) 毛蚴孵化法 (miracidium hatching method)

用于检查血吸虫卵的专用方法。依据血吸虫卵内的毛蚴在适宜温度的清水中,在短时间内可孵化出的特性而设计。

取粪样约30 g,先经前述自然沉淀法至水清后,倾去上清液,将粪渣倒入三角烧瓶中,加清水或去氯自来水至瓶口1 cm处,置于20~30 ℃的室温或温箱内孵化,经3~6 h毛蚴可孵出。在光线明亮处,衬以黑色背景,用肉眼或放大镜观察。毛蚴为白色点状物,在水面下做直线来往游动,碰到瓶壁后返回。必要时也可用吸管将毛蚴吸出镜检。如无毛蚴,每隔4~6 h(24 h内)观察1次。气温高时,毛蚴可在短时间内孵出,因此在夏季要用1.2%食盐水或冰水冲洗粪便,最后1次才改用室温清水 (图7-6)。

六、蠕虫成虫检查

某些肠道蠕虫在治疗或未治疗的情况下,其成虫或虫体节片均有可能随粪便排出,因此,根据检获粪便中虫体的形态结构以鉴定虫种,从而确诊某种寄生虫感染。

(一) 淘虫法

一般需要留取患者24~72 h粪便。

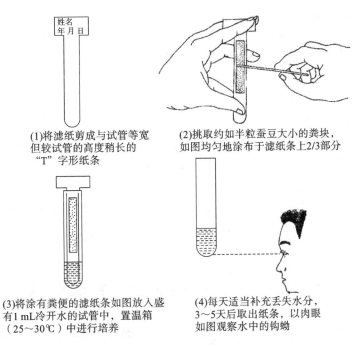

图 7-5　钩蚴培养法

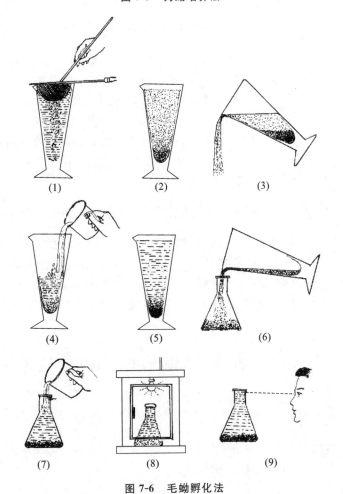

图 7-6　毛蚴孵化法

1. 直接挑取　用于肉眼可见的大型蠕虫,如蛔虫、带绦虫、姜片虫等。用竹签或镊子轻轻挑取粪便中的虫体,置于大的平皿中,清水洗净,置生理盐水中检查。挑取绦虫时要注意其完整性,避免头节丢失,影响鉴定。

2. 水洗沉淀　用于收集小型蠕虫。将收集的粪便放入量杯或大玻璃缸内,加清水或生理盐水,搅拌,静置 20~30 min,弃上清液。再加水,如此反复至杯中水清亮。弃上清液,将沉渣倒入大的平皿内,下衬黑纸检查。

3. 经筛冲洗　将收集的粪便加水混匀,用铜筛或纱布滤出粪渣,经水反复冲洗后,将粪渣倒入盛有清水的大型玻皿中。在玻皿下衬以黑纸,检查混杂在粪渣中的虫体。检查带绦虫头节和孕节时,要采取必要的预防措施。

(二)带绦虫孕节检查法

将带绦虫的孕节用清水冲洗干净,置于两张载玻片之间,轻轻压平,对光观察节片内部结构,根据子宫分支及排列情况即可鉴定虫种。也可用注射器从孕节后端正中部插入子宫内,徐徐注射碳素墨水或卡红溶液,待子宫分支显现后计数。

卡红溶液的配制:钾明矾饱和液 100 mL,卡红 3 g,冰醋酸 10 mL,溶解混匀,置于 37 ℃温箱内过夜,过滤后即可使用。

第二节　肛门周围病原学检验技术

肛门周围检查主要基于有些寄生虫如雌性蛲虫可在肛门周围产卵,牛带绦虫的孕节可主动从肛门逸出,逸出过程中节片被挤破,虫卵散出,黏附于肛门周围。常用的检查方法有透明胶纸法和棉签拭子法。

一、透明胶纸法(cellophane tape method)

在洁净的载玻片一端贴上小标签,以便编号。剪取长 6 cm、宽 2 cm 的透明胶带纸,粘贴在载玻片上备用。检查时,再取一张载玻片垫于贴有胶带纸的载玻片之下,并前伸错开约 1.5 cm,将胶带纸一端掀起,向前然后再向后翻转,使垫片前端两侧均为胶带粘面,检查者手持胶带两端所在部位的玻片,在受检者肛门两侧皱襞粘压后,再将胶带粘贴于原载玻片上,镜下检查(图7-7)。

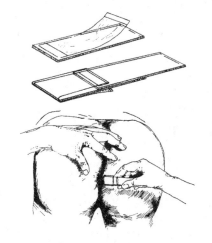

图 7-7　透明胶纸法

二、棉签拭子法(cotton swab method)

用棉签浸湿生理盐水后,擦拭受检者肛门周围皮肤,然后将棉签浸入盛有饱和盐水的青霉素小瓶内,搅拌后提出并挤干盐水,后同饱和盐水浮聚法检查虫卵。也可将擦拭肛门周围的棉签放入盛有清水的试管中,充分浸泡后,提起棉签,在管壁内挤去水分,试管静置 10 min 后,离心,倒去上清液,取沉渣镜检。

第三节　血液、骨髓病原学检验技术

一、血液检验

寄生于血液内的寄生虫主要有疟原虫和丝虫微丝蚴,故血液检验是诊断疟疾和丝虫病的常规方法。通常取患者外周血制成血涂片,染色后镜检病原体。

(一)检查疟原虫

血液中疟原虫的检查推荐应用薄、厚两种血膜染色法。前者取血量少,涂面大,疟原虫分散,但虫体形态结构清晰,易于做虫种鉴定;后者取血量较多,红细胞集中,在疟原虫数量少时便于发现,但制片时红细胞相互堆积挤压,疟原虫皱缩变形,较难辨认。故在同一张载玻片上同时做薄、厚两种血膜,以便比较观察。

1. 采血 从耳垂或指尖采血,婴儿可于足部取血。用75%酒精棉球擦拭取血部位,晾干后用左手拇指与食指捏着指尖,并使皮肤绷紧,右手持采血针快速刺破皮肤,挤出血滴。

2. 血膜制作

1) 薄血膜 在载玻片1/3与2/3交界处蘸一小滴血,以一端缘光滑的载玻片为推片,将推片的一端置于血滴之前,并与载玻片形成30°~45°夹角,待血液沿推片端缘扩散后,自右向左均匀地推成薄血膜(图7-8(a))。理想的薄血膜应呈舌状,血细胞均匀分布,细胞间无空隙,也无重叠。

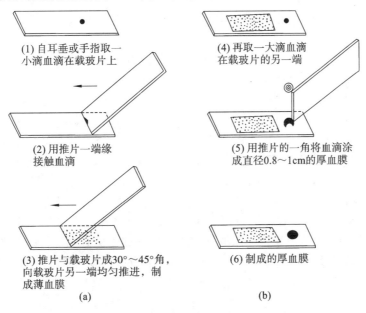

图7-8 薄、厚血膜制作

2) 厚血膜 于载玻片的另一端1/3处蘸一大滴血,以推片的一角将血滴由内向外均匀旋转摊开至直径0.8~1 cm(图7-8(b))。在厚血膜上,多层血细胞重叠,约等于20倍薄血膜的厚度。

3. 固定与染色

1) 固定 待血膜充分晾干后,用玻璃棒蘸取甲醇或无水酒精轻轻抹过薄血膜,以使细胞固定。厚血膜固定前必须先进行溶血,用滴管滴几滴水于厚血膜上,待血膜呈灰白色,将水倒去,晾干后再用甲醇或无水酒精固定。如薄、厚血膜在同一张载玻片上,可用蜡笔在薄血膜染色区两端划线,在厚血膜周边画圈,可避免在溶血和固定过程中互相影响。

2) 染色 常用的染色方法有姬氏染色法(Giemsa's stain)和瑞氏染色法(Wright's stain)。姬氏染色法染色时间长,染色效果较好,血膜褪色缓慢,保存时间较久;瑞氏染色法操作简单,染色效果稍差,容易褪色,保存时间短,故多用于临时性检验。

(1) 姬氏染色法。

①染液配制:姬氏染剂粉1 g,甲醇50 mL,纯甘油50 mL。将姬氏染剂粉置于研钵中(最好用玛瑙研钵),加少量甘油充分研磨,加甘油再磨,直至50 mL甘油加完为止,将研磨液倒入棕色玻璃瓶中,用50 mL甲醇分几次冲洗研钵中的甘油染粉,将冲洗液倒入棕色玻璃瓶内,直至甲醇用完为止。塞紧瓶塞并充分摇匀,置65 ℃温箱内24天或室温1周后过滤,备用。

②染色方法:用pH 7.0~7.2的缓冲液按1∶(15~20)比例稀释姬氏染液,用蜡笔画出染色范围,将稀释的姬氏染液滴于已固定的薄、厚血膜上,染色半小时(室温),再用上述缓冲液冲洗,晾干后镜检。

(2) 瑞氏染色法。

①染液配制:瑞氏染剂粉0.1~0.5 g,甲醇97 mL,甘油3 mL。将瑞氏染剂粉加入甘油中充分研磨,然后加少量甲醇,研磨后倒入棕色玻璃瓶内,再用甲醇分几次冲洗研钵中的研磨液,将冲洗液倒入瓶内,直至甲醇用完为止。将瓶内的研磨液摇匀,室温1~2周后过滤,备用。

②染色方法:瑞氏染液含甲醇,薄血膜不需先固定,而厚血膜则需先经溶血,待血膜干后才能染色。染色前先将薄血膜和溶过血的厚血膜一起用蜡笔画好染色范围,以防滴加染液时外溢。滴染液使其覆

盖全部薄、厚血膜,30 s 至 1 min 后用滴管加等量的蒸馏水,轻轻摇动载玻片,使蒸馏水和染液混合均匀,此时出现一层灿铜色浮膜,3~5 min 后用水缓慢从玻片一端冲洗(注意勿先倒去染液或直对血膜冲洗),晾干后镜检。

(二)检查微丝蚴

丝虫的微丝蚴在末梢血液中的出现具有夜现周期性,故采血时间应在夜间9时至次晨2时为宜,采血方法与检查疟原虫相同。

1. 新鲜血滴法　取末梢血一大滴滴于载玻片上,加盖玻片,低倍镜下观察,如有微丝蚴,其呈蛇形游动。此方法用血量少,检出率低,不能鉴定虫种,多用于现场宣传教育。

2. 厚血膜法　厚血膜的制作、溶血、固定与疟原虫厚血膜相同,但需取血3滴。可用姬氏染液或瑞氏染液染色,但以苏木素染色效果最好。

苏木素染色法:①染液配制:苏木素粉 1 g 溶于无水酒精或 95% 酒精 10 mL 中,加饱和硫酸铵(8%~9%)100 mL,倒入棕色瓶内,瓶口用两层纱布扎紧,在阳光下氧化 2~4 周,过滤,加甘油 25 mL 和甲醇 25 mL,混合后再静置数日,再过滤,然后放置约 2 个月,待液体呈暗红色即可使用。②染色方法:将原染液用蒸馏水稀释 10 倍。把已溶血、固定的厚血膜置于稀释的苏木素染液内 10~15 min,在 1% 盐酸酒精中分色 1~2 min,用蒸馏水洗涤 5 min,至血膜呈蓝色,再用 1% 伊红染色 0.5~1 min,用水洗涤 5 min,晾干后镜检。

3. 活微丝蚴浓集法　在离心管中加蒸馏水半管,加入受检者末梢血 10~12 滴,再加生理盐水混匀,3000 r/min 离心 3 min,取沉渣镜检。或取静脉血 1 mL,加入盛有 0.1 mL 3.8% 枸橼酸钠的试管中摇匀,加水 9 mL,待红细胞溶解破裂后,离心 2 min,倒掉上清液,加水再离心,取沉渣镜检。

二、骨髓检验

主要用于检查杜氏利什曼原虫无鞭毛体、弓形虫滋养体等。

穿刺部位多为髂前上棘。按内科操作常规进行骨髓穿刺,抽取少许骨髓液,将之滴于洁净的载玻片上,制成涂片,晾干后用甲醇固定,用姬氏染液或瑞氏染液进行染色,油镜下观察。

第四节　其他分泌物、排泄物及抽取物的病原学检验技术

一、痰液检查

主要用于检查卫氏并殖吸虫卵、蛔虫和钩虫移行过程中至肺部的幼虫、溶组织内阿米巴滋养体、棘球蚴的原头节、粉螨等。

(一)直接涂片法

适用于卫氏并殖吸虫卵和溶组织内阿米巴滋养体的检查。取患者晨起后用力咳出的痰液,先在洁净的载玻片上滴加 1~2 滴生理盐水,挑取少许铁锈色或有血丝的痰液涂成薄膜,覆以盖玻片镜检。检查卫氏并殖吸虫卵时,镜下未见虫卵,但有菱形的夏科-雷登结晶,提示有肺吸虫感染,应连续检查多次或改用浓集法。如主要检查目的是检查溶组织内阿米巴滋养体,最好取新鲜痰液快速涂片检测,并注意保温,镜下可观察到有伪足运动的滋养体,但要注意与白细胞和巨噬细胞的区别。

(二)浓集法

收集患者 24 h 痰液,置烧杯中,加等量 10% NaOH 溶液,用玻璃棒搅拌均匀,置 37 ℃温箱 2~3 h,其间多次用玻璃棒搅拌,至痰液消化成稀液状,分装于离心管中,1500 r/min 离心 5~10 min,弃上清液,取沉渣涂片镜检。

二、尿液检查

可查到的寄生虫主要有阴道毛滴虫和丝虫微丝蚴,有时可见埃及血吸虫卵等。常用的检查方法是

离心沉淀法。取患者尿液3～5 mL,置于离心管内,以2000 r/min离心3～5 min,吸取沉渣涂片镜检。如为乳糜尿,加等量乙醚,用力振摇使尿液中的脂肪溶于乙醚,静置数分钟,用吸管吸去上浮的脂肪层,再加10倍水稀释后,以2000 r/min离心3～5 min,吸取沉渣涂片镜检。必要时可染色(姬氏染色或瑞氏染色)后镜检。

三、阴道分泌物检查

可查到的寄生虫主要有阴道毛滴虫,偶尔可查到蛲虫卵、蛲虫成虫、溶组织内阿米巴滋养体、蝇蛆等。检查方法主要有生理盐水直接涂片法、涂片染色法和培养法。

(一)生理盐水直接涂片法

用无菌棉签在阴道后穹窿、子宫颈及阴道壁拭取分泌物,在滴有生理盐水的载玻片上涂成混悬液,覆以盖玻片镜检,可查到活的滋养体。冬季检查要注意保温,以保持阴道毛滴虫的活动能力,使之更易与其他细胞鉴别。

(二)涂片染色法

取阴道分泌物做生理盐水涂片,晾干后用甲醇固定,姬氏染色或瑞氏染色后镜检。

四、十二指肠液和胆汁检查

十二指肠液和胆汁检查主要基于一些寄生虫可出现于十二指肠,如蓝氏贾第鞭毛虫滋养体、华支睾吸虫卵、肝片形吸虫卵、姜片虫卵、粪类圆线虫幼虫等。

将十二指肠引流液滴于洁净的载玻片上,加盖玻片后直接镜检。为提高检出率,也可将引流液加生理盐水稀释搅拌后分装于离心管内,以2000 r/min离心5～10 min,取沉渣涂片镜检。如引流液过于黏稠,应先加10% NaOH溶液消化后再离心,但不适用于原虫滋养体的检查。本方法多在临床症状可疑而粪检阴性时采用。

五、脑脊液检查

取脑脊液2 mL,以2000 r/min离心5 min,取沉渣涂片镜检。可查到的寄生虫有肺吸虫卵、棘球蚴的原头节或游离小钩、粪类圆线虫幼虫及广州管圆线虫幼虫等。如需检查阿米巴滋养体,则不宜用以上方法,因该法会影响其活力,可自然沉淀后吸取沉渣涂片镜检。致病性自生生活阿米巴和弓形虫的检查均须做涂片,后经甲醇固定、瑞氏或姬氏染色,镜下检查。

六、鞘膜积液检查

将抽取的鞘膜积液加适量生理盐水稀释后离心,取沉淀物涂片镜检。主要用于检查班氏微丝蚴。

七、棘球蚴囊液检查

将收集到的棘球蚴液滴于载玻片上,加盖玻片后直接镜检,可查到完整的和退化的头节、原头蚴和石灰小体。但注意如怀疑包虫病,应禁止穿刺抽取囊液,以避免穿刺过程中囊液外漏,造成继发性感染或过敏性休克。可在手术切除囊肿时,吸取囊液进行检查。

第五节 活组织内病原学检验技术

一、皮肤及皮下组织检查

(一)皮肤刮拭物或挤出物检查

主要是从有皮损的皮肤、毛囊、皮脂腺等处取材,然后涂片、镜检,查到病原体即可确诊。

1. 皮肤刮拭物检查 用消毒的手术刀片刮取或用消毒的针头挑取皮损处的血痂、丘疹或皮屑,将刮拭物或挑取物收集在载玻片上,加1滴甘油,覆以盖玻片后轻压,使之均匀铺开,显微镜下观察。主要用于检查疥螨。

2. 皮肤挤出物检查 主要用于检查蠕形螨。蠕形螨寄生于皮肤毛囊、皮脂腺内,用痤疮压迫器、弯镊子等钝端或用干净的手指用力挤压皮损部位,将挤出物用刀片或竹签轻轻刮下,涂于载玻片上,滴加1滴甘油,覆以盖玻片后轻压,使之均匀铺开,显微镜下观察。

(二)皮下结节或包块的活组织检查

多种蠕虫的成虫或幼虫可在人体皮下形成结节或包块。按外科操作常规,手术取出皮下结节或包块,可直接将活组织材料剥离,查找寄生虫;必要时也可经压片、切片及染色后镜检;包块中的液体部分可制作成涂片,检查有无幼虫。可能检查到的寄生虫有猪囊尾蚴、卫氏并殖吸虫童虫或成虫、曼氏迭宫绦虫裂头蚴、斯氏狸殖吸虫童虫、潜蚤等。

二、淋巴结检查

(一)淋巴结穿刺物检查

选择有明显病变的淋巴结,局部消毒后用干燥灭菌的注射器针穿刺,吸取少许组织液,将其滴于洁净的载玻片上,制成涂片,晾干后用甲醇固定,用姬氏染液或瑞氏染液进行染色,油镜下观察。主要用于检查杜氏利什曼原虫无鞭毛体、弓形虫滋养体等。

(二)淋巴结活检

选择有明显病变的淋巴结,局部消毒后按外科操作常规,手术取出肿大的淋巴结,可直接将淋巴结剥离,查找寄生虫,也可经切片、染色后镜检。主要用于检查丝虫成虫。

三、肌肉活组织检查

手术切取米粒大小疑有寄生虫寄生的肌肉(多在腓肠肌或肱二头肌)组织,置于载玻片上,滴加50%甘油1滴,覆以盖玻片,均匀用力压紧,低倍镜下观察,阳性者可见呈梭形的幼虫囊包。主要用于检查旋毛虫幼虫囊包。

四、肠黏膜活组织检查

肠黏膜组织检查主要用于检查日本血吸虫卵和溶组织内阿米巴滋养体。

(一)日本血吸虫卵检查

慢性及晚期血吸虫患者肠壁组织纤维化而增厚,虫卵排出受阻,其粪便中不易检出虫卵,故可做直肠黏膜活组织检查。让受检者取膝胸卧位或左侧卧位,将直肠镜前端外壁涂抹甘油或液体石蜡等润滑剂,经肛门缓慢插入约6 cm,观察病变部位,钳取黏膜组织,置于2张载玻片间,轻压后显微镜下观察。组织中的血吸虫卵可有活卵、近期变性卵和远期变性卵,应结合虫卵情况、病史和临床症状等进行综合判断。活卵轮廓清晰,淡黄至黄褐色,卵壳较薄,内含卵黄细胞、胚团或毛蚴;近期变性卵轮廓清晰,灰白至略黄色,卵壳薄或不均匀,卵内有浅灰色或黑色小点,或折光均匀的颗粒,或是萎缩的毛蚴;远期变性卵(钙化卵)轮廓不清楚,灰褐至棕红色,卵壳厚而不均匀,两极可有密集的黑点,有网状或块状结构。

(二)溶组织内阿米巴滋养体检查

用纤维结肠镜观察肠黏膜病变,钳取溃疡边缘组织或黏膜刮拭物,做生理盐水涂片后直接镜检,或涂片后固定、染色、镜检。也可将取出的病变黏膜组织先固定,再做病理切片、固定、染色、镜下检查。可检查到溶组织内阿米巴滋养体。

(卢致民)

第八章　免疫学检验技术

病原学检验技术是确诊寄生虫感染的最可靠方法,但对于早期感染、隐性感染等患者常出现漏诊现象。而免疫学检验技术具有快速、简便、敏感性高等优点,可以弥补病原学检验技术的不足,已被广泛应用于寄生虫病的防治工作。

第一节　寄生虫抗原的制备

一、抗原的种类

寄生虫抗原(parasitic antigen)是指那些在宿主体内能与淋巴细胞特异性结合,启动宿主免疫应答过程,或在体外能与相应抗体或效应 T 细胞发生特异性结合的虫源性物质或其类似物。寄生虫是单细胞或多细胞的个体,具有复杂的结构和生活史,从而决定了寄生虫抗原的复杂性和多源性。寄生虫抗原可从不同角度分类,但目前尚没有统一的分类标准。

(一)按抗原来源分类

寄生虫抗原可分为表膜抗原(membrane antigen)、代谢抗原(metabolic antigen)和体抗原(somatic antigen)。表膜抗原来自虫体表膜。表膜是寄生虫和宿主接触的界面,是宿主免疫系统识别和诱导免疫应答的主要部位,具有较强的免疫原性。代谢抗原包括虫体排泄物、分泌物、囊液、蜕皮液、虫体死亡后的崩解产物等,具有很强的免疫原性,是诱导宿主产生免疫应答的重要抗原。其中,生活虫体排放到宿主体液内或血液内的大分子微粒(排泄物、分泌物、脱落物等)称为循环抗原(circulating antigen,CAg)。体抗原是来自虫体表膜抗原、代谢抗原以外的其他抗原,其成分相对较稳定,免疫原性不如表膜抗原和代谢抗原强。

(二)按化学成分分类

寄生虫抗原可分为多肽类抗原、蛋白质类抗原、糖蛋白类抗原、糖脂类抗原或多糖类抗原等。

(三)按功能分类

寄生虫抗原可分为诊断性抗原、保护性抗原、过敏原等。

二、抗原的制备技术

常用寄生虫免疫学诊断抗原的制备可归纳为可溶性抗原制备、固相抗原制备和克隆抗原制备三大类。

(一)可溶性抗原制备

1. 虫体抗原　获取寄生虫虫体(幼虫、成虫)后,用生理盐水冲洗虫体体表的黏附物,在磷酸缓冲液中研磨成匀浆,经离心后的上清液即为可溶性虫体粗抗原。也可将洗净的虫体冰冻干燥,研磨成粉状,再经丙酮脱脂,然后按 1 g 干重加含有 1/10000 硫柳汞的生理盐水 100 mL 的比例,用冰浸-超声粉碎-冰浸的方法充分溶出虫体抗原分子,然后离心,上清液即为可溶性抗原。原虫在分离纯化后,用 PBS 洗涤,加无菌蒸馏水后反复冻融 3 次,再经超声粉碎、离心后即可获得全虫可溶性抗原。粗制品中并非所有的蛋白质都有抗原性,使用前应确定其最适的蛋白浓度。

2. 代谢抗原　多采自虫体体外培养的培养液,从中提取抗原用于免疫学诊断。

3. 膜抗原　分为表面蛋白和膜组成蛋白,前者用金属螯合物或高离子强度的缓冲液溶解表面蛋白获得；后者用清洁剂、有机溶剂或尿素、盐酸胍获得。现常用于提取膜蛋白的试剂有 0.3 mol/L CaCl$_2$、3 mol/L KCl 和非离子清洁剂（1%NP-40、0.5% Triton X-100），有时离子清洁剂比非离子清洁剂更有效，但强离子清洁剂要慎用。

分离获得的寄生虫可溶性抗原多为粗抗原，可采用凝胶层析或凝胶过滤、离子交换层析、亲和层析等方法进行纯化。

（二）固相抗原制备

固相抗原是将完整的寄生虫虫体或虫体的一部分固定或粘贴于玻片或其他载体上制备的抗原，如疟原虫血涂片、弓形虫速殖子涂片、血吸虫感染肝组织石蜡切片或冰冻切片等。抗原固定于载玻片后即成不溶性、不丧失活性的诊断用抗原片，可用于免疫荧光、免疫酶和免疫金银染色试验。将收集纯化的虫体用生理盐水洗涤后，置于载玻片上，用丙酮或 90% 的酒精固定，即成固相抗原片。成虫切片固相抗原片制备时，将虫体切成 5～6 μm 厚的冰冻切片，然后将切片贴于涂有 0.5% 明胶的载玻片上，用丙酮室温固定 10 min，晾干后置于 −20 ℃ 冰箱保存备用。以上材料也可采用含有虫体的宿主组织和虫体的石蜡包埋切片。现固相抗原已用于阿米巴病、利什曼病、疟疾、丝虫病、旋毛虫病、华支睾吸虫病、血吸虫病、肺吸虫病、囊虫病等多种寄生虫病的免疫诊断，具有较好的应用价值。

（三）克隆抗原制备

寄生虫抗原克隆有两个途径：一是从寄生虫 cDNA 文库中筛选、分离和纯化特异性抗原基因的表达产物，获得基因工程抗原；二是利用 B 细胞杂交瘤技术生产抗独特型抗体或利用体细胞杂交瘤生产能持续分泌的寄生虫抗原。克隆抗原可以规模化生产，具有高度的同质性（高纯度），容易进行检验质量控制和标准化，检测结果具有更高的特异性和敏感性，是未来诊断抗原发展的方向。

第二节　一般免疫学检验技术

免疫学检验技术是寄生虫病的一种重要的辅助诊断方法，一般适用于不能或很难进行病原学检验的寄生虫感染，尤其适用于感染早期、轻度感染、单性感染、隐形感染、特殊寄生虫部位的感染等，还应用于寄生虫病疫情监测与流行病学调查。经典的免疫学检测方法主要有皮内试验、间接血凝试验、间接荧光抗体试验、酶联免疫吸附试验等。

一、皮内试验

皮内试验（intradermal test，ID）属 I 型超敏反应（速发型超敏反应），是一种抗原抗体反应，但仅表现于感染宿主的局部皮肤。如受试者曾感染某种寄生虫，则其机体内存在相应抗体（如特异性 IgE）。当受试者皮下被注射少量该种寄生虫抗原后，抗原即与肥大细胞和（或）嗜碱性粒细胞表面上的相应抗体结合，导致肥大细胞或嗜碱性粒细胞脱颗粒，释放组胺、白三烯和激肽等生物活性物质，在宿主局部引起毛细血管扩张，血管通透性增高和细胞浸润等，呈现局部组织反应，产生局部红肿现象（丘疹），即为阳性反应。如受试者未感染寄生虫，则在注射该种寄生虫抗原后不会引起局部红肿现象，即为阴性反应。

皮内试验多用于蠕虫感染、血吸虫病、肺吸虫病、华支睾吸虫病、囊虫病、包虫病等筛查和疫情调查。本法简单、快速、经济，尤其适用于现场筛查，但假阳性率较高。

二、间接血凝试验

间接血凝试验（indirect hemagglutination test，IHA）是以红细胞为载体，吸附预先制备的特异性寄生虫抗原（即致敏红细胞）作为试剂，检测标本中的相应抗体的一种血清学检测方法。致敏的红细胞与相应抗体发生反应，从而产生红细胞凝集现象，并可用肉眼直接观察。该方法是一种定性检测方法，根据凝集出现与否判定阳性或阴性结果；也可以做半定量检测，即将标本做一系列倍比稀释后进行反应，以出现阳性反应的最高稀释度作为滴度。

IHA 操作简便,具有较高敏感性与特异性,适用于寄生虫的辅助诊断及现场的疫情调查。现已用于诊断阿米巴病、疟疾、弓形虫病、猪囊尾蚴病、华支睾吸虫病、肺吸虫病及旋毛虫病等。

三、免疫荧光技术

免疫荧光技术(immunofluorescence technique)又称荧光抗体技术,是用荧光素标记抗体(一抗或二抗),检测特异性抗体或抗原的方法。当荧光抗体与相应抗原(直接法)或抗原抗体复合物(间接法)相结合时,即形成免疫荧光复合物,在荧光显微镜下被观察到。最常用的荧光素为异硫氰酸荧光素(FITC)和罗丹明。

间接荧光抗体试验(indirect fluorescent antibody test,IFAT)是将抗原和未标记的特异性抗体(如患者血清)结合,然后再使之与荧光标记的抗免疫球蛋白抗体(抗抗体)结合,三者的复合物可发出荧光。本法的优点是制备一种荧光标记的抗体,可以用于多种抗原、抗体系统的检查,既可检测抗原,也可测定抗体。本法具有快速、敏感、应用范围广等优点,主要用于疟疾、丝虫病、吸虫病、包虫病及弓形虫病等寄生虫病的血清学诊断、流行病学调查和疫情监测。此外,本法也可用于观察组织切片中抗原定位及在细胞和亚细胞水平鉴定抗原、抗体和免疫复合物。

四、对流免疫电泳试验

对流免疫电泳(counter immunoelectrophoresis,CIEP)是以琼脂或者琼脂糖凝胶为基质的一种快速敏感的检测技术,将抗原抗体反应的特异性与电泳技术的高分辨率相结合。既可用于已知抗原检测未知抗体,也可用于已知抗体检测未知抗原。反应结果可信度高,适用范围广。以本方法为基础改进的技术还有酶标记抗原对流免疫电泳及放射对流免疫电泳自显影等技术。两者克服了电泳技术本身不够灵敏的弱点。本法可用于血吸虫病、肺吸虫病、阿米巴病、贾第虫病、锥虫病、包虫病和旋毛虫病等的血清学诊断和流行病学调查。

五、酶联免疫吸附试验

酶联免疫吸附试验(enzyme-linked immunosorbent assay,ELISA)的原理是把抗原或抗体包被到某种固相载体表面,再用底物酶标记抗体或抗原,待测标本中的抗原或抗体与固相载体分子、酶标分子反应后,形成连接于固相载体上的酶标记的免疫复合物。再加入相应底物,底物被固相载体上的酶催化显色,根据显色深浅(目测或用酶标仪测定 OD 值)判断待测样品中抗原或抗体存在与否及浓度。常用的方法包括间接 ELISA 法(测抗体)、双抗体夹心 ELISA 法(测抗原)和竞争 ELISA 法(测抗原)。本法简单,特异性强,已用于多种寄生虫感染宿主的体液(血清、脑脊液和唾液等)以及排泄物(尿、粪便和乳汁等)内特异性抗体或抗原的检测,是寄生虫诊断中应用最多、最广泛的免疫检验方法之一。

六、免疫酶染色试验

免疫酶染色试验(immunoenzyme staining test,IEST)的原理是以含寄生虫病原的组织切片、印片或者培养物涂片为固相抗原,当其与待测标本中的特异性抗体结合后,可再与酶标记的第二抗体作用形成酶标记免疫复合物,后者可与酶的相应底物反应而出现肉眼或光镜下可见的显色反应。本法适用于华支睾吸虫病、血吸虫病、卫氏并殖吸虫病、弓形虫病、猪囊尾蚴病和丝虫病等的诊断和流行病学调查。

七、免疫印迹试验

免疫印迹试验(immunoblot,IB)亦称酶联免疫电转移印迹法(enzyme linked immunoelectrotransfer blot,EITB)或 western 印迹(western blot),其原理为将不同来源的寄生虫抗原进行 SDS-聚丙烯酰胺凝胶(SDS-PAGE)电泳分离,然后将抗原转移到硝酸纤维素薄膜上,再用标记的特异性抗体或单克隆抗体对蛋白质进行定性及定量分析。本法具有高分辨力、高特异性和高敏感性等特点,可用于诊断囊虫病、包虫病、肺吸虫病和血吸虫病等。

NOTE

八、斑点酶联免疫试验

斑点酶联免疫试验(dot-ELISA)的原理是将标记过氧化物酶的特异性单克隆抗体固定在固相载体膜上,然后将受检血清滴加于膜上,血清中的寄生虫排泄物或分泌物(即为寄生虫循环抗原)能与单克隆抗体结合,形成抗原抗体(标记酶)复合物,加入相应的底物后出现酶促显色反应,即为阳性反应;反之,为阴性反应。本法可用于寄生虫病的辅助诊断,并适用于寄生虫病的疗效评估。dot-ELISA方法用于检测抗原,也可以用于检测抗体。

九、免疫胶体金技术

免疫胶体金技术(immunogold labeling technique)是以胶体金为非酶标记物的快速免疫结合试验,也是一种常用的免疫标记技术,已广泛用于生物医学各个领域,特别是在医学检验中得到了更广泛的应用。本法省去了底物反应步骤,避免内源性酶的干扰、过氧化氢处理对抗原的破坏作用以及酶标法中致癌物对人体的影响。该方法具有敏感性高、特异性强、简便、快速、不需特殊仪器设备等特点,已用于多种寄生虫病的诊断,如疟疾、血吸虫病、黑热病及丝虫病等。

第三节 特殊免疫学检验技术

一、弓形虫感染染色试验

染色试验(dye test,DT)由Sabin和Feldman于1949年设计创建。活的弓形虫速殖子的胞质对碱性亚甲蓝具有强亲和力,能被染成蓝色;但在补体(辅助因子)的协同参与下,与待测标本中特异性抗体作用后,虫体细胞胞质变性、溶解,不能再被亚甲蓝着色。在高倍镜下观察结果,计数100个弓形虫速殖子,统计着色和不着色速殖子的比例,以能使50%速殖子不着色的血清最高稀释度为该份血清的阳性滴度。血清稀释度1∶8为隐形感染,1∶256为活动性感染,1∶1024为急性感染。

DT是诊断弓形虫病所特有的一种血清学诊断方法,具有很高的敏感性、特异性和良好的重复性,目前已广泛用于弓形虫病的临床诊断和流行病学调查。但该试验需要用活的虫体和适宜的含辅助因子的人血清,使其应用受到了限制。

二、血吸虫感染环卵沉淀试验

环卵沉淀试验(circumoval precipitin test,COPT)最早于1954年由Oliver Gonzalez用于曼氏血吸虫的诊断,国内于1958年开始应用于日本血吸虫病的诊断,并取得了满意的结果。目前,该方法是国内诊断血吸虫病最常用的方法之一。其为抗原-抗体反应的一种类型,属于沉淀反应。该试验以血吸虫卵为抗原,成熟虫卵内毛蚴分泌的抗原物质可经卵壳微孔渗出,与待检血清内的相应特异性抗体结合,在虫卵周围形成免疫复合物沉淀,在光镜下可判断结果。典型的阳性反应为虫卵周围出现泡状、指状、片状或细长卷曲的带状沉淀物,一般边缘整齐,有明显折光。出现阳性反应的虫卵占全部虫卵的百分率称为环沉率。凡环沉率≥5%者为阳性,1%~4%者为弱阳性。虫卵周围不出现特异的免疫复合物沉淀线,即为阴性反应。

COPT是诊断血吸虫病特有的一种免疫学诊断方法,具有较高的敏感性和特异性,与粪检阳性符合率可达94%~100%,现已应用于血吸虫的辅助诊断、疗效考核、流行病学调查及疫情监测。在基本消灭和完全消灭血吸虫病的地区,首先考虑选用COPT诊断方法,当受检者环沉率≥3%,即可给予复治。当环沉率用作个案诊断或调查过筛等不同目的时,阳性反应的界限应因时因地而有所区别。

三、血吸虫感染尾蚴膜反应

血吸虫尾蚴与血吸虫病患者血清在体外共同孵育,来自尾蚴的抗原物质(分泌物、排泄物)与血清中特异性抗体结合,在尾蚴体表产生沉淀,从而形成明显的透明膜或套膜,即为尾蚴膜反应。

尾蚴膜反应(cercarien hullen reaction,CHR)也是诊断血吸虫病的一种特有免疫学诊断方法,具有较高的敏感性和特异性,且有早期诊断的价值,但血吸虫尾蚴与异种血吸虫病、华支睾血吸虫病、肺吸虫病、尾蚴性皮炎患者血清容易出现交叉反应。由于本试验需要用活的尾蚴,其应用受到限制。

四、旋毛虫感染环蚴沉淀试验

取 50~100 条脱囊的旋毛虫活幼虫(空气干燥幼虫或冻干幼虫也可),放入待检血清中,37 ℃温育 24 h,如果 1 条以上幼虫体表出现袋状或泡状沉淀物附着,即为阳性反应。

旋毛虫环蚴沉淀试验具有较高的特异性和敏感性,阳性率可高达 97% 以上,与常见的线虫(蛔虫、鞭虫、钩虫、丝虫)无交叉反应。一般在感染后的第 3 周末或临床症状出现后 10~20 天即可呈阳性反应。环蚴沉淀试验操作简单,无须任何特殊设备且有较高的特异性和敏感性,非常适合基层卫生单位应用。

第九章 分子生物学检验技术

随着分子生物学技术的快速发展,寄生虫学实验室检验技术已从常规的寄生虫分离鉴定和抗原抗体的免疫学检测,进入到可对寄生虫基因序列和结构直接进行测定的分子生物学水平,促进了寄生虫快速诊断技术的发展。常用的分子生物学检验技术包括 DNA 探针技术、聚合酶链反应(PCR)技术和生物芯片技术。

第一节 DNA 探针技术

DNA 探针(DNA probe)技术是指用某种示踪物(同位素、生物素、酶等)作为探针,来标记特定 DNA 片段,与待测病原生物 DNA 分子以碱基配对的原则进行分子杂交,并能用相应的检测系统观察反应结果的检测技术。双链 DNA 变形和复性特点是该技术的基础。经加热或在强酸、强碱的作用下,双链 DNA 氢键被破坏,双链分离变成单链(即变性);而当条件变为中性或温度下降(50 ℃左右)时氢键恢复,分开的两股单链又会重新结合为互补的双链结构(即复性)。DNA 探针分子杂交就是将标本中 DNA 分子进行一定条件处理,使其变性成单链后被固定在载体硝酸纤维膜上,再与经标记的 DNA 探针单链互补结合,形成杂交双链。洗去未杂交上的标记物,通过检测示踪标记物,即可检出与特定序列结合的核酸样品,从而达到检测病原的目的。

DNA 探针技术的种类包括寄生虫全基因组 DNA 探针、重组 DNA 探针、动基体 DNA 探针和寡核苷酸探针等。

DNA 探针技术已应用于寄生虫病的诊断、寄生虫虫种的鉴定及分类、现场调查等方面。在寄生虫病的诊断方面,主要用于疟疾、锥虫病、利什曼病、阿米巴病、弓形虫病、丝虫病、血吸虫病等寄生虫病的诊断。

第二节 PCR 技术

PCR(polymerase chain reaction)即聚合酶链反应,是一种体外 DNA 扩增技术。它是分子生物学技术中发展最快、应用最广泛的新技术之一。其基本原理是以待测 DNA 为模板,以一对分别与模板目的序列 5′末端和 3′末端相互补的寡核苷酸为引物,以 4 个核苷酸(dNTP)为原料,在 DNA 聚合酶的催化下,通过变性、退火与延伸三个步骤的循环过程来扩增目标 DNA。经过 20~30 个循环反应后,即可使特定 DNA 量增加至少 10^5 倍。

该技术具有操作简便、便捷、高敏感、高特异等特点,并且对标本的纯度要求较低,可直接用临床标本如血液、体腔液、洗漱液、毛发、细胞、活组织等。PCR 技术是低度感染患者或隐性感染者的敏感检测手段,优于病原学检查和血清学检测,是现症感染的有力证据。目前,该技术已应用于多种寄生虫病的基因诊断、分子流行病学研究和种株鉴定、分析等领域,在疟原虫、弓形虫、利什曼原虫、阿米巴、锥虫、蓝氏贾第鞭毛虫、隐孢子虫、猪带绦虫、旋毛虫和丝虫等寄生虫感染的防治中均有重要的应用价值。近年来,在常规 PCR 技术的基础上,又发展了反转录-PCR(reverse transcription PCR,RT-PCR)、原位 PCR、巢式 PCR、多重 PCR、免疫 PCR 和实时定量 PCR(realtime PCR)等,也已经用于寄生虫病的分子诊断。

第三节 生物芯片技术

生物芯片（biochip）技术是近十年来发展起来的应用于分子生物学研究领域的一项新技术，集微电子学、生物学、物理学、化学、计算机科学为一体。它通过缩微技术，根据分子间特异性相互作用的原理，将生命科学领域中不连续的分析过程集成于硅芯片或玻璃芯片表面的微型生物化学分析系统，以实现对细胞、蛋白质、基因及其他生物组分的准确、快速、大信息量的检测。按照芯片上固化的生物材料的不同，可以将生物芯片分为基因芯片、蛋白质芯片、细胞芯片和组织芯片等。

一、基因芯片

基因芯片（gene chip）又称 DNA 芯片、DNA 阵列（DNA array）、DNA 微矩阵（DNA microarray），是将大量（通常每平方厘米点阵密度高于 400）探针分子（特定序列的 DNA 片段），通过光蚀刻、化学合成及微细加工工艺等技术方法有序地固定于固相支持物（硅片、玻片、尼龙膜等）上，构成一个二维 DNA 探针阵列，而与待测样品分子进行杂交，通过检测每个探针分子的杂交信号（荧光、同位素、酶显色），进而获取样品分子的序列信息和数量。

基因芯片主要用于基因检测工作。该技术由于同时将大量探针固定于支持物上，所以可以一次性对样品大量序列进行检测和分析，从而解决了传统核酸印迹杂交等技术操作繁杂、自动化程度低、操作序列数量少、检测效率低等问题。而且，通过设计不同的探针阵列、使用特定的分析方法可使该技术具有多种不同的应用价值，如基因表达谱测定、突变检测、多态性分析、基因组文库作图及杂交测序等。

基因芯片在寄生虫研究方面的应用起步较晚，主要见于对细胞内寄生虫如弓形虫、疟原虫、利什曼原虫、锥虫等的研究。此外，血吸虫的研究也有报道。随着寄生虫分子遗传学尤其是寄生虫基因组研究的进展，基因芯片技术将可用于：基因水平的寄生虫分类、进化和寄生虫与环境关系的研究；通过对寄生虫不同发育阶段差异性表达基因的检测，研究其生活史；寄生虫的快速诊断；寄生虫的新药开发；输入性寄生虫的高通量筛查等方面。

二、蛋白质芯片

蛋白质芯片的研究对象是蛋白质，与 DNA 芯片的基本原理相似，将已知的蛋白质分子产物（如酶、抗原、抗体、受体、配体、细胞因子等）固定于经过特殊处理的固相支持物上，根据这些生物分子的特性，捕获能与之特异性结合的待测蛋白质，经洗涤、纯化，再进行确认和生化分析。在寄生虫病诊断方面，固相支持物上的蛋白质种类不同，已有抗体芯片、虫体抗原芯片等商品化检测试剂盒问世。

（曾　涛）

第十章 寄生虫的体外培养与感染动物模型

寄生虫的体外培养和感染动物模型可作为病原学检验方法的补充,也是寄生虫学实验室常用的实验技术。

第一节 寄生虫的体外培养

一、溶组织内阿米巴的培养

溶组织内阿米巴的体外培养方法根据培养基中有无其他生物共存,分为有菌培养(多生物并存培养)、单种培养(单生物并存培养)、无菌培养(无生物并存培养)等。有菌培养可用于病原学诊断或教学,而无菌培养则可用于保存虫株或科研。鉴于临床标本第一次接种多为有菌培养,在此只介绍有菌培养。

(一)培养基制备

有菌培养可选用传统的洛氏液-鸡蛋-血清(LES)培养基、营养琼脂双相培养基、TYSGM-9培养基等。

1. LES培养基 即洛氏液-鸡蛋-血清培养基,制备方法介绍如下。

(1)洛氏液组成:NaCl 9 g,KCl 0.4 g,$CaCl_2$ 0.2 g,$NaHCO_3$ 0.2 g,葡萄糖 2.5 g,蒸馏水 1000 mL。

(2)量取 70 mL 洛氏液于无菌玻璃瓶内,另取 4 枚鸡蛋,用水洗净并用酒精擦净后去壳打入盛有洛氏液的瓶内,加玻璃珠摇动混匀。

(3)分装入灭菌小试管内,每管 5 mL,并摆成 30°斜面,置 70 ℃经 1 h 使之凝固,次日再经高压灭菌 20 min。

(4)接种前,上述每管再加洛氏液 4.5 mL、马血清 0.5 mL、无菌米粉 20 mg 及抗生素。

2. 营养琼脂双相培养基 由液相和固相组成的营养琼脂培养基,制备方法如下。

(1)液相组成:NaCl 8 g,KCl 0.2 g,$CaCl_2$ 0.2 g,$MgCl_2$ 0.01 g,Na_2HPO_4 2 g,KH_2PO_4 0.3 g,蒸馏水 1000 mL。$CaCl_2$ 与 $MgCl_2$ 另装小瓶,余按上列配比制备 2000 mL 液体,高压灭菌,待冷,再将 $CaCl_2$ 与 $MgCl_2$ 缓慢加入以上溶液中,以免发生沉淀。取 1000 mL 配好的溶液用来配制固相部分,其余密封放入 4 ℃冰箱冷藏待用。

(2)固相组成:牛肉浸膏 3 g,蛋白胨 5 g,琼脂 15 g(或 18 g),放入盛有 1000 mL 以上配好的溶液(液相组成)烧瓶内,经沸水浴 2 h 使之完全溶解,调节 pH 值在 6.8~7.2,四层纱布过滤后均匀分装入小试管,每管 5 mL,高压灭菌,摆成 30°斜面,冷却后放入冰箱冷藏待用。

(3)将大米粉分装入小管,180 ℃烤箱灭菌 3 次。接种前取制备好的固相培养管,每管加入配好的液体 4.5 mL、灭活小牛血清 0.5 mL、米粉 20 mg。

(二)标本采集

无菌采集急性期阿米巴痢疾患者脓血黏液便,最好取脓、血交界处约 0.5 mL;若为慢性肠阿米巴病患者,则取黄豆大小成形粪便。粪便采集保证新鲜、无尿液污染及容器无菌。肠外阿米巴病患者根据临床类型取不同部位脓液,如肝脓肿液。

(三)接种及培养

采集的粪便标本加入制备好的培养管中,轻打碎、冲散。为避免细菌大量繁殖导致溶组织内阿米巴生长受抑,培养管内可加入预先制备好的抗生素液:青霉素、链霉素各 5000~10000 U。置 37 ℃或 35.5 ℃培养。接种培养成功后 2~3 天转种一次。用吸管吸取培养液稍冲洗培养基斜面,吸取底部培养液 0.1 mL 进行转种。传代接种时可根据培养管内细菌繁殖情况增减抗生素。

(四)冷冻保存

为减少转种次数,可将培养物置于液氮中冷冻保存。冻存时将 20% 二甲基亚砜作为保护剂与培养物等量相加,取 0.5 mL 装入安瓿密封,依次分别置于 4 ℃ 冰箱 2 h、-2 ℃ 2 h、-20 ℃ 过夜、-70 ℃ 30 min,最后置入液氮(-196 ℃)冻存。解冻复苏时应迅速洗脱培养物,避免保护剂在室温下对虫体的毒性作用。

二、杜氏利什曼原虫的培养

(一)前鞭毛体的培养

1. 培养条件 制备培养基的容器应无菌,选用玻璃器皿,不可用铁、钢或铝等材质容器。培养基 pH 值调至 6.8~8.0,培养温度为 25 ℃。

2. 培养基的制备 可用 NNN(Novy,MacNeal,Nicolle)培养基。

1)固相 琼脂 1.4 g、氯化钠 0.6 g、双蒸水 90 mL,加热溶解后分装试管,每管 5 mL,121 ℃、103.4 kPa 高压灭菌 20 min,冷却到 45 ℃ 时每管加入新鲜、无菌、去纤维蛋白兔血清 1.6 mL,均匀混合后斜置冷却,制成斜面。

2)液相 临使用前每管加入无菌洛氏液 0.3 mL,试管口用橡皮塞或棉塞塞紧,置 37 ℃ 温箱内经 24 h,查验无菌后放入 4 ℃ 冰箱备用。接种前培养基内加入抗生素(庆大霉素 200 μg/mL,或青霉素 100 U/mL 和链霉素 100 μg/mL)。

3. 接种 将黑热病患者骨髓穿刺液或其他穿刺采集的标本,以无菌操作迅速注入 NNN 培养基液体部分中,置 25 ℃ 温箱培养。多数情况下,培养 7 天后可做涂片染色镜检,有时需要培养 15~20 天才能检出前鞭毛体。若发现前鞭毛体,取几滴培养液转种到新鲜培养基内,若要保虫传代,可每 2 周转种一次;若检查阴性,也应继续培养至一个月,再报结果。

(二)无鞭毛体的培养

温度(37 ℃)、酸性 pH 值(pH5.5)与 CO_2(5% CO_2)等培养条件可促进前鞭毛体向无鞭毛体转化。将培养至对数生长中期的前鞭毛体,转种至含 25% 小牛血清的 M199 培养基中,置 37 ℃、5% CO_2 条件培养 24 h,经离心、悬浮,pH 值滴定至 5.5,再以上述条件培养 120 h,前鞭毛体可转化为无鞭毛体。

三、阴道毛滴虫的培养

(一)虫株来源

临床诊断为滴虫性阴道炎患者的阴道分泌物。

(二)培养基

体外培养阴道毛滴虫常用 CPLM(半胱氨酸-蛋白胨-肝-麦芽糖)培养基、蛋黄浸液培养基等。CPLM 培养基(即肝浸汤培养基)较为常用,制备方法如下。

(1)称取 15 g 羊肝(或牛肝),切成小块,放入 100 mL 双蒸水中浸泡并放入 4 ℃ 冰箱过夜,次日煮沸 1 h,其间适量补充蒸发的水分,用几层无菌纱布过滤,用双蒸水补足滤液至 100 mL。

(2)在上述 100 mL 肝浸液中加入 0.5 g 氯化钠、2 g 蛋白胨、0.2 g 半胱氨酸盐、1 g 麦芽糖,加热充分溶解,调 pH 值至 5.6~5.8,分装试管,每管 4 mL,高压灭菌 20 min,待冷却,放入 4 ℃ 冰箱保存备用。

(3)临用前培养基 37 ℃ 预热,每支试管加 1 mL 灭活小牛血清、青霉素和链霉素各 1000 U。

(三)接种

1. 初次接种 可将滴虫性阴道炎患者的阴道分泌物标本直接接种到培养管内,37 ℃ 培养 48 h,每天摇动培养基2次。

2. 转种 传代接种时可从培养管下层或底层吸取培养液,接种到新的肝浸汤培养管内,37 ℃培养,每72 h转种一次。随转种次数增多,抗生素可逐渐减量,但应适时涂片检查虫体生长存活情况。

四、弓形虫的培养

(一) 虫株来源

速殖子虫株可选用人源、猪源、绵羊源等虫株。

(二) 培养细胞

选用人包皮成纤维细胞(HFF)、HeLa细胞等。本节介绍HFF中培养弓形虫的方法。

(三) 培养方法

HFF中培养。先将临床获取的包皮组织用40万 U/mL庆大霉素PBS缓冲液充分漂洗5~10 min,剪成组织小块后在培养瓶壁上均匀摆放,加DMEM培养液进行贴壁原代培养。20~30天后经0.25%胰蛋白酶和0.02%EDTA混合液消化,加培养液进行传代培养。待HFF长满培养瓶的瓶底后,吸出培养液,加入速殖子液体培养基,即含1%~3%小牛血清的DMEM培养基,之后加入待培养的虫株,底径5 mm的细胞培养瓶内加入$1\times(10^4\sim10^5)$个虫体,置于37 ℃、5% CO_2条件下培养。

第二节 寄生虫感染动物模型

一、杜氏利什曼原虫感染模型

(一) 实验动物

一般选择健康、成熟的地鼠作为模型动物。

(二) 虫种来源

1. 无鞭毛体来源 取内脏型利什曼病患者的骨髓、淋巴结等部位的穿刺抽取液,立即用0.5 mL无菌生理盐水稀释、混匀;或取一只保种传代的阳性感染地鼠,常规乙醚麻醉后,以无菌操作技术剖开腹部,取出肝脏和脾脏,用无菌乳钵研碎,加15~20 mL生理盐水或洛克液,混匀。

2. 前鞭毛体来源 可将上述来自患者体内的穿刺液或阳性感染动物的肝、脾研碎后制得的混悬液,以无菌操作技术注入NNN培养基中,在25 ℃条件下培养12天,取出培养管,用Hanks液清洗三次,计数虫体。

(三) 接种

取健康、成熟的地鼠,消毒局部皮肤,以无菌操作技术腹腔注射上述无鞭毛体或前鞭毛体混悬液0.5 mL(前鞭毛体培养液0.5 mL含8×10^7个虫体)。

(四) 饲养

接种虫体后的地鼠应分开饲养。对于保种的实验动物,应每日观察几次,以便及时发现死亡,妥善处理。刚死亡的地鼠则可用于接种其他健康地鼠或制作玻片标本。

(五) 动物模型鉴定

一般在接种后60天,多数地鼠已发生不同程度的感染。但若虫种的接种量小、毒力弱,潜伏期则延长。也有少数地鼠在感染后自愈。可在接种后40~60天,用安乐术处死动物,取骨髓穿刺液或血液做涂片、染色、镜检;或不处死动物,取肝脏穿刺液做涂片染色检查,油镜下找到无鞭毛体,证明动物感染模型成功。

二、弓形虫感染模型

(一)实验动物

选用小白鼠,幼龄鼠对弓形虫最为敏感。

(二)虫株来源

1. 虫株来源于患者或感染动物 弓形虫病患者或弓形虫感染动物的血液、骨髓、眼房水、腹腔积液、胸腔积液、脑积水,或肿大的淋巴结等。若取自感染动物的心、脑、肺、横膈等组织、器官,先用胃蛋白酶或0.25%胰蛋白酶生理盐水消化、过滤、离心、盐水清洗,之后加盐水混悬,备接种用。

2. 虫株来源于传代保种的动物 取典型发病的实验小白鼠,用乙醚麻醉、固定,用碘酒、75%酒精消毒腹部,剪开并分离腹部外皮层,剪开腹肌,暴露腹膜,以无菌操作注入2 mL预先备好的PBS,轻柔洗涤、渗透腹腔,随即抽取腹腔洗液,镜检证实后取少量腹腔液接种备用。

3. 液氮保存的虫株 恒温水箱调至37 ℃预热,从液氮中取出冷冻保存的安瓿,立即放入37 ℃恒温水箱内,轻轻摇动使虫体快速解冻,吹打混匀,接种备用。

(三)接种

腹腔内注射接种。用无菌生理盐水或PBS液稀释以上含有弓形虫的液体,以白细胞计数法将弓形虫滋养体虫数调整到5×10^4/mL,给予每只小白鼠腹腔注射0.2 mL。

(四)饲养

接种后的小白鼠需放入特建的饲养房内饲养。多数小白鼠在接种后3天即开始发病,存活时间3~9天不等。

(五)动物模型鉴定

抽取实验动物腹腔积液,涂片、染色、镜检;或将实验小白鼠病变组织切成小块,轻按于洁净载玻片上,待干燥后染色镜检。若镜下检出弓形虫滋养体或包囊,即证实动物模型成功。

三、日本血吸虫感染模型

(一)实验动物

家兔、昆明小白鼠或大鼠。

(二)虫种来源

含有血吸虫尾蚴的阳性钉螺,自血吸虫病流行疫区采集获得或购买获得。将阳性钉螺放入100 mL三角烧瓶内,加去氯清水到瓶口,距瓶口1 cm处放置一块纱网,再将烧瓶放入有光源的25 ℃孵箱内,2 h后即有大量尾蚴逸出。

(三)感染动物

小白鼠仰卧固定于鼠板上,将下腹部约2 cm×2 cm范围皮表腹毛剃去,暴露光洁皮肤,用棉签蘸取去氯清水浸湿此处皮肤。取一张洁净的盖玻片放在洁净的载玻片上,用接种环从烧瓶水层表面小心挑取30条尾蚴(解剖镜下计数)置于盖玻片中央,将此盖玻片紧贴于小白鼠腹部去毛皮肤,在盖玻片与皮肤之间不时滴加去氯清水使其始终保持湿润,感染10 min。家兔或大鼠的感染同用此法。若感染大鼠,敷贴尾蚴参考数量为200条/只;若感染家兔收集成虫及肝脏内虫卵,敷贴尾蚴参考数量为1200条/只。

(四)饲养

颗粒饲料常规饲养。收集肝脏内成熟虫卵,饲养42~45天后解剖,若观察肝、肠等部位病变,饲养60~70天后解剖。

(五)动物模型鉴定

一般在感染动物42天后,可以收集实验动物粪便,采用生理盐水直接涂片法或水洗沉淀法检查虫卵。若粪便检出虫卵,证明动物感染模型成功,可以处死并解剖动物,自肠系膜静脉内收获成虫。

四、卫氏并殖吸虫感染模型

(一)实验动物

家犬、家猫或大鼠。

(二)虫种来源

从肺吸虫病流行区采集阳性感染的溪蟹或蝲蛄,清洗干净后去掉硬壳、内脏等,放入研钵内捣碎,适当研磨。加清水充分混匀,用20目钢筛过滤至三角量杯内,自然沉淀15 min,弃上清液,再加清水自然沉淀,反复3~4次,留沉渣。亦可用0.85%生理盐水代替清水。将沉渣倒入玻璃平皿中,在解剖镜下分离囊蚴并计数、备用。或取另外盛有生理盐水的平皿,用吸管按需放入囊蚴,4 ℃冰箱保存备用。

(三)接种

用特制的灌胃针吸取囊蚴,经口、咽、食管插入胃,此感染为灌胃法;或将囊蚴放入动物的食物、饲料中,以喂食法感染动物。一般感染动物用囊蚴数量为:犬需100~200个/只,猫需50~80个/只,大鼠需20~30个/只。

(四)饲养

常规圈养。

(五)动物模型鉴定

感染动物后50~60天,可以收集粪便,用生理盐水直接涂片法或水洗沉淀法,检获卫氏并殖吸虫卵即证明动物感染模型成功。

五、鼠疟原虫感染模型

(一)实验动物

体重22 g左右的健康小白鼠。

(二)虫株来源

实验用小白鼠疟原虫种类有伯氏疟原虫、约氏疟原虫等。用剪尾采血法,自感染疟原虫3~4天的保种小白鼠采血,备用于接种;或取液氮冻存保种的培养管,置37 ℃温水中复苏、解冻后接种实验小白鼠。

(三)接种

腹腔注射接种法。若从保种小白鼠采血转种,应先尾端采血涂片、染色、镜检,证实红细胞内有疟原虫且感染率较高,方可接种。用注射器抽取4 mL无菌生理盐水,再用此注射器从保种小白鼠的尾端取血至生理盐水变成淡红色,用腹腔注射法接种于健康实验小白鼠,每只小白鼠接种0.5 mL。一般每次转种4只小白鼠,伯氏疟原虫5~7天转种一次,约氏疟原虫14天转种一次。

(四)饲养

喂以谷物为主的颗粒饲料,保证饲养环境稳定的湿度和温度。

(五)动物模型鉴定

接种后第三天开始检查实验小白鼠血液中有无疟原虫。以剪尾采血法,将血液滴到洁净的载玻片上,推成薄血膜,待干、固定、染色后镜下检查,发现疟原虫任一期形态即可证实动物模型成功。

六、齿龈内阿米巴感染模型

(一)实验动物

SD 大鼠,Wistar 大鼠。

(二)虫种来源

取自齿龈内阿米巴感染的牙周炎患者。用无菌牙科探针从患者牙周袋内划取内容物接种到 LES 培养基内,37 ℃培养 72 h,过滤,加生理盐水离心洗涤三次后备接种用。

(三)接种

自感染动物之前 6 天起,开始给实验大鼠肌内注射氢化泼尼松,注射部位选后肢股四头肌,每天予以 2 mg/只,以加速病程。感染动物时,常规乙醚麻醉,用棉球拭干下牙龈袋,用 5 号针头注射器抽取提前用生理盐水稀释好的混悬液 0.15 mL(含 1×10^6 个齿龈内阿米巴滋养体),沿左下切牙唇侧龈沟注入齿龈袋根部。

(四)饲养

清洁环境内饲养,用颗粒饲料常规喂养 15 天。

(五)动物模型鉴定

自感染局部脓肿病灶内取脓液,用生理盐水直接涂片法,镜下检查齿龈内阿米巴滋养体,镜检阳性证明动物感染模型成功。

(乌吉木)

第十一章 寄生虫实验室生物安全与突发公共事件中寄生虫感染的应急处理

临床寄生虫学检验实验室的工作主要是通过常规检验(如血液常规检查、嗜酸性粒细胞计数等)、寄生虫病原学检验、免疫学检验及分子生物学检测等实验室诊断方法为寄生虫感染或寄生虫病提供诊断依据。在工作过程中,实验室人员常需近距离接触患者的血液、排泄物、分泌物及其他体液等标本。为避免危险生物因子造成实验室人员暴露和向实验室外扩散,根据国家相关标准和法规建立实验室的生物安全管理制度、制定生物安全防护方法和安全操作规程是保证实验室生物安全的必要措施。

第一节 寄生虫实验室生物安全

临床寄生虫学检验实验室所接收的各种患者标本包括血液、尿液、粪便和其他病理标本,因其可能含有各种已知的和其他未知的致病因子,给医务人员的健康带来了极大的威胁;秉承"安全第一"的原则,将来自所有患者的上述标本都认为是具有传染性的。根据世界卫生组织(WHO)《实验室生物安全手册》和国家卫生健康委员会行业标准《微生物和生物医学实验室生物安全通用准则》,医院临床实验室和检验科最低应达到二级生物安全防护标准。因此,临床寄生虫学检验实验室也至少应按照二级生物安全防护标准,从实验室管理、设计建造、使用个人防护设施、制定标准化操作程序和规程等方面进行设置、建设、管理及严格遵守。

1. 标本采集 必须由掌握相关专业知识和操作技能的工作人员遵循生物安全操作规范进行采集。采集标本时,严防污染容器的外表或随标本的检验单,如果存在潜在的或实际的污染因子,则应再加一层包装;有可疑传染性的标本应置于加盖无泄漏一次性容器中,外加一层包装。标本容器应当坚固,正确地使用盖子或塞子,盖好后应无泄漏且容器外不能有残留物。标本采集人员和实验室检测人员之间应进行有效且适时的沟通。

2. 标本运送 应使用金属或塑料材质的第二层容器加以包裹,并将其固定在架子上,使装有标本的容器保持直立。

3. 标本接收 应在专用的区域或房间内接收,操作人员应穿工作服,戴手套。

4. 标本包装的打开 应在打开包装前仔细检查每个容器的外观、标签是否完整,标签、送检报告与内容物是否相符,是否有污染,以及容器是否破损,然后在生物安全柜中打开包装。

5. 离心机的使用 带盖离心管离心标本必须加盖离心,严禁无盖离心。无盖离心管离心标本应在生物安全柜或其他物理抑制设备(如通风橱)中进行离心。带密封盖离心管离心标本可在开放实验室内进行。离心机未停止时,严禁打开离心机机盖。带盖非急诊标本,应在离心机静止 30 min 后打开取出。带盖标本必须在生物安全柜或其他物理抑制设备中取出,打开。

6. 标本检查 根据检测项目和实验设备的标准操作规程(SOP)进行检查。

7. 实验后实验室的消毒及废物处理

(1) 实验室设备和用具消毒:用 70%~75%酒精清洁 30 min。冰箱、冰冻柜、水浴箱和离心机应该定期清洗和消毒,在发生严重污染后应立即进行清洗和消毒。清洗、消毒时要戴上手套,穿上工作服或其他合适的防护服。

(2) 环境消毒与监测:实验室每日进行紫外灯照射 60 min 以上或过夜。每月进行一次空气监测,空气监测标准:实验室≤500 cfu/m³;生物安全柜≤1 cfu/m³。

(3) 污水处理:经污水处理系统净化后,排入下水道。

（4）废弃物处理和消毒：检查后的一般废弃物应置于专用的密封防漏容器中，高压消毒后再进行处理或废弃。对粪便、尿液、血液等不能高压消毒的废弃物也应置于专用的密封防漏容器中，统一按医疗废物处理。

8. 锐器的使用及处理

（1）使用及处理锐器必须戴手套和穿工作服，禁止用手直接接触使用后的锐器。

（2）所有锐器都必须放置在指定的硬质、防漏、放刺破、内有黄色塑料袋的利器收集盒内，当盛装的锐器废物达到容器的 3/4 时，应进行密封包装。

（3）所有锐器都必须单独存放，不能与其他医疗废物混合存放，并统一按医疗废物处理。

（4）废弃的针具必须放入指定的硬质、防刺破的容器内（容器上须贴有"感染性医疗废物"及"生物危险"标识），不能直接丢入医疗垃圾袋中，也不能与其他废物混合丢弃。不要试图用手去改变针具的外形及破坏其与附属物的连接。如果附属物内有具传染性的液体，应在处理前将液体排净于装有 2000 mg/L 含氯消毒液的容器内。尽量减少对针具的操作。

（5）收集的锐器废物应每天由运送工人运送至指定医疗废物暂存处，并登记其来源、种类、重量或数量、交接时间、去向及经办人，登记资料至少保存三年。严禁买卖锐器废物尤其是注射器及针具。

第二节　突发公共事件中寄生虫感染的应急处理

在操作过程中发生意外，如针刺、切割伤、皮肤污染、感染性标本溅及体表或口鼻眼内、衣物污染、实验台面污染等均视为安全事故。实验室突发事件应急处理的原则为先救治、后处理，先制止、后教育，先处理、后报告。

（1）实验室应有紧急救助和专业性保护治疗措施，具体措施必须形成书面文件并严格遵守执行。

（2）根据事故类型不同，立即进行紧急处理，同时告知生物安全负责人、科主任及上级管理机构，并详细记录事故经过和损伤的具体部位及程度等，填写正式的事故登记表。

（3）实验室应常备处理意外事故的物资，如灭火器、防火毯、冲水龙头、消毒清洗剂和急救箱等。

本篇小结

章节名称	学习要点
粪便标本病原学检验技术	粪便标本采集注意事项、直接涂片法、厚涂片透明法、定量透明法、沉淀法（自然沉淀法、离心沉淀法、醛醚沉淀法）、浮聚法（饱和盐水浮聚法、硫酸锌浮聚法）、虫卵孵化法（钩蚴培养法、毛蚴孵化法）、蠕虫成虫检查法（淘虫法、带绦虫孕节检查法）。
肛门周围病原学检验技术	透明胶纸法、棉签拭子法。
血液、骨髓病原学检验技术	血液检验（检查疟原虫、检查微丝蚴），骨髓检验（检查杜氏利什曼原虫无鞭毛体、弓形虫滋养体）。
其他分泌物、排泄物及抽取物的病原学检验技术	痰液检查（直接涂片法、浓集法），尿液检查，阴道分泌物检查（生理盐水直接涂片法、涂片染色法），脑脊液检查，鞘膜积液检查，棘球蚴囊液检查。
活组织内病原学检验技术	皮肤及皮下组织检查（皮肤刮拭物检查、皮肤挤出物检查，皮下结节或包块的活组织检查），淋巴结检查（淋巴结穿刺物检查、淋巴结活检），肌肉活组织检查，肠黏膜活组织检查（日本血吸虫卵检查、溶组织内阿米巴滋养体检查）。
寄生虫抗原的制备	寄生虫抗原概念，循环抗原概念。抗原种类（按抗原来源分类，按化学成分分类）。抗原的制备技术（可溶性抗原制备、固相抗原制备、克隆抗原制备）。

续表

章节名称	学习要点
一般免疫学检验技术	皮内试验、间接血凝试验、免疫荧光技术、对流免疫电泳试验、酶联免疫吸附试验、免疫酶染色试验、免疫印迹试验、斑点酶联免疫试验、免疫胶体金技术。
特殊免疫学检验技术	染色试验、环卵沉淀试验、尾蚴膜反应、环蚴沉淀试验。
分子生物学检验技术	DNA探针技术，PCR技术，生物芯片的概念、技术原理、方法学特点、应用特点。
寄生虫的体外培养	溶组织内阿米巴的培养、杜氏利什曼原虫的培养、阴道毛滴虫的培养、弓形虫的培养。
寄生虫感染动物模型	杜氏利什曼原虫感染模型、弓形虫感染模型、日本血吸虫感染模型、卫氏并殖吸虫感染模型、鼠疟原虫感染模型、齿龈内阿米巴感染模型。
寄生虫实验室生物安全与突发公共事件中寄生虫感染的应急处理	标本采集、标本运送、标本接收、标本检查、实验后实验室的消毒及废物处理、锐器的使用及处理，紧急救助措施、应急制度与责任人、应急设备。

思 考 题

1. 肠道寄生虫检查中粪便标本的采集有哪些注意事项？
2. 肠道寄生虫感染病原学检查方法主要有哪些？
3. 何为寄生虫病原学检验？简述寄生虫病原学检验的优缺点。
4. 简述在粪便中可检测到的蠕虫卵有哪些，原虫包囊有哪些。
5. 粪便检查时如何鉴别粪便中的蠕虫卵和异物（花粉、植物细胞、动物细胞、油滴、透明体等）？
6. 钩蚴培养法和毛蚴孵化法各适用于哪种寄生虫感染？简述其实验设计原理。
7. 患者血液内寄生虫检验多推荐使用哪些检查方法？简述其优缺点。
8. 患者尿液中可查到哪些寄生虫？各用什么方法？
9. 患者肌肉组织活检可检测到何种寄生虫？
10. 患者十二指肠引流液检查可检测到何种寄生虫？
11. 寄生虫抗原有哪些种类？
12. 寄生虫抗原的制备技术有哪些？
13. 寄生虫的免疫检验技术有哪些？
14. 寄生虫防治中常用分子生物学检验技术有哪些？
15. DNA探针技术的原理是什么？
16. PCR技术在寄生虫防治中的应用优势有哪些？
17. 以杜氏利什曼原虫为例，说明营养物质、pH值、温度、气体环境等条件对体外培养的影响。
18. 寄生虫感染动物造模时，应综合考虑哪些因素？
19. 寄生虫实验室生物安全的关键环节是什么？
20. 寄生虫实验室实验后消毒与废物处理的注意事项是什么？
21. 突发公共事件中寄生虫感染的应急处理要点是什么？

（卢致民　乌吉木　曾　涛）

第三篇

医学原虫

原虫(protozoa)是一类简单低等的单细胞真核生物,隶属于原生动物亚界。原虫种类繁多,迄今已发现65000多种,其中大部分布于海洋、土壤、水体或腐败物内,营自生生活,仅有少部分营寄生生活。医学原虫(medical protozoa)是指寄生于人体管腔、体液、细胞内的致病及非致病性原虫,约有40种。致病性原虫在人体寄生可引起原虫病(protozoiasis)。

原虫形态多样,呈球形、圆形或不规则形,有些虫体活体状态下形态多变。其基本结构有细胞膜、细胞质、细胞核。细胞膜又称表膜或质膜,由一层或一层以上单位膜构成。细胞膜表面成分可参与虫体的运动、排泄、侵袭等多种生物学功能,与原虫寄生于宿主并(或)致病密切相关。细胞质由基质、细胞器和内含物构成,原虫的代谢就在细胞质内进行。有些原虫的细胞质分为外质、内质。外质呈透明凝胶状,内质富含颗粒,呈溶胶状,且含有各种细胞器、内含物和细胞核。有些原虫的细胞质均一,无内、外质之分。原虫的运动细胞器有三种,分别是伪足(pseudopodium)、鞭毛(flagellum)和纤毛(cilia);营养细胞器有胞口、胞咽、胞肛等。另外,细胞质中还含有糖原、拟染色体等。细胞核由核膜、核质、核仁和染色质构成。核膜是双层单位膜结构,核仁及染色质富含核酸。而细胞核根据核仁特征分为泡状核(vesicular nucleus)和实质核(compact),泡状核核内染色质少,呈颗粒状,核仁小,多数原虫具有泡状核;实质核核内染色质丰富,具有1个以上的核仁。

医学原虫的生活史根据传播方式不同,分为三种类型:①人际传播型:通过直接或间接方式而感染。如阴道毛滴虫通过健康者与感染者直接或间接接触的方式而传播;蓝氏贾第鞭毛虫通过健康者饮入或食入含有感染期虫体的水或食物而传播。②循环传播型:通过一种以上的宿主,即终宿主和中间宿主之间传播,如弓形虫在终宿主(猫或猫科动物)及中间宿主(人等多种脊椎动物)之间传播。③虫媒传播型:由节肢动物作为传播媒介传播。如疟原虫由蚊作为传播媒介,阳性蚊虫叮咬人吸血时使人感染疟原虫。

医学原虫的生殖方式包括无性生殖和有性生殖两种:①无性生殖:有二分裂、多分裂及出芽生殖三种类型。②有性生殖:有接合生殖及配子生殖两种方式。有些原虫具有无性生殖和有性生殖两种方式且交替进行,称为世代交替现象,如疟原虫在人体内进行无性生殖,而有性生殖在蚊胃内完成。

医学原虫在动物学分类上,隶属于肉足鞭毛门、顶复门和纤毛门。具有重要医学意义的原虫主要有叶足虫、鞭毛虫、孢子虫和结肠小袋纤毛虫等。

第十二章 叶足虫

 学习目标

1. 掌握：溶组织内阿米巴滋养体和包囊的形态特征、生活史过程、对人体的危害以及实验室诊断方法；结肠内阿米巴滋养体和包囊的形态特征、生活史过程及实验室诊断方法，与溶组织内阿米巴的区别。

2. 熟悉：溶组织内阿米巴、结肠内阿米巴的流行分布特点及防治原则；其他消化道非致病性阿米巴、致病性自生生活阿米巴的形态特征、生活史、对人体的危害、实验室诊断方法、流行分布与防治原则。

3. 了解：迪斯帕内阿米巴、微小内蜒阿米巴、布氏嗜碘阿米巴、哈门内阿米巴、齿龈内阿米巴的形态与生活史特点、对人体的危害、实验室诊断方法、流行因素及防治原则。

叶足虫，又称阿米巴，属于肉足鞭毛门（Phylum Sarcomastigophora）的叶足纲（Class Lobosea）。形态特征是具有叶状伪足作为运动细胞器。生活史发育过程有活动的滋养体期和相对静止的包囊期，个别虫种无包囊期。滋养体期叶足虫可进行摄食、运动、繁殖等生理功能；包囊期叶足虫不运动，但细胞核可进行增殖。虫体以二分裂繁殖法营无性繁殖。寄生于人体的叶足虫有致病性叶足虫和非致病性叶足虫，致病性叶足虫有溶组织内阿米巴、耐格里属阿米巴和棘阿米巴属阿米巴等，非致病性叶足虫有迪斯帕内阿米巴、结肠内阿米巴、微小内蜒阿米巴、布氏嗜碘阿米巴、哈门内阿米巴等。

第一节 溶组织内阿米巴

案例导入

患者，男，39岁，户外运动爱好者，因不规则发热2年入院。2年来，反复出现不规则低热，体温波动在37.5℃上下。伴头晕，乏力。饮食尚可。大便每日2~3次，成形。每因饮食不当、受凉、疲劳、情绪变化等因素而诱发；无明显腹痛，小便正常。查体：T37.7℃，P86次/分，R20次/分，BP 105/68 mmHg（14/9 kPa）。一般情况尚可，皮肤黏膜无黄染、皮疹及出血点。未触及皮下结节，浅表淋巴结不大。咽无充血，扁桃体不大。两肺呼吸音清，未闻及啰音，心脏无异常。腹部平软，无压痛，肝、脾不大，未触及包块，肠鸣音略亢进，余无异常发现。实验室检查：血、尿常规正常。大便常规：黄色成型软便，WBC 0~1个/HP，阿米巴包囊（+）。红细胞沉降率、ASO、类风湿因子、C反应蛋白及免疫球蛋白和肝、肾功能均正常。X线胸片、心电图、腹部超声检查亦无异常发现。入院后拟诊为阿米巴肠炎（慢性型），立即给予抗阿米巴治疗，热退，大便正常。随访半年未再复发。

1. 肠阿米巴病诊断依据是什么？大便取样及实验室检查操作的注意事项是什么？
2. 如何治疗肠阿米巴病？
3. 作为户外运动爱好者，应采取哪些预防措施预防该病？

溶组织内阿米巴（*Entamoeba histolytica* Schaudinn,1903）又称痢疾阿米巴，是一种重要的致病性肠道原虫。寄生于人体结肠，可引起阿米巴痢疾或肠炎，也可由肠壁经血流、淋巴或直接迁移至肝、肺、脑、泌尿生殖道和皮肤等组织器官引起肠外病变，尤其是在肝、肺、脑等器官引起继发性肝脓肿、肺脓肿及脑脓肿。

本虫于1875年由Fedor Losch在一名腹泻患者的粪便中首次发现，1903年德国微生物学家Fritz Schaudinn将其正式定名。该原虫自发现以来在分类上一直存在争议。Brumpt在1925年曾提出溶组织内阿米巴应分为2个独立的虫种，一种为致病虫种，可引起阿米巴病；另一种无致病性，被称为迪斯帕内阿米巴(*Entamoeba dispar*)。但Brumpt的假说长期以来并未得到认可。近年来，随着对溶组织内阿米巴的深入研究，越来越多的证据表明，溶组织内阿米巴确实存在两个独立的种群，它们形态相同、生活史相似，但致病性截然不同，并且这两种原虫的同工酶谱有明显的不同，它们的膜抗原和毒力蛋白以及编码基因均存在明显的差异。因此，在1993年的国际学术会议上，大多数学者同意对溶组织内阿米巴重新分类命名，将原致病性虫种仍命名为溶组织内阿米巴，而将非致病性虫种命名为迪斯帕内阿米巴。

溶组织内阿米巴是一种危害极大的原虫，尤其对于婴幼儿、孕妇、恶性肿瘤及免疫功能低下者常导致严重的后果，其所致的阿米巴病已被列为世界十种最常见的寄生虫病之一。

一、病原学

(一) 形态

1. 滋养体(trophozoite) 大小为 $10\sim60~\mu m$，形态与虫体的多形性及寄生部位有关。在阿米巴痢疾患者新鲜黏液血便或阿米巴肝脓肿穿刺液中观察到的滋养体运动活泼，大小约为 $20~\mu m$，甚至可达 $60~\mu m$，外质透明，运动时外质伸出，形成伪足，可做单一的定向移动，内质较浓密，呈颗粒状，其内可见食物泡及吞噬的红细胞，经铁苏木素染色后可见内质中有一个泡状核，呈球形，直径为 $4\sim7~\mu m$。核膜较薄，其内缘可见单层分布、排列整齐、大小一致的染色质粒，核仁细小，呈粒状，直径为 $0.5~\mu m$，位于核的中心或稍偏位，核仁与核膜间有时可见到纤细的网状核纤丝(图12-1，彩图1)。生活在肠腔内的滋养体形态有所不同，其大小为 $7\sim30~\mu m$，运动缓慢，内、外质分界不明显，内质中只含有细菌而无红细胞。有学者在电镜下观察到，滋养体质膜表面可见一层绒毛状外被，质膜下可见高电子密度的椭圆形膜下颗粒，伪足似叶状，约占虫体体积的一半，食物泡内吞入的食物主要是细菌。培养24h后，虫体内充满大量糖原颗粒，虫体衰老时，糖原逐渐减少，胞质内结构松散，有很多排泄泡或空泡。多聚核糖体呈晶格状，常见于分裂期的胞质中，胞质内可见滑面内质网，多呈小泡状，未见高尔基体和线粒体。

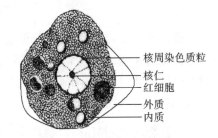

图12-1 溶组织内阿米巴滋养体

2. 包囊(cyst) 呈圆球形，直径为 $10\sim16~\mu m$，未染色包囊光镜下为一个折光性圆形小体，经碘液染色后呈黄色，外围一层透明的囊壁。核为泡状核，与滋养体的核相似，但稍小，未成熟包囊有1~3个核，胞质内常见透明的糖原泡和棕色、短棒状的拟染色体。成熟包囊具有4个核，糖原泡和拟染色体不易见到(图12-2，彩图2)。

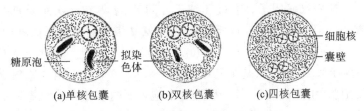

图12-2 溶组织内阿米巴包囊

(二) 生活史

溶组织内阿米巴生活史仅需一种宿主。人是其主要宿主，此外，猫、犬、鼠、猴等偶尔也可作为其宿主。生活史包括滋养体和包囊,滋养体是虫体摄食、活动和增殖的阶段。滋养体在肠腔内可形成包囊,这个过程称为成囊。而滋养体在肠腔以外的器官以及在外界环境中均不能成囊。本虫的感染阶段为四核包囊。

生活史过程实际上是包囊—滋养体—包囊的增殖和发育过程。当食入或饮入被四核包囊污染的食物或水后,四核包囊经过胃和小肠,在回肠末端或结肠的中性或碱性环境中,包囊内的虫体运动,在肠道内酶的作用下,虫体脱囊而出形成含四个胞核的虫体,四核虫体经三次胞质分裂和一次胞核分裂形成八个滋养体,滋养体在结肠上段摄食细菌并以二分裂法不断繁殖,虫体在肠腔内随肠蠕动下行,在下行过程中由于肠内容物水分减少以及环境变化等因素的刺激,虫体逐渐缩小、变圆,转变成包囊前期,随后胞质分泌成囊物质形成囊壁,并经两次有丝分裂形成四核包囊,随粪便排出体外(图12-3)。

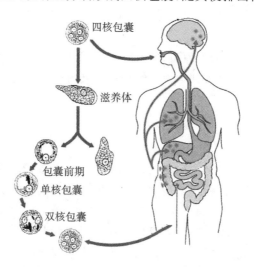

图12-3 溶组织内阿米巴生活史

滋养体具有侵袭性,可侵入肠壁组织,吞噬红细胞,破坏肠壁,引起肠壁组织发生坏死而造成肠壁溃疡。滋养体随坏死组织脱落进入肠腔,随粪便排出体外。此外,滋养体可通过静脉、淋巴管或以直接蔓延的方式侵入肝、肺、脑、泌尿生殖道和皮肤等造成肠外阿米巴病,侵入这些肠外器官的滋养体不能形成包囊,包囊只能在肠腔内形成。

二、致病与临床

(一)致病机制

溶组织内阿米巴致病机制比较复杂,与虫株毒力、虫体侵袭力、肠内细菌的协同作用及宿主免疫力等多种因素有关。

1. 虫株毒力 来源于不同地区的溶组织内阿米巴分离株毒性不同,如来源于热带地区的虫株比温带及寒带地区的虫株毒力更强,发病率更高。

2. 虫体侵袭力 溶组织内阿米巴滋养体能侵入宿主组织器官,并且能适应宿主的免疫应答,另外还可表达一些致病因子,这些致病因子具有破坏细胞外间质、溶解宿主组织及抵抗宿主补体溶解的作用,常见的致病因子有260 kDa(1 Da=1 u)半乳糖/乙酰氨基半乳糖可抑制性凝集素、阿米巴穿孔素和半胱氨酸蛋白酶。

1) 凝集素260 kDa 半乳糖/乙酰氨基半乳糖(Gal/GalNAc) 可抑制性凝集素是由二分子组成的异二聚体,与结肠上皮细胞、中性粒细胞、红细胞等靶细胞表面的半乳糖或乙酰氨基半乳糖受体结合,从而介导滋养体吸附于这些细胞表面,这是其杀伤宿主细胞的最重要的毒力因素。有研究表明,滋养体表面还存在一种150 kDa的Gal/GalNAc可抑制性凝集素,它与260 kDa的凝集素非共价结合,与其有相辅作用。凝集素不仅参与滋养体吸附于宿主细胞,还与细胞毒性有关,从而对靶细胞产生溶解作用。此外,凝集素亦参与阿米巴抗补体的作用。

2) 阿米巴穿孔素　存在于滋养体胞质颗粒中的一组小分子蛋白家族。滋养体与靶细胞接触时可注入穿孔素,使靶细胞形成通道,从而造成靶细胞结构的破坏。

3) 半胱氨酸蛋白酶　虫体最丰富的蛋白酶,属于木瓜蛋白酶家族,可使靶细胞溶解,或降解补体 C3 为 C3a,从而起到抵抗补体介导的炎性反应的作用。

除了上述三种致病因子外,滋养体表达的胶原结合蛋白和脂磷酸聚糖、脂磷酸多肽聚糖等因子在其致病上也起到了非常重要的作用。

综上所述,溶组织内阿米巴的侵袭过程首先是滋养体通过其表面的凝集素吸附于宿主肠上皮细胞,然后分泌阿米巴穿孔素和半胱氨酸蛋白酶等,通过接触依赖性细胞溶解作用使靶细胞发生坏死。半胱氨酸蛋白酶可溶解细胞外基质,使滋养体穿过黏膜层,侵入黏膜下层甚至肠壁血管、淋巴管及邻近组织,造成肠外组织的病变。

3. 肠内细菌的协同作用　溶组织内阿米巴在某些细菌的协同作用下会产生更强的致病作用。肠道内细菌及其分解产物不仅可作为溶组织内阿米巴的食物来源,还可为虫体的增殖和活动提供适宜的理化环境。有些细菌还可直接造成肠黏膜损伤,为虫体侵入肠壁组织提供有利条件。而且表面附有细菌的滋养体可以利用细菌表面的甘露糖结合凝集素与宿主细胞结合,这样增强了阿米巴对宿主细胞的溶解作用。动物实验表明,溶组织内阿米巴在肠道无菌状态下不易造成肠壁侵袭性病变,而溶组织内阿米巴与产气荚膜杆菌等多种细菌混合后感染实验动物,其感染率和病变程度均明显增强。

4. 宿主免疫力　当宿主的防御机能受到某些因素的影响时,如严重营养不良、肠内菌群失调、胃肠道功能紊乱以及其他局部或全身原因造成的肠壁组织损伤等均可能导致阿米巴病的发生。此外,婴幼儿、妊娠期妇女或服用肾上腺激素者感染阿米巴原虫,临床症状往往也比较严重,甚至导致死亡。

(二)病理改变

1. 肠阿米巴病病理改变　溶组织内阿米巴滋养体可侵入肠壁引起阿米巴痢疾或肠炎,其好发部位主要在盲肠、升结肠及乙状结肠。典型的病变特点是形成口小底大的烧瓶样溃疡,一般仅累及黏膜层,溃疡间黏膜正常或稍有充血水肿,严重病例相邻溃疡间可相互融合,表面黏膜大片脱落形成巨大溃疡,甚至可累及肠壁肌层。慢性病例黏膜增生可形成阿米巴肿。

2. 肠外阿米巴病病理改变　多见于肝、肺和脑,往往形成无菌性、液化性坏死,引起阿米巴肝脓肿、肺脓肿及脑脓肿。

(三)临床表现

阿米巴病分为肠阿米巴病和肠外阿米巴病。阿米巴病的潜伏期为 2~26 天,以 2 周左右多见。

1. 肠阿米巴病　患者主要包括无症状带包囊者和现症患者。在溶组织内阿米巴感染者中只有少部分人表现为无症状带包囊者,但有报告显示这部分人往往在一年内也会出现肠炎症状。阿米巴性结肠炎典型的临床表现为腹部疼痛,大便次数增多、呈黏液便或脓血便,其临床过程可分为急性期和慢性期。

1) 急性期　急性肠阿米巴病的临床症状从轻度、间歇性的腹泻到暴发性、致死性的腹泻不等。临床上分为普通型和暴发型。

(1) 普通型:由于病变范围及程度不一,临床表现差别较大。典型者起病较慢、大便次数逐渐增多至每日十余次,稀水样便,偶带黏液或呈黏液血便,量中等,伴有腥臭味,同时伴有腹痛、腹胀、腹部不适等,全身中毒症状较轻微。此型很容易转变成慢性。

(2) 暴发型:本型起病急骤、病情危重,是严重和致命的肠阿米巴病,多见于营养不良者、儿童、孕妇、年老体弱者、艾滋病患者及使用免疫抑制剂者。患者表现为畏寒、高热、大便次数频繁,大量的黏液脓血便,伴奇臭,严重腹痛、腹部压痛及剧烈的里急后重,伴有恶心、呕吐、谵妄等。

2) 慢性期　慢性肠阿米巴病表现为长期间歇性腹泻、腹痛、胃肠胀气和体重下降。有些患者出现阿米巴肿或团块状损害,在肠钡餐透视时酷似肿瘤,可通过病理检查或血清阿米巴抗体阳性进行鉴别。

临床上,肠阿米巴病与细菌性痢疾、结肠癌、肠结核等疾病需注意鉴别诊断。

2. 肠外阿米巴病　常见以下四种。

1) 阿米巴肝脓肿　肠外阿米巴病中最常见的一种,肠外阿米巴病患者中约有 1/10 伴有肝脓肿。

本病好发于青壮年,男女比例为 6：1。好发部位以肝右叶多见,主要表现为发热(体温常达 39 ℃以上)、肝区疼痛、肝肿大,可伴有恶心、呕吐、腹胀等消化道症状,脓肿穿刺可见酱红色脓液。肝脓肿可向邻近器官穿破,如穿过膈肌可形成脓胸或肺脓肿,穿破至支气管可造成胸膜-肺-支气管瘘,穿破至心包或腹腔可引起心包炎或腹膜炎等。

临床上,阿米巴肝脓肿与原发性肝癌、细菌性肝脓肿等疾病需注意进行鉴别。

2) 阿米巴肺脓肿　好发于右肺下叶,多继发于肝脓肿。主要表现为发热、咳嗽、胸痛、咳酱红色痰液。肺脓肿可破入气管引起呼吸道阻塞。

3) 阿米巴脑脓肿　脑脓肿患者中有 90% 以上合并有肝脓肿。表现为头痛、眩晕、呕吐及精神异常等,相当一部分脑脓肿患者可发展成脑膜脑炎。脑脓肿发展很快,如不及时治疗,死亡率极高。

4) 皮肤阿米巴病　常因直肠部位的病灶播散至会阴部所致,累及部位可见于阴茎、阴道,甚至子宫。

三、实验室检验

(一)病原学检验

1. 生理盐水涂片法　取患者新鲜黏液便或脓血便,进行生理盐水涂片、镜检,可以查到活的滋养体,周围伴黏集成团的红细胞和白细胞,滋养体内可见被吞噬的红细胞。由于虫体在外界极易死亡,因此标本必须新鲜,取材后应迅速送检同时注意保持 25~30 ℃以上的温度,盛标本的容器必须洁净,并防止自身尿液的污染。要注意某些抗生素、致泻药、收敛药以及高、低渗灌肠液等会影响虫体的活力,从而影响检出率。

此外,也可取脓肿穿刺液做涂片镜检,穿刺时应注意滋养体多位于脓肿壁上,故用穿刺针取样时应靠近脓腔壁部。镜检时需与宿主细胞进行鉴别:①滋养体比宿主细胞大;②滋养体的胞核与胞质大小比例小于宿主细胞;③滋养体的胞核为泡状核,核仁多居中,核膜内缘可见核周染色质粒;④滋养体胞质内可见吞噬的红细胞及组织碎片。

2. 碘液染色涂片法　慢性腹泻患者的软便或成形粪便以检查包囊为主,用生理盐水涂片后进行碘液染色,可观察到包囊,并可进行虫种鉴别。

3. 浓集法　可提高粪便中包囊的检出率,包括直接沉淀法、汞碘醛离心沉淀法及醛醚沉淀法。

4. 体外培养法　常用 Robinson 培养基,阳性率高于光镜检查法,但培养出的滋养体需进一步进行同工酶分析等才能确认是溶组织内阿米巴滋养体或是迪斯帕内阿米巴滋养体。

在检查粪便时,溶组织内阿米巴需与迪斯帕内阿米巴、结肠内阿米巴(*Entamoeba coli* Grassi,1879)、哈门内阿米巴(*Entamoeba hartmani* Von Prowazek,1912)及其他肠道寄生原虫鉴别。

1997 年 WHO 对阿米巴病的诊断提出建议:在患者新鲜粪便中查到含有红细胞的滋养体时,应高度怀疑溶组织内阿米巴感染;在粪便中查到大小为 10~16 μm 的四核包囊时,应诊断为溶组织内阿米巴/迪斯帕内阿米巴感染,即使患者有明显症状,也不能诊断为阿米巴病,必须经特殊的病原学检查进行虫种鉴定;血清学检测到高滴度的特异性抗体,应高度怀疑为溶组织内阿米巴感染。溶组织内阿米巴和迪斯帕内阿米巴可通过同工酶、聚合酶链反应(PCR)、DNA 探针等方法进行鉴别。

(二)免疫学检验

阿米巴纯培养的成功促进了血清学诊断的发展,血清学诊断是阿米巴病重要的诊断依据。

1. 抗体检测法　血清中抗体的检测是较好的免疫学方法,这种方法可以用来鉴别溶组织内阿米巴和迪斯帕内阿米巴,人体感染溶组织内阿米巴后,无论是否出现临床症状都会产生明显的体液免疫反应,94%~100%的人血清抗体呈强阳性,而机体感染迪斯帕内阿米巴后则不会产生抗阿米巴抗体,因而高滴度的特异性抗体是溶组织内阿米巴感染的重要指标。但测定血清中抗体时往往难以区分是新近感染还是既往感染。常用的抗体检测方法有酶联免疫吸附试验(ELISA)、琼脂扩散试验(AGP)、间接荧光抗体试验(IFAT)等,其中 ELISA 在阿米巴病的诊断上具有较高的应用价值。由于 ELISA 抗体在机体病后几个月内即可转阴,提示在抗体阳性时存在急性感染的可能,而且 ELISA 具有操作简便、快速、阳性率及特异性均较高的优点,故被广泛应用于阿米巴病的诊断。间接荧光抗体试验示在患者康复后半年至一年抗体滴度明显下降或转阴,因此在阿米巴病的诊断上也具有一定意义。

2. 抗原检测法 抗原检测具有早期诊断价值。应用ELISA检测血清和唾液中Gal/GalNAc凝集素抗原在临床上具有重要意义,不仅可用来鉴别溶组织内阿米巴和迪斯帕内阿米巴,也可作为阿米巴病早期诊断及是否治愈的一项良好指标。如阿米巴肝脓肿患者治疗前90%的患者血清凝集素抗原呈阳性,经药物治疗2周后91%的患者转为阴性。

除ELISA外,目前检测抗原的免疫学方法还有协同凝集试验和免疫胶体金技术,这些方法的敏感性和特异性均在90%以上。

(三)分子生物学检验

PCR是近年来发展迅速的诊断方法,它具有准确、敏感、特异的优点,已经应用到阿米巴病的诊断上,特别是对于形态上难以鉴别的溶组织内阿米巴和迪斯帕内阿米巴,PCR具有其他诊断方法不可替代的作用。目前所扩增的基因片段主要有:rDNA非编码区的高度重复序列、染色体外的环状rRNA基因、半胱氨酸蛋白酶基因和溶组织内阿米巴表面抗原基因,其中半胱氨酸蛋白酶在阿米巴致病过程中起重要的作用,因此对该基因的检测具有重要意义,目前常用的世界公认的引物就是根据该基因设计的。

四、流行与防治

(一)流行

溶组织内阿米巴是常见的人体消化道寄生虫之一。以往的流行病学资料显示,全球约有五亿人感染溶组织内阿米巴,接近世界总人口的1/10,人群中约有90%的感染者无任何症状,只有约10%的人发生侵袭性病变,这份统计数据包括了大量的迪斯帕内阿米巴感染,不能反映溶组织内阿米巴感染的真实情况。实际上全世界约有5000万人感染溶组织内阿米巴,而迪斯帕内阿米巴感染人数则为4.5亿左右。

WHO定义:凡被溶组织内阿米巴感染,无论有无症状,都称为阿米巴病。阿米巴病呈世界性分布,尤以热带、亚热带地区感染最为严重,主要分布在亚洲、非洲、拉丁美洲国家,如印度、菲律宾、埃塞俄比亚、老挝、越南、孟加拉、缅甸、朝鲜、中国等国家感染率均较高,部分地区感染率在40%以上,严重影响人类的健康。阿米巴病的病死率在寄生虫病中仅次于疟疾和血吸虫病,全球每年因阿米巴病死亡的人数高达10万,造成患者死亡的主要原因是阿米巴肝脓肿或暴发性结肠炎,其中肝脓肿患者的死亡率为2%~10%,暴发性结肠炎患者的死亡率接近70%。阿米巴病在发展中国家暴发和流行的严重程度高于发达国家,如墨西哥每年因感染阿米巴而死亡的人数达1万~3万,非洲的发病率与墨西哥的相似,而阿米巴病的流行在中美洲、南美洲的大多数国家并不常见。

我国阿米巴病主要分布在西北、华北、西南等地区,其中农村感染率高于城市。根据1988—1992年对我国30个省区市726个县溶组织内阿米巴感染情况的调查,阿米巴病呈全国性分布,但分布不均,全国平均感染率为0.95%,其中西藏感染率最高,为8.12%,平均感染率超过2%的省区市除西藏外,还有云南(2.54%)、新疆(2.37%)、贵州(2.25%)和甘肃(2.04%),感染率较低的为上海、吉林、宁夏和黑龙江。

阿米巴病的传染源为粪便中排出包囊的患者、无症状带包囊者及动物宿主,其中无症状带包囊者是最重要的传染源,另外,动物保虫宿主也是不可忽视的传染源。除了人以外,多种动物都对本虫易感,猪、牛、猫、犬、猴、猩猩、鼠等多种动物均可感染溶组织内阿米巴,也可作为阿米巴病的重要传染源。有报道称,曾与猴接触的饲养员和研究人员中也可排出感染性包囊。包囊在外界环境中具有较强的生存力,在适当温、湿度环境下可存活数周并保持其感染力,而且可安全地通过蝇、蟑螂的消化道后仍具有感染性,但对干燥、高温和一些化学药品的抵抗力不强。溶组织内阿米巴滋养体的抵抗力很弱,在体外极易死亡,即使被宿主吞食也会在胃中被胃酸杀灭,故急性痢疾患者传播意义不大。

阿米巴病的传播途径主要是经口途径,食入或饮入被成熟包囊污染的食物及水均能造成感染。在一些经济不发达、卫生条件差、粪便管理不严及饮用水被污染的地区很容易传播阿米巴病。粪便和血清

NOTE

学检查结果显示阿米巴感染有家庭聚集性,水源污染可引起局部或以家庭为单位的暴发流行,是造成家庭聚集性的主要因素。另外,蝇、蟑螂等有害昆虫可机械地携带包囊,故也起一定的传播作用。有学者对采自台湾一些小学校内的蟑螂进行研究后发现,有35.7%的蟑螂消化道和体表携带有阿米巴包囊。人群对溶组织内阿米巴普遍易感,新生儿、孕妇、哺乳期妇女、免疫功能低下者、同性恋者、营养不良或长期使用肾上腺皮质激素的患者更容易感染。溶组织内阿米巴在艾滋病患者中感染率较高,是艾滋病的常见合并症之一。男同性恋者也是阿米巴病的高发人群,溶组织内阿米巴在欧美、日本男性同性恋者的感染率为20%~30%,故本病被列为性传播疾病。阿米巴痢疾或肠炎的患病无性别差异,但男性患阿米巴肝脓肿者比女性多。

(二)防治

在阿米巴病的预防上要加强粪便管理,对人及动物的粪便进行无害化处理;保护食物及水源,防止粪便污染;大力开展宣传教育,注意饮食卫生,养成良好的个人习惯,防止病从口入;加强环境保护,积极清理垃圾,消灭蝇、蟑螂等传播媒介。

阿米巴病的治疗有两个基本原则:一是治愈肠内外的病变;二是清除肠腔中的包囊。治疗有症状患者应给予作用于组织内的抗阿米巴类药物,首选药物为甲硝唑(灭滴灵),此外也可选用替硝唑、奥硝唑等。对于无症状带包囊者,若为迪斯帕内阿米巴则不需治疗,但由于溶组织内阿米巴和迪斯帕内阿米巴的鉴别方法及技术在临床上还没有普及应用,而其中约有10%的感染者为溶组织内阿米巴感染,因此,对于无症状带包囊者也应予以治疗,治疗时应选择肠壁不易吸收、毒副作用小的药物,如巴龙霉素或喹碘方。

第二节 其他消化道阿米巴

寄生于人体消化道的阿米巴除溶组织内阿米巴外,还有迪斯帕内阿米巴、结肠内阿米巴、哈门内阿米巴、微小内蜒阿米巴、布氏嗜碘阿米巴,这些阿米巴均寄生于人体肠道,另外,还有寄生于口腔内的齿龈内阿米巴。这些阿米巴是常见的人体寄生原虫,1987年菲律宾的阿米巴感染情况调查表明,结肠内阿米巴感染占21%,哈门内阿米巴占3%,微小内蜒阿米巴占9%,布氏嗜碘阿米巴占19%。一般认为这些阿米巴为非致病性原虫,通常情况下不侵入人体组织导致疾病,但当感染大量虫体或机体防御机能减弱以及肠功能紊乱时,宿主可能会出现症状。

一、迪斯帕内阿米巴

迪斯帕内阿米巴(*Entamoeba dispar* Brumpt,1925)与溶组织内阿米巴形态相同,生活史相似,但两者生化构成、免疫原性、基因及致病性均有不同,可通过同工酶分析、免疫学方法和PCR进行鉴别。全世界约有5亿人感染溶组织内阿米巴,其中很大一部分为迪斯帕内阿米巴。

二、结肠内阿米巴

结肠内阿米巴(*Entamoeba coli* Grassi,1879)是常见的人体肠道寄生原虫,常与溶组织内阿米巴共同感染。滋养体直径为15~50 μm,胞质中含有颗粒、空泡和食物泡,多含细菌而无红细胞,核仁大而偏位,核周染色质粒大小不等、排列不均(彩图3)。包囊较溶组织内阿米巴包囊大,直径为10~35 μm,核与滋养体的核相似,数目为1~8个,成熟包囊含有8个核,未成熟包囊胞质内含糖原泡和稻草束状的拟染色体(图12-4,彩图4)。该虫在结肠内寄生,生活史与溶组织内阿米巴相似,但不侵入组织,人体感染后无临床症状。

结肠内阿米巴呈世界性分布,以温暖地区多见。根据1988—1992年调查,我国结肠内阿米巴平均感染率为3.19%。除人体以外,鼠、猪、犬等动物也可感染。

三、微小内蜒阿米巴

微小内蜒阿米巴(*Endolimax nana* Wenyon et O'Connor,1917)为寄生于人体肠腔的小型阿米巴。

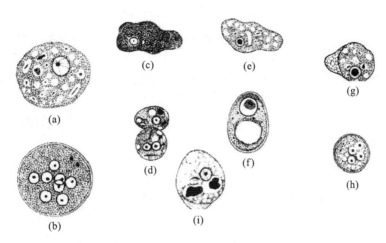

图 12-4 消化道内非致病性阿米巴

(a)结肠内阿米巴滋养体；(b)结肠内阿米巴包囊；(c)哈门内阿米巴滋养体；(d)哈门内阿米巴；(e)布氏嗜碘阿米巴滋养体；
(f)布氏嗜碘阿米巴包囊；(g)微小内蜒阿米巴滋养体；(h)微小内蜒阿米巴包囊；(i)齿龈内阿米巴滋养体

滋养体直径为 6～12 μm，核比较特殊，其核仁粗大明显，无核周染色质粒，胞质量少，呈颗粒状并含有空泡。滋养体以其短小、钝性而透明的伪足做缓慢运动。成熟包囊直径为 5～10 μm，含有四个核（图 12-4），一般认为本虫为非致病性，但也有报道称该虫感染与慢性腹泻有关。微小内蜒阿米巴诊断以粪便检查为主，但需与哈门内阿米巴和布氏嗜碘阿米巴相鉴别。本虫比哈门内阿米巴小，且核仁粗大，其胞核与布氏嗜碘阿米巴相似，但包囊体积较小。本虫呈世界性分布，与结肠内阿米巴感染率相似或稍少于结肠内阿米巴，由于虫体体积较小，故粪检不易检出，我国平均感染率为 1.58%。

四、布氏嗜碘阿米巴

布氏嗜碘阿米巴（*Iodamoeba butschlii* Von Prowazek，1912）因其包囊具有特殊的糖原泡而得名。滋养体直径为 8～20 μm，胞质内含有粗大的颗粒和空泡。核仁大而明显，无核周染色质粒，核仁与核膜间绕有一层几乎无色的颗粒（彩图 5）。包囊直径为 5～20 μm，成熟包囊仅有一个胞核，胞质内有圆形或卵圆形、边缘清晰的糖原泡，常把核挤向一边，经碘液染色后呈棕色团块，铁苏木素染色为泡状空隙（图 12-4，彩图 6）。布氏嗜碘阿米巴特殊的核结构和糖原泡是与其他阿米巴相鉴别的主要依据。本虫分布广泛，但粪便检出率偏低，我国平均感染率为 0.56%。

五、哈门内阿米巴

哈门内阿米巴（*Entamoeba hartmani* Von Prowazek，1912）的形态和生活史与溶组织内阿米巴相似，因其虫体较小，故曾被称为"小宗溶组织内阿米巴"。滋养体直径为 4～12 μm，其内无红细胞（图 12-4）。包囊直径为 4～10 μm，因其包囊较小，故在流行病学调查中，以小于 10 μm 为特征与溶组织内阿米巴进行鉴别。但应注意的是溶组织内阿米巴包囊在某些情况下（如在患者营养不良时或治疗后）也可能变小，可通过血清学或 PCR 方法进一步鉴别。

该虫对人不致病，仅可引起猫、犬等动物的阿米巴性结肠炎。哈门内阿米巴呈世界性分布，据 1988—1992 年调查，我国平均感染率为 1.48%。

六、齿龈内阿米巴

齿龈内阿米巴（*Entamoeba gingivalis* Gros，1849）为寄生于人及多种哺乳动物如犬、猫等口腔齿龈部的共栖型阿米巴。生活史中只有滋养体期，滋养体直径为 5～15 μm，形态与溶组织内阿米巴相似，内、外质分界清楚，运动活泼，食物泡内常含细菌和白细胞，偶见红细胞，核仁居中或略偏位，可见核周染色质粒（图 12-4）。

本虫自 1849 年被发现以来，曾被认为是导致牙周组织损害的病原体，后因在许多健康人群中也有发现,故目前认为它是非致病的共栖原虫。但流行病学调查显示,有牙周病等口腔疾病的患者齿龈内阿米巴的感染率明显高于健康人群,如澳大利亚曾对牙周炎患者进行检测,齿龈内阿米巴阳性率为50%,美国曾抽样调查113例口腔科门诊患者,齿龈内阿米巴阳性率为59%,因此许多学者认为本虫与牙周病、口腔脓肿等口腔疾病密切相关。近年有报道,在子宫置避孕器的妇女的阴道及宫颈涂片中查见了齿龈内阿米巴。齿龈内阿米巴呈世界性分布,人群感染率很高,我国平均感染率为47.25%,其中健康人群平均感染率为38.88%,口腔科门诊患者平均感染率为56.9%。齿龈内阿米巴的传播以直接接触传播为主,此外亦可借飞沫传播。

第三节　致病性自生生活阿米巴

自生生活阿米巴种类繁多,广泛分布于自然界的水体和土壤内,其中有些为兼性寄生原虫。现已证明双鞭毛阿米巴科中的耐格里属(naegleria)和棘阿米巴科中的棘阿米巴属(acanthamoeba)中的某些虫种可侵入人体致病,引起中枢神经系统的急性或慢性感染,或眼、皮肤损害等。

一、病原学

(一)形态

1. 耐格里属阿米巴　该属阿米巴型滋养体呈椭圆或狭长形,运动活泼,最大直径为10~35 μm。虫体一端有一个圆形或钝性的伪足,另一端较细小,为伪尾区。胞核为泡状核,核仁大而致密,居中,核膜与核仁之间有明显的晕圈。胞质呈颗粒状,内含数个空泡、食物泡和收缩泡。扫描电镜下见滋养体表面不规则,有折皱,并具多个吸盘状结构,此结构与虫体的毒力、侵袭力和吞噬力有关。在外界不良环境中阿米巴型滋养体可变成一端有2~9根鞭毛的鞭毛型滋养体,此型滋养体运动活泼,不取食,不分裂,亦不直接形成包囊,往往在24 h后又转变为阿米巴型滋养体。包囊呈圆形,直径为7~10 μm,核单个,结构同滋养体,囊壁光滑有微孔。包囊多在外环境形成,组织内不成囊(图12-5)。

2. 棘阿米巴属阿米巴　该属阿米巴滋养体为多变的长椭圆形,运动缓慢,直径为15~45 μm,无鞭毛型。体表有许多不断形成与消失的棘刺状伪足。胞核也为泡状核,核的中央含一个大而致密的球状核仁,核膜与核仁之间也有明显的晕圈。但有时核仁呈多态形,或内含空泡。胞质内含小颗粒及食物泡。包囊呈圆球形,直径为9~27 μm,有两层囊壁,外壁皱缩,内壁光滑。不同种的棘阿米巴的包囊大小和形态各异,有球形、星状形、六角形、多角形等(图12-6)。包囊可见于宿主病变组织内。

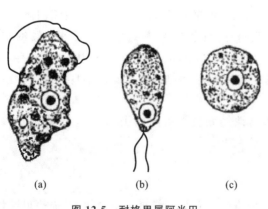

图12-5　耐格里属阿米巴
(a)滋养体(阿米巴型);(b)滋养体(鞭毛型);(c)包囊

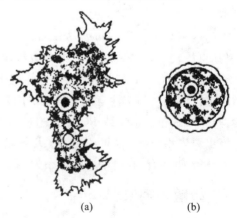

图12-6　棘阿米巴属阿米巴
(a)滋养体(棘状突);(b)包囊

(二)生活史

致病性自生生活阿米巴与其他自生生活阿米巴一样,生活史较简单。耐格里属阿米巴常滋生于淡水中,棘阿米巴属阿米巴多滋生于被粪便污染的土壤和水体中,另外也可见于尘土和腐败的植物中。滋养体以细菌为食,进行二分裂繁殖。在外界不利的环境中,滋养体由囊壁包绕,形成包囊,当环境适宜时,则脱囊形成滋养体。滋养体和包囊均可使人和动物感染。

二、致病与临床

致病性自生生活阿米巴能突破人体的防御机能而侵入人体并在人体内寄生、繁殖和致病。虫体营需氧代谢,虫株的毒力可能与其分泌的多种蛋白酶、过氧化物酶等有关,故这些酶类是虫株致病性和毒力的生物化学标志。

耐格里属阿米巴中致病的主要是福氏耐格里阿米巴($N. fowleri$),往往引起健康儿童或青少年的原发性阿米巴性脑膜脑炎(primary amoebic meningoencephalitis, PAME)。当人们接触水(如游泳、洗脸等)时,阿米巴型或鞭毛型滋养体可侵入人的鼻腔黏膜,在鼻内增殖后沿嗅神经上行,穿过筛状板进入颅内寄生而引起该病。本病潜伏期1~7天,发病急,进展迅速。早期以上呼吸道症状为主,伴高热、头痛、呕吐,1~2天后出现脑水肿征象,然后可迅速转入瘫痪、谵妄、昏迷,患者常在1周内死亡。病理切片可见类似细菌性脑膜炎的特征变化,以中性粒细胞浸润为主,伴少数嗜酸性粒细胞、单核细胞或淋巴细胞,在宿主组织中仅可查见滋养体而无包囊。

棘阿米巴属中致病的主要是卡氏棘阿米巴($A. castellanii$),感染对象往往是一些抵抗力低下的人群。病原体入侵途径尚不完全清楚,已知可经破损的皮肤、损伤的角膜及眼结膜、呼吸道或泌尿生殖道等部位侵入人体,多数寄生于脑、眼、皮肤等部位,引起棘阿米巴性脑膜脑炎(又称肉芽肿性阿米巴脑炎(granulomatous amoebic encephalitis, GAE))、棘阿米巴性角膜炎(amoebic keratitis, AK)及棘阿米巴性慢性皮肤溃疡等。

棘阿米巴性脑膜脑炎以占位性病变为主。潜伏期10天以上,病程也较长,可达数月至3年。死亡率虽高,如明确诊断,及早治疗,预后尚可。病理变化以肉芽组织和胶质细胞增生为特点。脑脊液中以淋巴细胞为主,病灶中滋养体和包囊可同时存在。棘阿米巴性角膜炎可通过空气中的棘阿米巴包囊污染角膜而致,在隐形眼镜使用者中发病率相对较高。本病潜伏期不易确定,可能为数周至数月。临床表现为患者眼部有异物感、视力模糊、畏光、流泪等,并伴剧烈眼痛,眼痛与炎症程度不成正比为其特征。反复发作可致角膜溃疡甚至角膜穿孔。棘阿米巴属引起的皮肤损害主要是皮肤慢性溃疡,常见于艾滋病患者。

三、实验室检验

(一)病原学检验

1. 直接涂片或组织切片检查 取脑脊液沉淀物、眼的排泄物、角膜病变刮取物等直接涂片可查见活动的滋养体,涂片后用苏木精伊红(HE)染色或姬姆萨染色能查见滋养体或包囊。也可取皮肤或角膜病变组织做病理切片检查。此外,使用角膜共焦显微镜可在活体角膜中观察到棘阿米巴包囊,为棘阿米巴性角膜炎的早期快速诊断提供了新的手段,并能在其角膜移植治疗中起到一定的辅助作用。

2. 接种培养 将临床标本接种到涂有一层灭活大肠埃希菌或产气肠杆菌的1.5%无营养琼脂平板上,28~30 ℃或37 ℃培养24~36 h后观察有无滋养体或包囊。目前原虫培养仍然是确诊棘阿米巴感染的"金标准"。通过原虫培养不仅可以提高检出率,而且可以对培养出的原虫进行鉴定、筛选治疗药物及长期保存菌种。

(二)免疫学检验

血清学检验无法作为早期诊断,但可采用免疫酶染色法或免疫荧光抗体染色法进行诊断,具有较高敏感性和特异性。

(三)分子生物学诊断

近年来也有人用PCR技术检测患者分泌物中的棘阿米巴DNA,或用DNA探针进行诊断,这些方法的应用,使致病性自生生活阿米巴的早期、快速、精确诊断成为可能。

四、流行与防治

(一)流行

致病性自生生活阿米巴在世界很多国家均有报道,主要分布于温带、亚热带及热带地区,我国也有报道。

(二)防治

为预防感染这类致病性自生生活阿米巴,应尽量避免在停滞的、不流动的河水或温泉中游泳、洗浴或应避免鼻腔接触水,加强水源的管理。佩戴隐形眼镜者应加强自我防护,严格清洗消毒镜片,不戴隐形眼镜游泳。

本章小结

虫种	与诊断、传播相关的时期形态	生活史特点	主要临床表现	主要病原学检验
溶组织内阿米巴	滋养体:运动活泼,外质透明,运动时形成伪足,内质较浓密,呈颗粒状,其内可见吞噬的红细胞,有一个泡状核,呈球形。 包囊:呈圆球形,为一个折光性圆形小体,经碘液染色后呈黄色,未成熟包囊有1~3个核,成熟包囊具有4个核。	感染阶段:四核包囊。 感染途径:经口。 寄生部位:结肠。 离体方式及时期:滋养体随稀便,或包囊随成形粪便排出体外。	肠阿米巴病:腹泻、黏液血便。 肠外阿米巴病:肝脓肿、肺脓肿、脑脓肿、皮肤脓肿等。	检验取材:新鲜黏液便或脓血便、脓肿穿刺液,成形粪便。 检验时期:滋养体或包囊。 检验方法:生理盐水涂片法,碘液染色涂片法。

思 考 题

1. 溶组织内阿米巴对肠道的致病作用有哪些?
2. 如何用病原生物学方法诊断急性阿米巴痢疾患者?检查时有哪些注意事项?
3. 急性阿米巴痢疾患者与慢性阿米巴痢疾患者、带虫者比较,哪个流行病学意义更大?为什么?
4. 自生生活阿米巴中哪些种类可引起人类疾病?主要引起的疾病有哪些?
5. 致病性自生生活阿米巴的感染方式有哪些?如何进行预防?
6. 致病性自生生活阿米巴的病原学诊断方法有哪些?

(芦亚君)

第十三章 鞭毛虫

学习目标

1. 掌握：杜氏利什曼原虫前鞭毛体和无鞭毛体的形态特征、生活史过程、致病特点与实验室诊断方法，蓝氏贾第鞭毛虫滋养体和包囊的形态特征、生活史过程、致病特点、实验室诊断方法，阴道毛滴虫滋养体的形态特征、生活史过程、致病特点、实验室诊断方法。
2. 熟悉：杜氏利什曼原虫、蓝氏贾第鞭毛虫、阴道毛滴虫的流行分布特点及防治原则。
3. 了解：冈比亚锥虫、罗得西亚锥虫、枯氏锥虫、人毛滴虫、口腔毛滴虫的形态与生活史特点、对人体的危害、实验室诊断方法、流行因素及防治原则。

鞭毛虫(flagellate)，属于肉足鞭毛门(Phylum Sarcomastigophora)的动鞭纲(Class Zoomastigophorea)。虫体以鞭毛作为运动细胞器，少数虫种或无鞭毛，内有一个泡状核。鞭毛虫种类繁多，分布广泛，生活方式多种多样。营寄生生活的鞭毛虫常寄生于宿主的消化道、泌尿生殖道、血液及细胞内，虫体以二分裂繁殖法营无性繁殖。寄生于人体并具有致病性的鞭毛虫有杜氏利什曼原虫、蓝氏贾第鞭毛虫、阴道毛滴虫、锥虫、口腔毛滴虫、人毛滴虫等。

第一节 杜氏利什曼原虫

案例导入

患者，女性，9岁，居住于甘肃陇南地区。2014年11月14日出现发热，体温波动在39~41℃，15日于当地医院就诊，血常规示三系减低，给予抗感染治疗后仍高热，伴咳嗽、咳痰、乏力，同时腹胀、纳差，17日就诊于某三甲医院，查体：贫血貌，浅表淋巴结未触及，咽部充血，扁桃体轻度肿大，心肺未见异常。肝脏增大，于肋下3 cm处可触及，质地中等，表面光滑，无压痛。脾脏增大，甲乙线8 cm，甲丙线10 cm，丁戊线3 cm，质地中等，表面光滑，无压痛。双下肢轻度水肿。神经系统查体未见明显异常。进行实验室及辅助检查，血常规：白细胞为1.23×10^9/L，血红蛋白为72 g/L，血小板为43.0×10^9/L，中性粒细胞比率为30%，淋巴细胞比率为60%。尿常规：潜血++。肝功能：丙氨酸氨基转移酶正常；白蛋白为18.6 g/L，球蛋白为43.6 g/L，白蛋白/球蛋白(A/G)为0.43；IgG为41.63 g/L。肾功能正常；红细胞沉降率为40 mm/h。凝血4项：凝血酶原时间为13.7s，活化部分凝血酶时间为45.3 s，纤维蛋白原为1.044 g/L，凝血酶时间为19.6 s。C反应蛋白为17.8 ng/L，降钙素原为3.90 ng/mL，铁蛋白为219.4 ng/mL，血清叶酸及维生素B_{12}正常，肥达试验及外斐反应阴性，乙型肝炎5项均阴性，丙型肝炎抗体阴性，抗人类免疫缺陷病毒阴性，梅毒抗体阴性，EB病毒抗体、风疹病毒抗体、巨细胞病毒抗体均阴性，抗核抗体谱阴性。腹部CT：脾脏体积增大，局部与肝实质分界不清，脾脏下缘超过髂前上棘水平。血培养：细菌、真菌、厌氧菌培养均阴性。骨髓流式细胞术：粒系比例减低，CD64强表达，不排除感染可能。骨髓象：增生活跃，部分中性分叶核粒细胞胞质可见中毒颗粒，红细胞大小不等，呈缗钱状排列，浆细胞比例增多，血小板少见。细胞胞质可见杜氏利什曼原虫无鞭毛体，原虫胞质呈淡蓝色或深蓝色，内有1个较大圆形核，呈红色或淡紫色。动基体位于核旁,着色较深,细小呈杆状。遂诊断为:黑热病。给予抗感染、输血等对症治疗,在此基础上应用葡萄糖酸锑钠治疗,患者体温控制后,脾脏明显回缩。治疗1个月后复查血常规、肝功能、肾功能均恢复正常,腹部CT显示脾脏已明显缩小。病情逐渐好转出院。2个月后随访,血常规及骨髓象均恢复正常。

1. 黑热病患者有哪些临床表现?试分析其发生机制。
2. 杜氏利什曼原虫的病原学诊断方法有哪些?以哪一种方法最常用?
3. 试述免疫学方法检测杜氏利什曼原虫感染的临床意义。

利什曼原虫寄生于人、哺乳动物或爬行动物的单核-吞噬细胞内,引起利什曼病(leishmaniasis),严重危害人类健康。利什曼原虫中有20余种可以感染人类,不同种、株的利什曼原虫形态差异极小,不易区别。对人类致病的重要虫种有3种。①杜氏利什曼原虫(Leishmania donovani):主要寄生于脾、肝、骨髓、淋巴结等组织器官的巨噬细胞内,引起以肝脾肿大和贫血等为主要表现的内脏利什曼病(visceral leishmaniasis,VL)。由于患者皮肤常有色素沉着并伴有发热,早年在印度本病又称为黑热病(kala-azar),此病名后来被广泛接受。近年通过动基体DNA序列分析表明,过去所称的杜氏利什曼原虫实际上是一个复杂的种团,包括杜氏利什曼原虫、婴儿利什曼原虫(L. infantum)、恰氏利什曼原虫(L. chagasi)和阿氏利什曼原虫(L. archibaldi)。②巴西利什曼原虫(L. braziliensis):主要寄生于皮肤巨噬细胞内,也可以经淋巴或血液侵入鼻咽部黏膜,引起黏膜皮肤利什曼病(mucocutaneous leishmaniasis,MCL)。③热带利什曼原虫(L. tropica)、墨西哥利什曼原虫(L. mexicana)、硕大利什曼原虫(L. major)、秘鲁利什曼原虫(L. peruviana)、埃塞俄比亚利什曼原虫(L. aethiopica),主要寄生于皮肤巨噬细胞内,引起皮肤利什曼病(cutaneous leishmaniasis,CL)。

我国主要流行虫种为杜氏利什曼原虫,本节主要介绍杜氏利什曼原虫。

一、病原学

(一)形态

杜氏利什曼原虫生活史有无鞭毛体和前鞭毛体两个阶段。

1. 无鞭毛体(amastigote) 又称利杜体(Leishman-Donovan body,LD body),寄生于人或其他哺乳动物巨噬细胞内,但常因巨噬细胞破裂而散在于细胞外,呈圆形或卵圆形,大小为$(2.9\sim5.7)\mu m \times (1.8\sim4.0)\mu m$。瑞氏染液染色后,细胞质呈淡蓝或淡红色,细胞核较大,圆形,呈红色或紫红色,核旁可见一个杆状的动基体(kinetoplast),其前有一个颗粒状的基体(basal body),由基体发出根丝体(rhizoplast)(图13-1,彩图7)。电镜下可见动基体实为特化的线粒体,内含动基体DNA(K-DNA),K-DNA由少数大环和众多微环组成,大环DNA具有编码功能,微环DNA序列分析可以区分不同种株利什曼原虫。

2. 前鞭毛体(promastigote) 寄生于白蛉的消化道内,成熟的前鞭毛体呈长梭形,大小为$(14.3\sim20)\mu m \times (1.5\sim1.8)\mu m$,胞核位于虫体中部,动基体在前部,鞭毛由动基体之前的基体发出,游离于虫体之外的鞭毛约与虫体等长,是虫体的运动器官(图13-2,彩图7)。

(二)生活史

杜氏利什曼原虫生活史包括在人(或其他哺乳动物)和白蛉体内两个发育阶段(图13-3)。

1. 在人体内的发育 感染了前鞭毛体的雌性白蛉吸食人血时,集聚在口腔和喙部的前鞭毛体可随着白蛉的唾液进入人体的皮下组织,其中一部分可被多形核白细胞吞噬消灭,一部分则黏附于巨噬细胞并被巨噬细胞所吞噬,之后虫体逐渐变圆,失去鞭毛的体外部分转化为无鞭毛体,并在巨噬细胞内形成纳虫空泡。无鞭毛体表膜上的抗原糖蛋白可以抑制巨噬细胞溶酶体分泌的水解酶的功能,虫体分泌的超氧化物歧化酶可以对抗巨噬细胞内的有毒氧化代谢产物,在巨噬细胞的纳虫空泡内虫体不但可以存活,而且进行大量的二分裂繁殖,最终导致巨噬细胞破裂,逸出的无鞭毛体又进入其他巨噬细胞,重复上述增殖过程。

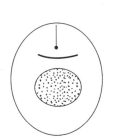

图 13-1　杜氏利什曼原虫无鞭毛体

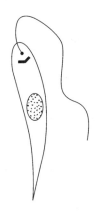

图 13-2　杜氏利什曼原虫前鞭毛体

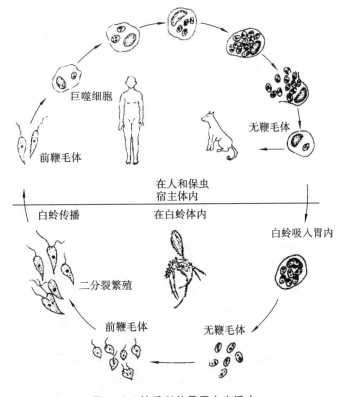

图 13-3　杜氏利什曼原虫生活史

2. 在白蛉体内的发育　当雌性白蛉叮刺患者或受感染的动物时,含无鞭毛体的巨噬细胞随血液至白蛉胃内,24 h 后鞭毛开始伸出体外,形成早期前鞭毛体,至第 3、4 天形成成熟的前鞭毛体,并以纵二分裂方式进行繁殖。在数量剧增的同时,虫体逐渐向白蛉消化道前部移动,1 周后具感染力的前鞭毛体大量聚集在白蛉的口腔和喙部。

二、致病与临床

(一) 致病机制

无鞭毛体在巨噬细胞内增殖,巨噬细胞被大量破坏,并刺激其代偿性增生,从而导致脾、肝、淋巴结肿大,其中以脾肿大最为常见。由于脾功能亢进,导致患者血液中红细胞、白细胞和血小板显著减少。同时患者红细胞表面附有虫体抗原,在抗体和补体参与下而导致溶血,使贫血加剧。循环免疫复合物沉积于肾脏,通过Ⅲ型超敏反应导致肾损伤,可出现蛋白尿和血尿。由于肝、肾功能受损,肝脏合成白蛋白减少,尿中排出白蛋白增加,使血液中白蛋白降低。浆细胞大量增生使血液中球蛋白升高,从而导致血清白蛋白与球蛋白比例(A/G)倒置。由于全血细胞及血小板减少,患者易并发各种感染,并有出血倾向。

（二）临床表现

潜伏期一般为3～8个月，渐进性起病，早期临床表现多样，主要表现为不规则发热、贫血、鼻出血、齿龈出血、食欲减退和消化不良，体温一日内有2～3次升降，双峰热型在早期患者中较常见。中期表现为脾、肝和淋巴结肿大，贫血，白细胞和血小板减少，血尿，蛋白尿，消瘦等。脾肿大是黑热病患者最重要的体征，出现率在95%以上，一般在初次发热半月后可在左肋缘下扪及，以后随病程逐渐增大，大多在左肋缘下10 cm以内，有的可超过脐部，早期的脾肿较软，晚期随着脾内纤维结缔组织增生则明显变硬。晚期患者由于免疫力低下，易并发各种感染，急性粒细胞缺乏症也是黑热病患者的一个严重并发症。有些患者在治疗过程中或治愈数年甚至十余年后可发生皮肤损害，出现大量肉芽肿结节，或丘疹、红斑、褪色斑，以面颊部最多见，称为黑热病后皮肤利什曼病（post kala-azar dermal leishmaniasis，PKDL）。有的黑热病患者主要表现为全身多处淋巴结肿大，其他损害不明显，称为淋巴结型黑热病（lymph glands visceral leishmaniasis，LGVL）。

人体对不同的利什曼原虫表现出不同的免疫现象，如对硕大利什曼原虫表现为消除性免疫，既能消除体内虫体，又能完全抵抗再感染，但感染杜氏利什曼原虫后表现为非消除性免疫，不能清除体内的虫体，患者不能自愈。黑热病患者痊愈后对再感染有很强的免疫力，也存在带虫免疫现象，免疫机制主要是细胞免疫，体液免疫也起一定作用。

三、实验室检验

（一）病原学检验

骨髓穿刺物涂片染色镜检最常用，一般做髂骨穿刺，检出率为80%～90%；也可以选择肿大的淋巴结穿刺，检出率为46%～87%；脾脏穿刺检出率高，可达90%～99%，但穿刺技术要求较高；肝脏穿刺的检出率为77%～95%。

也可将穿刺物接种到Schneider培养基或NNN培养基，在22～24 ℃进行培养，然后在显微镜下查找培养物中是否有前鞭毛体，此方法较涂片法更敏感，缺点是耗时较长，用Schneider培养基需要3天，用NNN培养基至少要一周。将穿刺物接种于易感动物（如金黄地鼠、BALB/c小鼠）的方法也较敏感，但需时更长，现在诊断中很少应用。

（二）免疫学检验

1. 检测抗体 方法有常规ELISA、重组抗原rK39-ELISA、微量ELISA、冻干抗原直接凝集试验、IFA等，近年发展的rk39-dipstick法简便快速，适合于现场应用。

2. 检测循环抗原 循环抗原检测既可以用于现症感染的诊断，也可以用于疗效考核。定量或半定量检测还可以反映宿主体内的虫荷，方法有双夹心ELISA、dot-ELISA以及近年发展的单克隆抗体-抗原斑点试验（McAb-AST）。

（三）分子生物学检验

用PCR或实时荧光定量PCR检测感染者骨髓穿刺液、淋巴结穿刺液或血液标本中的杜氏利什曼原虫基因组特异性重复序列、rRNA编码基因片段或动基体微环DNA片段，具有很高的敏感性和特异性。

四、流行与防治

（一）流行

利什曼病广泛分布于全球80多个国家和地区，估计感染人数在1500万以上。皮肤利什曼病主要分布于非洲、中南美洲、地中海地区和西南亚，啮齿类、犬类、猴类等动物可以作为保虫宿主，我国新疆和台湾有本地感染病例报道。黏膜皮肤利什曼病主要分布于中南美洲，啮齿类、猴类、蜜熊、树懒等可以作为保虫宿主。内脏利什曼病流行于亚洲的印度、中国、孟加拉国、尼泊尔、中亚，东非，北非，欧洲的地中海沿岸国家,以及中南美洲部分国家,保虫宿主主要为犬。

我国黑热病曾流行于山东、河北、河南、江苏、安徽、陕西、甘肃、新疆、宁夏、青海、四川、山西、湖北、辽宁、内蒙古、西藏及北京等17个省区市。据1951年调查,当时全国约有患者53万人,被列为我国五大寄生虫病之一。自我国开展了大规模黑热病防治工作,取得了显著成效,1958年我国宣布基本消灭黑热病。但在新疆、内蒙古、甘肃、四川、陕西和山西六个省(区),从20世纪60年代至今,新病例仍不断出现,在某些地方还曾有过小范围流行。

根据传染源不同,我国黑热病在流行病学上可以分为三种类型。

1. 人源型 分布于平原地区,又称平原型,患者以青少年为主,婴儿少见,传染源主要是人,犬很少感染,传播媒介主要为家栖型中华白蛉(*Phlebotomus chinensis*),在新疆为长管白蛉(*P. longiductus*)。我国这类地区的黑热病已被控制,近年未再发现新病例,但偶尔可发现皮肤型黑热病。

2. 犬源型 分布于山丘地区,又称山丘型,传染源主要是病犬,患者散在,主要是婴幼儿,传播媒介为野栖型中华白蛉。这类地区为我国目前黑热病的主要流行区。

3. 自然疫源型 分布于新疆和内蒙古的某些荒漠地区,在野生动物中传播,但野生动物宿主迄今尚未查明,患者主要为婴幼儿,进入这类地区的成人可患淋巴结型黑热病,传播媒介为吴氏白蛉(*P. wui*)和亚历山大白蛉(*P. alexandri*)。

(二)防治

1. 治疗患者 治疗药物可用葡萄糖酸锑钠,治疗无效的患者可用芳香双脒剂(如戊烷脒、二脒替)或两性霉素B。

2. 捕杀病犬 在犬源型流行区,应对犬定期检查,发现病犬随时捕杀。

3. 控制白蛉 白蛉幼虫的滋生场所广泛而分散,难以处理,用低毒高效的杀虫剂如溴氰菊酯等室内滞留喷洒,对家栖型白蛉或近家栖型长管白蛉有较好的杀灭作用,同时应加强个人防护,避免被白蛉叮咬。

第二节 蓝氏贾第鞭毛虫

案例导入

患者,男性,20岁,农民,新疆阿图什市阿湖乡人。腹泻症状持续5年,每天腹泻2~3次,伴消化不良,消瘦,在当地治疗无效。2015年11月16日赴上海某医院就诊,血常规显示:白细胞$8.01×10^9$/L,中性粒细胞$3.4×10^9$/L,中性粒细胞百分比45.2%,淋巴细胞$2.0×10^9$/L,淋巴细胞百分比26.6%,嗜酸性粒细胞百分比13.2%,嗜碱性粒细胞百分比1%,单核细胞$0.66×10^9$/L,血红蛋白123 g/L,血小板$180×10^9$/L。疑似寄生虫感染,建议患者送粪样至中国疾病预防控制中心寄生虫病预防控制所检测。经检测,粪样标本呈棕色、糊状,隐血试验阴性。镜检生理盐水粪液涂片5片,见椭圆形包囊,每个低倍镜视野下平均5~6个,长约13 μm,宽约8.5 μm,囊壁较厚,约2 μm。经碘液染色后,包囊成深棕色,镜下见包囊内有4个核偏于两侧,囊内可见轴柱,系为蓝氏贾第鞭毛虫成熟包囊。

1. 蓝氏贾第鞭毛虫病的诊断方法有哪些?诊断中的注意事项是什么?
2. 日常生活中,如何预防蓝氏贾第鞭毛虫病?

蓝氏贾第鞭毛虫(*Giardia lamblia* Stiles,1915)简称贾第虫。本虫主要寄生于人及某些哺乳动物的小肠,以十二指肠多见,引起以腹泻和消化不良等为主要临床表现的肠道疾病,称为蓝氏贾第鞭毛虫病,简称贾第虫病(giardiasis)。此外,虫体也可偶尔侵入胆道系统引起胆囊炎、胆管炎等炎性病变。

贾第虫为常见的人体寄生虫,广泛流行于世界各地。自20世纪70年代以来,世界各地该病不断流行或暴发流行,因此贾第虫病被列入危害人类健康的十种主要寄生虫病之一。饮用水被污染是造成贾第虫病流行的重要因素,故本病是一种水源性疾病。由于旅游业的发展,该病在旅游者中发病率较高,是旅游者腹泻的重要病因。近年来,贾第虫被认为是一种机会致病性原虫,艾滋病患者感染贾第虫的报告屡见不鲜,这类人群感染贾第虫后常出现致死性的腹泻,因此贾第虫的重要性已引起各国的重视。由于贾第虫可感染人及多种野生动物和家养动物,因此已将贾第虫病列入人畜共患寄生虫病。

贾第虫的分子遗传学研究表明,贾第虫可分为7个不同的集聚型(基因型),即集聚型A至G,其中只有集聚型A和B与人类感染有关,它们亦可感染其他哺乳动物,使其在人与动物之间传播。

一、病原学

(一)形态

贾第虫的发育阶段包括滋养体和包囊两个时期。

1. 滋养体 呈纵切为半的倒置梨形,前端钝圆,后端尖细。大小为$(9\sim21)\mu m \times (5\sim15)\mu m$。两侧对称,腹面扁平,背面隆起。虫体前腹面向内凹陷形成吸盘,借此吸附在宿主肠黏膜上。吸盘背侧有1对卵圆形的泡状细胞核,以往认为细胞核内各有1个大的核仁,然而,新近研究表明,核内并无核仁。虫体有4对鞭毛,依据其位置分别称为前侧鞭毛、后侧鞭毛、腹鞭毛和尾鞭毛。1对平行的轴柱由前向后纵贯虫体中部与尾鞭毛相连接,将虫体分为均等的两半。1对半月形的中体(median body)与轴柱1/2处相交(图13-4,彩图8),电镜观察显示,虫体背部隆起,凹凸不平,前半部腹面凹陷形成吸盘,其中心有凸起,其余部分光滑,吸盘边缘为嵴部,虫体周缘有周翼,吸盘为一个不对称的圆盘,由呈顺时针旋转的微管组成,并在嵴部重叠形成上、下叶,吸盘背侧有2个左右对称的细胞核,核间可见轴索,胞质内见许多空泡、纤维物质及中体。

2. 包囊 呈椭圆形,长为$8\sim12\ \mu m$,宽为$7\sim10\ \mu m$,囊壁较厚,囊壁与虫体之间有明显的空隙。未成熟包囊有2个核,成熟包囊有4个核,核多偏于一侧。胞质内可见鞭毛、轴柱、丝状物等(图13-5,彩图9)。贾第虫包囊的扫描、透射和冷冻蚀刻电镜观察显示,囊壁表面呈橘皮样,有细纹理,囊壁较厚,囊壁与虫体之间为鞭毛结构,核位于虫体的一端,胞质内可见分散的微管带复合物,此为吸盘碎片,基体位于两核前极之间,接近中线,光镜下见到的轴柱可能是位于两核之间的原纤维物质。

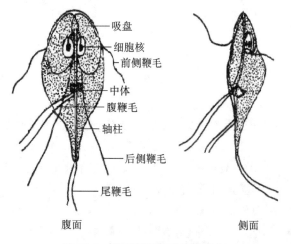

图13-4 蓝氏贾第鞭毛虫滋养体

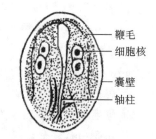

图13-5 蓝氏贾第鞭毛虫包囊

(二)生活史

本虫生活史简单,滋养体为繁殖阶段,包囊为传播阶段。成熟的四核包囊随污染食物和饮用水进入人体后在十二指肠脱囊转变为两个滋养体。滋养体主要寄生于人和某些动物的十二指肠或小肠上段内,偶尔也可寄生于胆道内。在小肠内滋养体以吸盘吸附于小肠绒毛表面,以二分裂法繁殖,在一定条件下,滋养体分泌囊壁形成包囊,随粪便排出体外。

二、致病与临床

(一)致病机制

贾第虫是具有致病性的肠道原虫,可引起腹泻。贾第虫引起的腹泻被认为是感染性腹泻重要的病因之一。此外,它也可导致肠道吸收障碍,已证实感染贾第虫后可导致乳糖、脂肪、蛋白质及维生素 B_{12} 吸收不良。人体感染贾第虫后,临床表现差异很大,有的为无症状带虫者,有的可导致严重的吸收不良综合征,这可能与虫株毒力、宿主的营养状况及免疫状态有关。贾第虫的致病机制尚不完全清楚,可能有以下几个方面:

1. 虫株毒力 机体感染贾第虫后能否发病与虫株毒力密切相关,不同虫株间的毒力截然不同。Nash 等(1987)报告,以致病力较强的 GS 株包囊感染志愿者,接受该株的 10 名志愿者均获得感染,且有 5 人出现了临床症状,而用致病力较弱的 ISR 株感染另 5 名志愿者,则无一人感染。此外,他们还用 GS 株表达 72kDa 表面抗原克隆株以及 GS 株表达 200kDa 表面抗原克隆株,感染志愿者,结果接受表达 72kDa 表面抗原克隆株的 4 名志愿者全被感染,而另一组中的 13 名志愿者中仅 1 人感染。这些实验说明,不同虫株以及相同虫株表达不同表面抗原的克隆株之间的毒力是不同的。

2. 宿主丙种球蛋白缺乏 丙种球蛋白缺乏多为后天性,少数为先天性,丙种球蛋白缺乏者不仅对贾第虫易感,还可导致慢性腹泻和吸收不良。

3. 宿主二糖酶缺乏 研究发现,贾第虫病患者体内二糖酶均有不同程度的缺乏。当小鼠宿主二糖酶不足时,滋养体可直接损伤小鼠的肠黏膜。

此外,滋养体通过吸盘吸附于小肠微绒毛上,造成肠黏膜机械性损伤,虫体的分泌物、排泄物对肠黏膜的化学刺激以及大量虫体对小肠黏膜的覆盖等也是导致腹泻和吸收不良的重要原因。

(二)病理改变

滋养体寄生于人体小肠,借吸盘附着于上皮细胞表面,一般不侵入小肠黏膜上皮组织,仅以虫体边缘嵌入微绒毛外表。吸附部位的微绒毛缘可有损害、微绒毛移位、变形、空泡形成和表层衰退等。这些病变是表浅的、可逆的。严重者可导致绒毛萎缩,固有层急性和慢性炎症细胞浸润,虫体或可侵入肠黏膜组织。

(三)临床表现

感染包囊后相当一部分人为无症状带虫者,有症状者主要表现为腹泻及吸收不良。本病潜伏期平均为 1~2 周,长者可达 45 天。病程分为急性期、亚急性期或慢性期。

1. 急性期 起初表现为恶心、上腹部及全身不适,可有畏寒、低热和头痛。此后出现突发性腹泻,呈水样粪便,每日可达十余次,量大,无脓血,伴恶臭,可有腹部痉挛性疼痛和胃肠胀气等。急性期仅仅持续几天。

2. 亚急性或慢性期 急性期若不及时治疗可转为亚急性期或慢性期。患者表现为间歇性稀便、软便或呈粥样,伴恶臭味,腹胀、腹部痉挛性疼痛,并可伴有恶心、厌食、嗳气、体重减轻等症状。

儿童患者可由于腹泻引起营养不良从而导致生长发育障碍。另外,当虫体寄生在胆道系统时,可引起胆囊炎或胆管炎。

三、实验室检验

(一)病原学检验

病原学检验为最常用的检验方法,主要方法如下。

1. 粪便检查 这是本病首选的诊断方法,通常在急性期的水样稀便中查找滋养体,在慢性期粥样或成形粪便中检查包囊。

1) 急性期粪便检查 此期粪便为水样或糊样,多含极易死亡而接近崩解的滋养体,取稀便进行生

NOTE

理盐水直接涂片镜检,如查到活动的梨形滋养体即可确诊,应注意标本要新鲜,要及时送检。同时要注意保温。

2)亚急性期或慢性期粪便检查　此期多为成形粪便,内含包囊。常用生理盐水涂片或2%碘液染色后镜检。由于粪便中贾第虫包囊的排出具有间歇性的特点,故一次粪检阴性不能排除贾第虫感染,因此应隔天检查一次,连续检查3次。为了提高检出率,可选用醛-酮沉淀或硫酸锌浮聚等浓集法。

2. 十二指肠引流液或胆汁检查　此法用于反复粪检阴性而又高度怀疑贾第虫感染者,查找滋养体以提高检出率。

3. 肠检胶囊法　让患者禁食后吞下一个装有尼龙线的胶囊,将线的游离端粘于口外侧皮肤上,待胶囊在体内溶解后,尼龙线自动散开,经3~4 h后到达十二指肠或空肠,含有滋养体的肠液即可黏附在尼龙线上,将尼龙线拉出后,取线上的黏附物镜检,查到滋养体即可确诊。此法较十二指肠引流液检查简单易行,患者易于接受,尤其适用于儿童,检出率也较高。

4. 小肠组织活检　用纤维内镜在小肠 Treitz 韧带附近钳取黏膜组织,先做压片镜检,再经固定后用姬姆萨染液染色镜检,贾第虫滋养体染成紫色,而小肠上皮细胞呈粉红色,二者容易鉴别。但此法不易被患者接受,故很少使用。

(二)免疫学检验

免疫学方法在贾第虫病的诊断上具有广阔的应用前景,它具有特异性和敏感性高、操作简单的特点,而且目前已研发出许多商品化的试剂盒,使得贾第虫病的诊断更为方便、快速,尤其适用于贾第虫病的流行病学调查。

1. 酶联免疫吸附试验(ELISA)　该法对于检测贾第虫抗体和抗原均适用。检测的抗体主要是患者血清中的特异性 IgG 抗体,此外也可检测唾液内特异性 IgA 抗体。用 ELISA 法也可检测贾第虫抗原,其方法包括斑点-ELISA、双抗体夹心法-ELISA、抗原捕获法-ELISA 等。ELISA 法诊断贾第虫病有较高的敏感性和特异性,阳性率可达75%~81%。有学者用纯培养的滋养体制备成可溶性抗原,对有症状的贾第虫感染者检测的抗体阳性率为75%左右。而用 dOT-ELISA 法检测贾第虫病患者,其敏感性为100%,特异性为93.8%。

2. 间接荧光抗体试验(IFAT)　本法的特异性和敏感性均较为理想,阳性率可达81%~97%。

3. 对流免疫电泳(CIEP)　该法是检测粪便标本内贾第虫抗原的一种诊断方法,可用于现症患者的诊断及疗效考核。

目前还有一些新的免疫学方法如免疫磁珠分离-间接荧光抗体测定法(IMS-IFA),这种方法可同时对多个粪便样本做出检测,缩短样本的保存时间,并可增加贾第虫包囊的回收率。另外,寄生虫酶免疫测定筛选膜是一种新的定性酶免疫测定方法,这种方法诊断贾第虫感染的特异性和敏感性均较高。此外,还有多种检测贾第虫的商品化试剂盒,如贾第虫/隐孢子虫微孔板检测试剂盒以及贾第虫/隐孢子虫快速检测试剂盒可同时检测贾第虫和隐孢子虫,其中检测贾第虫的敏感性和特异性分别为94%和100%。

(三)分子生物学检验

1. DNA 探针　用生物素标记的贾第虫全基因组 DNA 制备成探针,该探针具有较高的敏感性和特异性,可检测出10ng 虫体 DNA,10^3个滋养体或包囊。

2. PCR 方法　这种方法检测贾第虫的敏感性和特异性均很高,尤其适用于少量样本的检测。PCR 方法不仅可对贾第虫病进行诊断,还可进行虫种鉴定和基因分型。

四、流行与防治

(一)流行

贾第虫是常见的肠道寄生虫之一,呈世界性分布,多见于温带和热带地区,全球感染率为1%~

30%,感染率的高低与国家、地区的经济条件和卫生状况密切相关,有些地区人群感染率可高达 50%～70%,有的国家发病率已超过肠阿米巴病。20 世纪在许多国家如智利、美国、意大利等均发生过较大规模的水源性暴发流行,故其危害性和严重性日益受到重视。

贾第虫与其他一些肠道寄生虫不同,无论在工业发达国家还是发展中国家均有广泛流行。美国将贾第虫称为"头号肠道寄生虫",在 1965—1981 年间,美国曾有 53 次贾第虫病的暴发流行,累计病例达 20039 例,近年来发病人数还有上升趋势,据美国贾第虫病国家监测系统报告,1992 年病例数为 12793 例,1996 年增加至 27778 例,1997 年全国发病率为 9.5 人/10 万人口。据估计,美国目前每年有 2.8×10^6 人感染贾第虫。加拿大贾第虫的人群感染率为 4%～10%。澳大利亚城市居民感染率为 5.7%。在英国,贾第虫病被定为必须报告的传染病,年发病率位于各传染病之首。贾第虫病在发展中国家流行也十分严重,感染人数达 2.5 亿,尤其在经济落后和卫生状况差的国家和地区,如泰国、印度、斯里兰卡、埃及、土耳其、津巴布韦等国的感染率均较高,有报道土耳其居民贾第虫的感染率达 69.5%。

贾第虫在我国呈全国性分布,流行相当广泛,凡做过调查的地区均有贾第虫的存在。各地区感染率不等,为 1%～10%。蒋则孝等在 1988—1991 年对全国 30 个省区市 726 个县市 140 余万人进行贾第虫感染调查,结果表明贾第虫的感染率为 2.52%,其中新疆的感染率最高(9.26%),其次为西藏(8.22%)和河南(7.18%),而吉林、辽宁、内蒙古等省区市的感染率则较低。由于贾第虫的检测多采用粪便检查方法,其漏诊率很高,因此我国人群贾第虫的实际感染率要远远高于曾经报道的数据。用血清学方法检测血清抗体流行率能比较真实地反映人群贾第虫的实际流行情况。Wang 等对北京地区贾第虫感染的调查结果表明,血清 ELISA 的抗体阳性率高达 12.8%,而粪检阳性率仅为 2.7%。贾第虫流行病学调查显示,儿童的感染率较成人高,乡村人群的感染率高于城市,感染有家庭聚集性现象。

贾第虫病的传染源为粪便内含有贾第虫包囊的患者、带虫者及动物储存宿主,其中最主要的传染源是无症状包囊携带者。动物宿主包括野生动物(如河狸、美洲驼、狼等),家养动物(如猫、犬、牛、马、羊、猪等),这些储存宿主也是不可忽视的传染源,如在美国和加拿大,河狸和海狸鼠是贾第虫病重要的传染源,野外旅行者饮用被河狸粪便污染的水后,常可感染贾第虫。牛、马、犬等家养动物的贾第虫感染率也较高。近年来还发现海洋哺乳动物和水禽如海狮、野鸭等也可感染贾第虫,这些动物的粪便都是人体潜在的传染源。人对贾第虫包囊具有高度的易感性,吞食 10 个具有活力的包囊即可被感染。带虫者一次粪便可排出 4 亿个包囊,一昼夜可排出 9 亿个包囊。贾第虫包囊对外界环境有较强的抵抗力,除 3% 石炭酸和 2% 碘酒对包囊有较强的杀灭作用外,许多常用消毒剂在标准浓度下对包囊无杀灭作用。贾第虫包囊在日常调味品,如酱油、醋中的存活率也较高,而且对低温的耐受力也较强,在 4 ℃ 可存活 2 个月以上,在 37 ℃ 尚可存活 4 天。贾第虫病传播的主要途径是经水源传播,饮用水被污染是造成本病暴发和流行的主要原因,故本病是一种水源性疾病。农村地区粪便处理不当及用人粪施肥是导致水源污染的重要因素。城市自来水不达标准,水中包囊未被杀死也可导致流行。食物传播是贾第虫传播的另一途径,食物污染主要来自感染贾第虫的食物操作者或管理者,蔬菜被含有贾第虫包囊的水体污染也可导致传播。此外,贾第虫还可通过人-人接触传播。幼儿园、小学等儿童机构以及家庭成员间由于人与人之间的接触,导致经"手-口"途经传播。同性恋者的肛交方式可导致包囊的传播。另外,苍蝇、蟑螂等昆虫在某些情况下也可能成为传播媒介。任何年龄的人群对贾第虫均易感,但年老体弱者、免疫功能不全者及男性同性恋者尤其易感。

(二)防治

预防贾第虫病首先要彻底治愈患者和无症状带包囊者,以消除传染源;要加强人和动物的粪便管理,防止污染水源;对自来水要进行常规处理,防止水源性贾第虫病的暴发;要注意个人卫生和饮食卫生,不生食未洗净的蔬菜或水果,旅游者的饮用水应煮沸后饮用。艾滋病患者及其他免疫功能低下者,均应接受防止贾第虫感染的预防和治疗措施。

治疗贾第虫病的常用药物有甲硝唑(灭滴灵)、呋喃唑酮(痢特灵)、替硝唑等,巴龙霉素也有较好的治疗效果,尤其适用于感染贾第虫的怀孕妇女。

NOTE

第三节 阴道毛滴虫

案例导入

患者,女性,32岁,已婚。自述近一周内白带明显增多,黄绿色,有臭味,外阴瘙痒难忍,偶尿频、尿痛,并有性交痛。因严重影响到工作和生活,遂到医院妇科就诊。妇检:外阴红肿,阴道壁黏膜充血、水肿,阴道内大量灰黄色泡沫分泌物,伴有腥臭味。白带常规检查,报告滴虫+++、白细胞+++,确诊为滴虫性阴道炎。医生建议夫妻双方同查、同治。患者接受建议,积极配合治疗。五天后症状明显好转,十天后恢复正常。经治疗,三次月经后复查白带,阴道毛滴虫均为阴性,治愈后无复发。

1. 试述滴虫性阴道炎的发病机制。
2. 滴虫性阴道炎应如何诊断和治疗?

阴道毛滴虫(*Trichomonas vaginalis*,Donne 1837)简称阴道滴虫,主要寄生于女性阴道、尿道以及男性尿道、前列腺内,可引起滴虫性阴道炎(trichomonasvaginitis)、尿道炎或前列腺炎。滴虫性阴道炎是以性传播为主的一种传染病,呈全球性分布,人群感染较普遍。

一、病原学

(一)形态

阴道毛滴虫生活史中仅有滋养体期。活体无色透明,有折光性,体态多变,活动力强。固定染色后虫体呈梨形或椭圆形,大小为$(7\sim32)\mu m\times(5\sim15)\mu m$,虫体前1/3处有1个泡状核,核前缘有5颗排列成环状的基体,由此发出5根鞭毛,包括4根前鞭毛,1根后鞭毛。体外侧前1/2处有1层波动膜,是细胞质延伸形成的极薄的膜状物,其外缘与向后延伸的后鞭毛相连,但后鞭毛不游离于波动膜之外。虫体借助鞭毛摆动前进,借波动膜做翻滚式运动。有1根轴柱,纤细透明,由前向后纵贯虫体中央,自后端伸出体外。虫体胞质内有深染的颗粒,是该虫特有的氢化酶体(hydrogenosome)(图13-6,彩图10)。

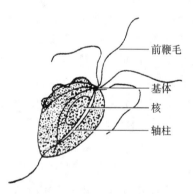

图13-6 阴道毛滴虫

(二)生活史

阴道毛滴虫的生活史简单,仅有滋养体阶段。滋养体主要寄生于女性阴道,尤以后穹窿处多见,偶尔可以侵入尿道、子宫等部位寄生;在男性感染者,该虫一般寄生于尿道、前列腺,也可侵及睾丸、附睾或包皮下组织。阴道毛滴虫可通过直接接触或间接接触的方式在人群中传播。在人体内,虫体以渗透、吞噬或吞饮方式获取营养,并以纵二分裂方式繁殖。滋养体对外界的适应能力强,既是繁殖阶段,也是感染阶段和致病阶段。

二、致病与临床

(一)致病机制

阴道毛滴虫病是一种常见的性传播疾病,女性感染主要表现为滴虫性阴道炎。阴道毛滴虫的致病力与虫株毒力、宿主生理状况、免疫力、内分泌以及阴道内细菌或真菌感染等因素密切相关。阴道内菌群较复杂,包括正常菌群、条件致病菌或致病性微生物,这些微生物相互具有拮抗作用。其中,乳酸杆菌在阴道的生物屏障和酸性环境的维持及抗感染等方面起到主要作用。健康妇女阴道内存在大量乳酸杆菌,是阴道正常菌群中最重要的益生菌成员,其可酵解阴道黏膜上皮细胞内糖原产生的大量乳酸,使阴道内保持相对酸性的环境(pH值维持在3.8~4.4之间),能抑制其他细菌的生长繁殖,这种生态效应称为阴道的自净作用。滴虫感染后可寄生于阴道内消耗糖原,妨碍乳酸杆菌对糖的酵解作用,使乳酸浓度降低,从而使阴道内pH值转为中性或碱性,此环境有利于滴虫本身或其他细菌的生长繁殖,形成致病条件。

阴道毛滴虫的致病机制如下:首先,虫体借助表面的5种蛋白黏附到泌尿生殖道的上皮细胞,此为致病的关键;其次,阴道毛滴虫可吞噬乳酸杆菌和阴道上皮细胞;此外,阴道毛滴虫的鞭毛可分泌毒性因子,如细胞分离因子,其可促进靶细胞解离。致病力强的虫株感染后,阴道黏膜可出现充血、水肿、上皮细胞变性脱落、白细胞炎性浸润等病变。

(二)临床表现

女性感染阴道毛滴虫后多数无临床表现或症状轻微,成为带虫者,但约50%的无症状带虫者可在半年内出现症状。滴虫性阴道炎患者出现典型临床表现,包括白带增多、呈泡沫状、伴有特殊气味,外阴瘙痒、有烧灼感,阴道分泌物呈灰黄色、泡状,性交痛等。妇科检查可见外阴红肿,阴道壁黏膜充血、水肿,阴道内分泌物增多,从少而稀薄到大量稠厚不等,子宫颈充血、水肿,少数人子宫颈弥漫性糜烂、点状出血,称为"草莓状宫颈"。若合并细菌感染,白带可呈脓液状、黏液状或水状。若侵犯泌尿道可出现尿频、尿急、尿痛等尿道刺激症状,为滴虫性尿道炎。阴道滴虫如侵犯膀胱,可致滴虫性膀胱炎,常导致排尿困难。

滴虫性阴道炎、尿道炎患者病情轻重常有波动,常在妊娠期、产后或月经期后以及泌尿生殖系统生理机能失调时症状加重,此与上述时期阴道内环境pH值接近中性有关。急性感染若未得到及时治疗,患者可转为慢性感染。此期临床症状较轻,阴道分泌物量可减少,常混有黏液,该期在流行病学上具有重要意义。另有资料表明,滴虫性阴道炎的临床症状与阴道内雌激素水平有关,雌激素水平越高,症状越轻,反之亦然。

男性感染者多无明显临床表现,常被忽视,成为带虫者,导致伴侣的连续重复感染。部分感染者患滴虫性尿道炎、前列腺炎、附睾炎等,表现为尿痛、夜尿、前列腺肿大及触痛,尿道口痒感或尿道口出现少量分泌物。

三、实验室检验

(一)病原学检验

在阴道分泌物、尿液和前列腺液中检查到阴道毛滴虫滋养体是确诊的依据。

1. 生理盐水直接涂片法 用消毒的棉拭子从阴道后穹窿及阴道壁等处取分泌物,于生理盐水中涂片后镜检,可以观察到活动的滋养体。标本送检时要注意保暖,以防虫体死亡。

2. 涂片染色法 取阴道、尿道或前列腺分泌物等做涂片,经瑞氏染液或姬姆萨染液染色后镜检。

3. 离心沉淀法 疑似滴虫性尿道炎患者,可将尿液离心沉淀后涂片镜检。

4. 肝浸汤培养法 对于疑难病例的检查,可采用此法。将阴道分泌物接种于肝浸汤培养基中培养后镜检,此法可提高检出率。

(二)免疫学检验

常用的免疫学检查方法有酶联免疫吸附试验(ELISA)、间接血凝试验(IHA)、胶乳凝集试验(LAT)、间接荧光抗体试验(IFAT)等。

(三)分子生物学检验

DNA探针技术、PCR可用于阴道毛滴虫感染的诊断。

四、流行与防治

(一)流行

阴道毛滴虫的感染遍及世界各地,是一种最普遍的生殖道感染性疾病。据统计,全世界每年阴道毛滴虫感染者超过2亿,该病在我国的流行也很广泛,各地区感染率不同,一般为5%～20%,以20～40岁年龄组的女性感染率最高。传染源为滴虫性阴道炎患者、带虫者或男性感染者,慢性感染者常是滴虫病主要的传染源。传播途径有直接接触和间接接触两种方式。直接接触传播主要通过性传播,是最主要的感染方式。因此,阴道毛滴虫感染是目前流行最广泛的性传播疾病之一。间接接触传播主要是通过使用公共浴池、各种浴具、游泳池、租用泳衣、坐式马桶或被阴道毛滴虫污染的衣物、器械等传播。另外,家庭成员间互用洗浴盆及医源性交叉感染也可导致阴道毛滴虫间接传播。

阴道毛滴虫滋养体对外环境有较强的适应性,pH值在5.42～7.08是阴道毛滴虫最适生长范围,pH值小于4.62和pH值大于7.24滴虫不能生长。0.5%的乳酸对阴道毛滴虫有抑制作用,1%或2%的乳酸对阴道毛滴虫有杀灭作用。它在半干环境中可生存14～20 h,－10 ℃至少可存活7 h,在潮湿的毛巾、衣裤中能存活23 h,2～3 ℃水中可存活65 h,40 ℃水中能存活102 h,在46 ℃水中能生存20～60 min,在普通肥皂水中也能生存45～150 min。因此,若不注意预防,在人群中可通过多种间接传播的方式引起感染及流行。此外,有研究表明,阴道毛滴虫感染与其他性传播疾病易混合感染。如患淋病和支原体感染的妇女阴道毛滴虫的检出率较正常人群高,沙眼衣原体感染者、梅毒和尖锐湿疣患者阴道毛滴虫的检出率也高于正常对照组。

(二)防治

做好卫生宣教,加强卫生管理,积极开展普查普治工作,及早治疗患者和无症状带虫者,减少和控制传染源。注意个人卫生和经期卫生,不共用浴具,提倡淋浴,少用盆浴,慎用公共坐式马桶,避免不洁的性生活是主要的预防措施。清洗个人内衣裤要用单独的盆具,内裤、毛巾用后应煮沸消毒,浴盆可用1%乳酸擦洗。临床上常用的口服药为甲硝唑(灭滴灵),其可破坏阴道毛滴虫细胞内结构从而导致虫体死亡。用法:每次200 mg,3次/天,7天为一个疗程;或每次400 mg,2次/天,共5天。局部治疗可先用1:5000高锰酸钾、1%乳酸、0.5%醋酸等冲洗以保持阴道内酸性环境。局部用药有甲硝唑、香葵油精栓剂或扁桃酸栓等,可以提高疗效。出现外阴瘙痒症状时,可用中药外阴洗剂坐浴,切勿抓痒,以免外阴皮肤黏膜破损,继发细菌性感染。滴虫性阴道炎常于月经后复发,故经治疗后,仍应每次月经后复查,若经3次检查均为阴性,方可视为治愈。治疗期间禁止性生活,夫妻双方需同时治疗方可根治。

第四节　锥　虫

一、冈比亚锥虫与罗得西亚锥虫

锥虫是寄生于脊椎动物血液和组织内的一种原虫。在非洲,对人体致病的布氏冈比亚锥虫(*Trypanosoma brucei gambiense* Dutton,1902)与布氏罗得西亚锥虫(*Trypanosoma brucei rhodesiense* Stephens&Fantham,1901)引起非洲锥虫病(African trypanosomiasis),亦称睡眠病(sleeping sickness)。冈比亚锥虫与罗得西亚锥虫同属人体涎源性锥虫,皆为布氏锥虫(*T. b. brucei*)亚种。冈比亚锥虫主要分布于西非和中非河流或森林地带,而罗得西亚锥虫则分布于东非热带草原及湖岸的灌木丛和植被地带。两种锥虫在形态、生活史、致病性及临床表现等方面十分相似,但在同工酶分析、限制性片段多态性分析及某些生物学特征方面存在差异。

(一)病原学

1. 形态　冈比亚锥虫与罗得西亚锥虫以锥鞭毛体(trypomastigote)的形式在人体内寄生。在血液中,锥鞭毛体具多形性,可分为细长型、中间型和粗短型锥鞭毛体三种类型。细长型锥鞭毛体长20～40 μm,宽1.5～3.5 μm,前端较尖细,游离鞭毛可长达6 μm,动基体位于虫体后部近末端;可分裂的细长型锥鞭毛体先转变为中间型锥鞭毛体,随之成为不分裂的粗短型锥鞭毛体;粗短型锥鞭毛体长15～25 μm,宽3.5 μm,游离鞭毛短于1 μm或不游离,动基体位于虫体近后端。锥鞭毛体有1个细胞核,位于虫体中央稍偏处。动基体呈腊肠型,内含DNA,一端常生出细而长的线粒体。鞭毛起自基体,沿边缘向前延伸,与虫体表膜相连,在虫体前端游离。当鞭毛运动时,表膜伸展,即成波动膜。姬氏染色或瑞氏染色的血涂片中,锥鞭毛体胞质呈淡蓝色,核居中,呈红色或红紫色;动基体为深红色,点状;波动膜为淡蓝色。细胞质内含深蓝色的异染质颗粒。

上鞭毛体寄生于舌蝇体内,此阶段对人无感染性。其外形细长,细胞核位于虫体中央,动基体位于核前方,有短的波动膜及鞭毛。上鞭毛体经过分裂形成循环后期锥鞭毛体,大小约为 15 μm×2.5 μm,无鞭毛,对人具有感染性。

2. 生活史 冈比亚锥虫与罗得西亚锥虫的生活史包括在舌蝇体内和在哺乳动物体内的发育两个阶段(图 13-7)。在病程的早期,两种锥虫的锥鞭毛体存在于血液淋巴液内,晚期可入侵脑脊液。在 3 型锥鞭毛体中,仅粗短型对舌蝇具感染性。舌蝇吸入含锥鞭毛体的血液,在中肠内进行繁殖,并转变为细长的锥鞭毛体,此期称为中肠期。细长的锥鞭毛体以二分裂法繁殖,约感染 10 天后,锥鞭毛体从中肠经前胃到达下咽并停止分裂,最终到达唾液腺,附着于细胞上,发育为上鞭毛体。经过增殖最后转变为循环后期锥鞭毛体。当感染舌蝇刺吸哺乳动物血液时,循环后期锥鞭毛体随涎液进入皮下组织,转变为细长型,繁殖后进入血液。

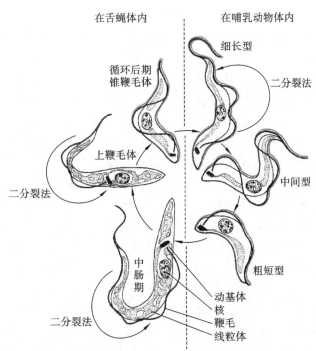

图 13-7 冈比亚锥虫与罗得西亚锥虫的生活史

(二)致病与临床

1. 致病机制 锥虫侵入人体后,先在血液和淋巴系统寄生繁殖,后进入中枢神经系统。变异的表面抗原和抗体形成的免疫复合物引起的免疫反应是非洲锥虫病的基本致病机制。

锥虫病的明显病理变化为 B 淋巴细胞增生,形成早期的淋巴结病变,脾脏一般增生,以及脑、心脏等的淋巴细胞浸润,并可导致免疫球蛋白增加和免疫复合物的出现。循环和组织的免疫复合物可引起广泛病变,包括贫血,补体激活,各脏器组织(尤其是中枢神经系统,心、肝等)的损害。

2. 临床表现 冈比亚锥虫和罗得西亚锥虫的临床表现有许多相同点,但也存在差异。主要区别在于:冈比亚锥虫呈慢性过程,病程可持续数月至数年,其间可有多次发热,但症状较轻;罗得西亚锥虫病呈急性过程,病程很少超过 9 个月。有些患者在中枢神经系统未受侵犯之前即已死亡。两种锥虫侵入人体以后的基本过程都分为锥虫在局部增殖所引起的初发反应期、锥虫在体内播散的血淋巴期以及侵入中枢神经系统的脑膜脑炎期。

1) 初发反应期 感染性舌蝇叮咬的局部皮肤常出现炎症反应,也可于叮咬后数日局部出现暗红色结节,逐渐肿胀,形成硬结,质地较硬,有触痛感,称锥虫硬性下疳(trypanosomal chancre)。结节约 3 周后消退。冈比亚锥虫所致的局部肿胀较罗得西亚锥虫少见。

2) 血淋巴期　脾肿大和淋巴结肿大是该期的主要特点。感染后5～12天,血中出现锥虫,在局部繁殖的锥虫大量进入血液循环和淋巴系统,出现发热、淋巴结肿大、剧烈头痛、关节痛等,尤以颈后部、颌下、腹股沟及股淋巴结肿大为显著。冈比亚锥虫引起特征性颈部后三角部淋巴结肿大,淋巴结直径约1cm,质韧,无压痛,不粘连,称为Winterbottom征;肝脾肿大多见于罗得西亚锥虫病。另外,心脏增大、心包炎、心力衰竭等也常见于罗得西亚锥虫病。

3) 脑膜脑炎期　此期以中枢神经系统症状为主,患者呈脑膜脑炎或脑脊膜炎的表现,如剧烈头痛、肌肉震颤和癫痫样抽搐等。终期表现为消瘦、嗜睡,最后因昏迷或心力衰竭而死亡。冈比亚锥虫病的中枢神经系统症状可在发病后12个月或数年才出现,而罗得西亚锥虫病在感染后2～4周即可发生。

(三) 实验室检验

1. 病原学检验

1) 直接涂片　取患者血液做薄血膜或厚血膜涂片进行姬姆萨染色是锥虫病的常规检测方法,也可取淋巴结穿刺液、脑脊液、下疳渗出液和骨穿刺液等做涂片检查。当血中虫数较多时,锥鞭毛体以细长型为主;血中虫数因宿主免疫反应而下降时,则以粗短型居多。冈比亚锥虫患者血液中虫体数量水平极低,病原诊断尤难确立。在病程早期,血液和其他体液中虫体数量较少,每日重复检查可提高检出率。但在大多数情况下,应用血液浓集方法可提高数倍的检出率。

2) 毛细管集虫法　将标本充满以肝素处理过的毛细玻璃管中,离心使锥虫集中在白细胞层中,然后将毛细玻璃管横置于载玻片上进行显微镜检查。由这种方法发展起来的表膜检查技术(quantitative buffy coat technique,QBCT)、微量血容积离心法(microhaematocrit centrifugation technique,MHCT)和吖啶橙(acridine orange)荧光染色法已商品化。这些方法简便高效,敏感度高,不仅可以应用于低虫血症的病例筛检,还广泛用于其他血液寄生虫,如疟原虫的浓集。

3) 微型阴离子交换离心技术(miniature anion-exchange centrifugation technique,MAECT)　目前该法被认为是最敏感的诊断血液中锥虫的方法。该法将血液通过微型阴离子交换树脂层析柱,收集、洗脱、分离锥虫悬液,进行离心,然后取沉淀直接镜检。

4) 动物接种法　以患者血液、脑脊液、淋巴结穿刺液、下疳渗出液和骨髓等样本,做大白鼠、小白鼠或豚鼠接种,可检查罗得西亚锥虫,此法不适用于冈比亚锥虫,因后者难以感染啮齿动物。

5) 锥虫体外培养技术　从多种哺乳动物分离的许多细胞系,常用的是成纤维细胞和上皮细胞,可作为培养布氏锥虫的滋养层。由于本法技术要求高,不是实用的常规诊断方法。

2. 免疫学检验　目前的锥虫病研究中,血清学诊断方法的敏感性高于病原学诊断。但免疫学检查不能区分现症感染和既往感染,且与利什曼原虫和其他锥虫可能发生交叉反应。

1) 卡片凝集试验(card agglutination test,CATT)　将福尔马林处理的锥虫悬液用考马斯亮蓝染色后涂于塑料卡片上,与待测血清混合,反应后出现肉眼可见的蓝色颗粒者为阳性。CATT简便易行、廉价,适合现场调查,阳性时再寻找病原体。

2) 间接荧光抗体试验(IFAT)　有较高的敏感性和特异性。

3) 酶联免疫吸附试验(ELISA)　检测不同动物的血清,ELISA的敏感性差异很大。以检测循环抗原的ELISA可用于临床诊断和疗效评价,并已有试剂盒开始应用。

3. 分子生物学检验　DNA探针、PCR等新技术已开始应用于锥虫病的流行病学调查和诊断研究,具有操作方便、易于标准化、微量化、特异性强等优点。但目前主要用于流行病学调查,尚未普及到临床应用。

(四) 流行与防治

1. 流行　非洲锥虫病呈地方性流行。布氏冈比亚锥虫分布于西非和中非,而布氏罗得西亚锥虫则分布于东非和南非。流行该病的国家有36个,约有200个地方性流行的疫区。据WHO估计,目前受威胁的人群有6000万;每年新增病例和死亡人数分别为10万和5万,有1/3到1/2的病例未被诊断或未得到治疗。

冈比亚锥虫病的传染源为人,罗得西亚锥虫病的传染源除人外,尚有某些野生动物如非洲羚羊、狮、鬣狗、猴等。主要传播媒介为刺舌蝇和淡足舌蝇。这些舌蝇滋生在热带草原和湖岸的森林及植丛地带,嗜吸动物血,在动物中传播锥虫,人因进入该地区而感染。我国无此类媒介昆虫,此病的发生多见于疫区归来人员。

2. 防治 预防锥虫病的主要措施是及时有效地治疗患者和消灭舌蝇。治疗药物苏拉明(suramin)是应用最广泛的药物,对各种锥虫病早期疗效良好。其他药物有戊烷脒(pentamidine isethionate,PI),它对早期冈比亚锥虫病有极好疗效,对罗得西亚锥虫病疗效不满意;依氟鸟氨酸(eflornithine,DFMO)对早晚期的两种锥虫病皆有效。对已累及中枢神经系统的病例,须采用有机砷剂进行治疗,如美拉肿醇(melarsoprol),对两种锥虫病各期皆有效,但毒性较大,仅用于晚期患者。防止舌蝇叮咬是防治本病的关键。改变媒介昆虫滋生环境,如采取清除灌木林、喷洒杀虫剂等措施。户外活动时通过穿长袖衣和长腿裤、涂抹避虫油等方法进行个人防护。

二、枯氏锥虫

枯氏锥虫(*Trypanosoma cruzi*,Chagas,1909)属人体粪源性锥虫,是枯氏锥虫病(或称恰加斯病)的病原体,传播媒介为锥蝽。本虫主要分布于南美和中美,故又称美洲锥虫。

(一)病原学

1. 形态 枯氏锥虫依据寄生环境不同,在其昆虫媒介锥蝽和脊椎动物体内经历无鞭毛体、上鞭毛体和锥鞭毛体三种不同形体。无鞭毛体存在于人或哺乳动物组织细胞内,呈球形或卵圆形,大小为 2.4~6.5 μm,有核和动基体,无鞭毛或有很短的鞭毛,可形成假囊。上鞭毛体存在于锥蝽的消化道内,呈纺锤形,长为 20~40 μm。动基体在核的前方,游离鞭毛自核的前方发出。上述两种类型均行二分裂繁殖。锥鞭毛体存在于血液或锥蝽的后肠内,主要为循环后期锥鞭毛体,长 11.7~30.4 μm,宽 0.7~5.9 μm。动基体独立可见,近动基体旁有一基体和鞭毛袋。鞭毛自核的后方向前延伸,与虫体附着形成波动膜,鞭毛前端游离。在血液内,外形如新月状或字母"C"形。锥鞭毛体不进行增殖。

2. 生活史 枯氏锥虫生活史包括在锥蝽体内的发育和在人体或哺乳动物体内的发育两个阶段。

枯氏锥虫在锥蝽内的发育需 10~15 天。锥蝽自人体或哺乳动物吸入含有锥鞭毛体的血液而感染,数小时后,锥鞭毛体在前肠内失去游离鞭毛,14~20 h 后,转变为无鞭毛体,继而转变为球鞭毛体,进入中肠,以二分裂增殖发育为上鞭毛体。在血餐后第 3 天或第 4 天,上鞭毛体出现于直肠,并附着于上皮细胞上,虫体变圆,发育为循环后期锥鞭毛体,该期为感染阶段。当受染锥蝽吸血时,循环后期锥鞭毛体随锥蝽粪便经皮肤破损处或口腔、鼻腔黏膜和眼结膜进入人体。这种传播方式称为后位传播或污染传播。

在人体内枯氏锥虫包括无鞭毛体和锥鞭毛体两个发育阶段。循环后期锥鞭毛体入侵人体后,转变为无鞭毛体,经二分裂增殖后形成假包囊。约 5 天后,无鞭毛体转变为锥鞭毛体释放入血。在血液中锥鞭毛体不增殖;但在巨噬细胞和组织细胞内,尤其是心肌细胞内,锥鞭毛体约经 3 h 转变为无鞭毛体,再经 35 h 的静止期进行二分裂繁殖又转变为锥鞭毛体。释出的锥鞭毛体有细长和粗短两种类型,前者虫体细长,高度活跃,类似于锥蝽粪便中的循环后期锥鞭毛体;后者短宽,不甚活跃。锥蝽吸血时,血液循环中的锥鞭毛体进入昆虫体内,在其消化道继续发育。

(二)致病与临床

1. 致病机制 恰加斯病主要分为急性期和慢性期两个阶段。由于枯氏锥虫可定植于任何有核细胞,本病急性期症状多被认为是克氏锥虫损伤宿主细胞所致;而对于慢性期的发病机制,目前尚有争论。一种理论认为锥虫的持续存在导致慢性炎症损伤,另一种理论则认为是自身抗体的出现导致免疫损伤。

2. 临床表现 恰加斯病早期常缺乏明显症状,急性期与慢性期的临床表现差异也极大。最初的急性期在感染之后持续约两个月。锥虫侵入部位的皮下结缔组织出现炎症反应,初为一过性荨麻疹。感染 1~2 周后,受叮咬局部出现结节,称为恰加斯肿(Chagoma)。在被锥蝽叮咬的不足 50% 的人群中,首先可见的典型体征可以是皮损或一侧眼睑青紫肿胀。多数病例无症状或症状温和,包括发热、头痛、广泛的淋巴结肿大以及肝脾肿大，还可出现呕吐、腹泻或脑膜脑炎症状，此期持续4~5周，大多数患者自急性期恢复后进入隐匿期。有些患者则转为慢性期。慢性期常在感染后10~20年后出现。该虫主要隐藏在心脏和消化道中：30%的患者可出现心脏障碍，主要表现为心肌炎、充血性心力衰竭和血栓症状；10%出现消化道、神经或混合病变，重要临床表现为巨食管（megaesophagus）和巨结肠（megacolon）。

（三）实验室检验

1. 病原学检验

1）直接涂片法　类似于非洲锥虫病，可以采用血涂片（薄片、厚片）染色镜检。适用于血中锥鞭毛体数目较多的急性期。

2）血液培养法　急性期和慢性期患者均可采血液样本，用NNN培养基进行培养。国外常用此法进行血库中血液的筛检。

3）动物接种法　以人工饲养的非感染锥蝽叮咬患者血液，以锥蝽血餐鸡，收集鸡体的锥蝽，检查粪便中是否有锥虫。也可用实验室饲养3~10天的小白鼠或大白鼠进行动物接种，该法可100%检出急性期患者，但对隐匿期和慢性期检出率仅约50%，且耗时较长，主要用于免疫学检查结果阴性者的进一步确诊。

2. 免疫学检验　在隐匿期或慢性期，由于血中锥虫量明显减少，可用免疫学方法辅助诊断。枯氏锥虫一旦感染人体，人体内血清阳性一般可维持终生，未经治疗者一般不会发生血清转阴。目前常用的方法有间接荧光抗体试验、间接血凝试验及酶联免疫吸附试验。本病与其他原虫感染特别是利什曼原虫和其他锥虫感染有交叉反应，应注意鉴别。国外有使用western blot方法对恰加斯病患者血清进行检测，对与利什曼原虫和非洲锥虫病的鉴别诊断效果良好。

3. 分子生物学检验　PCR及DNA探针等技术可检测慢性锥虫感染者的血液或组织内或传播媒介体内的锥虫核酸。血培养技术联合PCR对于检测虫数极低的血液标本有很高的检出率。

（四）流行与防治

1. 流行　WHO估计全世界有1000万人感染锥虫，主要流行于中美洲和南美洲，从美国南部至阿根廷南部范围，尤其是贫穷及偏远地区，主要为巴西、阿根廷、智利、玻利维亚、委内瑞拉等国。该病高危人群达2500万人以上。恰加斯病在2008年造成1万多人死亡。由于旅行和移民的原因，过去10年中，在美国、加拿大、许多欧洲国家以及有些西太平洋国家中病例逐年上升。这主要是由于拉丁美洲与世界其他地方之间的人口流动。鉴于这种疾病危害大、感染人数多以及难以预防，美国疾病预防与控制中心已经将其列为五大被忽视的寄生虫感染疾病之一。

人群对枯氏锥虫普遍易感，儿童感染更为严重和常见。已报道有24科150多种哺乳动物受感染。在野生动物中，负鼠和犰狳是最重要的易感动物；家养动物中最易感的是犬和猫，其感染率普遍高于人类。鸡舍可有大量锥蝽滋生，具有一定的流行病学意义。

恰加斯病的感染途径包括锥蝽吸血媒介传播、输血和器官移植、哺乳或经胎盘传播和消化道传播等方式。此外在实验室事故也可能会发生意外感染。

2. 防治　及时消灭动物储存宿主、杀灭媒介昆虫和保护易感人群是预防恰加斯病的重要途径。枯氏锥虫在南美野生动物宿主的数量较大，意味着不能根除这种寄生虫。室内喷洒杀虫剂，可防止锥蝽在室内滋生和栖息。个人做好预防措施，比如户外野营使用蚊帐，食物制备、运输、储存和食用方面需采取良好的卫生措施等。为了预防通过输血和器官移植染病，应对献血者、器官提供者及时行血清学检查。筛查受感染母亲的新生儿、其他儿童及孕妇，以便提供早期诊断和治疗。

本病目前尚无有效的治疗方法。常用治疗药物有苄硝唑和硝基呋喃（nitrofuran）类衍生物硝呋替莫。两种药物对急性期有一定效果，能降低血中虫数，明显减轻临床症状和缩短锥虫血症持续的时间。但是，两种药物的治疗效率随着患者染病时间增长而减弱。长期服用有较强副作用，包括皮疹、胃肠道反应及神经系统症状等。孕妇或者肝、肾功能衰竭者不应使用苄硝唑和硝呋替莫。硝呋替莫也禁忌用于具有神经或精神障碍背景者。而隐匿期及慢性期是否该进行抗锥虫治疗，至今仍存在较大争议，部分实验表明抗锥虫治疗可改善预后。

第五节 其他毛滴虫

一、人毛滴虫

人毛滴虫(*Trichomonas hominis* Daraine,1860)隶属于动鞭纲毛滴虫目毛滴虫科,主要寄生于人体盲肠、结肠部位,为非致病性原虫。

(一)病原学

1. 形态 本虫生活史只有滋养体期,无包囊阶段。滋养体呈梨形或椭圆形,大小为 7.7 μm×5.5 μm,有 3~5 根前鞭毛和 1 根后鞭毛,后鞭毛与波动膜外缘相连接,尾端游离,波动膜内侧有一个弯曲、薄杆状的肋与虫体相连,肋与波动膜等长。虫体借前鞭毛的摆动向前推进,利用波动膜进行旋转运动。一根纤细的轴柱由前向后贯穿虫体,并由后方伸出体外。胞质内含有食物泡和细菌。一个细胞核位于虫体前端、近前鞭毛的起始处,核内有一个细小的核仁及分布不均的染色质粒(图 13-8)。在电镜下观察到虫体前端由鞭毛周管开口伸出 4 根游离的前鞭毛,它们在鞭毛周管内彼此靠近成束,在虫体的腹侧面,靠近周管开口稍下方还单独伸出 1 根游离的后鞭毛。另外,在虫体的背侧面,周管开口背侧稍后方单独伸出 1 根后鞭毛,后鞭毛与前鞭毛的发出点排列在一条直线上,波动膜及虫体的质膜和胞质向体外伸出一条波浪形膜样结构,膜的最前端在后鞭毛发出点的稍后方。

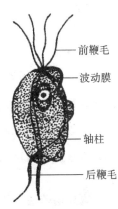

图 13-8 人毛滴虫

2. 生活史 人毛滴虫寄生于人体盲肠、结肠内,以回盲部多见。滋养体既是繁殖阶段,又是感染阶段。滋养体在外界有较强的抵抗力,可随污染的食物及饮用水进入人体,虫体在肠腔内以二分裂法繁殖。

(二)致病与临床

人毛滴虫的致病性一直存在争议,目前尚无明确的证据表明人毛滴虫对人体有致病作用。有报道称本虫可引起腹泻,但有人认为腹泻是与人毛滴虫感染相伴,并非由它所致。

(三)实验室检验

实验室检验采用粪便直接涂片法查到人毛滴虫滋养体即可确诊。当粪便内虫体量少时可用培养基分离培养虫体。

(四)流行与防治

1. 流行 人毛滴虫呈世界性分布,以热带、亚热带较为常见,各地区感染率不同,儿童感染多于成人。1988—1992 年调查结果显示,我国平均感染率为 0.033%,感染人数为 25 万~49 万人。全国有十余个省区市有本虫感染,其中新疆、河北、福建、广西、青海等省区市感染率较高,以青海最高,为 1.132%;其次是福建,为 0.498%。本虫主要经粪-口途径传播,误食被滋养体污染的食物和饮用水可导致感染,此外也可经蝇类机械性传播。

2. 防治 搞好环境卫生,积极消灭苍蝇,防止人毛滴虫滋养体污染食物和水源,注意饮食、饮用水卫生,防止病从口入等。治疗使用甲硝唑,中药雷丸效果也较好。

二、口腔毛滴虫

口腔毛滴虫(*Trichomonas tenax* Muller,1773)为寄生于人或某些灵长类动物口腔内的鞭毛虫。

(一)病原学

1. 形态 本虫生活史中只有滋养体期。虫体形状变化很大,典型者呈倒置梨形或椭圆形,大小为

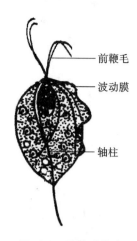

图13-9 口腔毛滴虫

(4~13)μm×(2~9)μm,有4根前鞭毛和1根后鞭毛,后鞭毛附着于波动膜边缘,无游离端,波动膜略长于体长的一半,1根纤细的轴柱自毛基体发出并伸出体后,1个卵圆形或椭圆形的细胞核位于虫体前部中央,核内可见丰富、深染的染色质粒(图13-9)。

2. 生活史 口腔毛滴虫寄生于人体口腔,以食物残渣、上皮细胞和细菌为食,滋养体以二分裂法繁殖,通过接吻、飞沫等方式传播。

(二)致病与临床

口腔毛滴虫是否有致病性目前尚无定论。有学者认为口腔毛滴虫为非致病性原虫,也有学者则认为口腔毛滴虫与牙周炎、牙龈炎、龋齿等口腔疾病的发病有关。研究显示,在口腔毛滴虫寄生部位常伴有梭形杆菌和口腔螺旋体的寄生,其可能对这些细菌引起口腔疾病起协同作用。口腔毛滴虫也可经污染的口咽部吸入到呼吸道后引起支气管炎、肺炎等呼吸道疾病,并常伴有癌症、慢性肺疾病及免疫抑制等。

(三)实验室检验

1. 生理盐水涂片法 取齿龈刮拭物、牙缝内牙垢或渗出物,进行生理盐水涂片镜检,查到滋养体即可确诊。

2. 体外培养法 常采用Noguchi-Ohira腹腔积液培养基,还有LES培养基和LAS培养基等。

(四)流行与防治

1. 流行 口腔毛滴虫分布广泛,遍及世界各地。1988—1992年我国人体寄生虫感染情况调查显示,我国10个省区市的6684人中,感染人数有一千余人,平均感染率为17.4%,其中口腔科门诊患者的平均感染率为26.33%。有资料表明,口腔毛滴虫流行有以下特点:①口腔毛滴虫在我国南方地区感染较多;②口腔毛滴虫往往伴有其他口腔疾病,其中有冠周炎和牙结石的患者口腔毛滴虫阳性率最高,其次是牙龈炎、牙周炎和龋齿患者,口腔溃疡、牙磨损、釉质发育不全等其他口腔疾病患者也常有口腔毛滴虫感染;③口腔卫生良好者口腔毛滴虫感染率明显低于口腔卫生差者;④农村地区口腔毛滴虫感染率比城市高;⑤30岁以上人群感染率明显偏高。

口腔毛滴虫在外界有较强的抵抗力,在室温下可存活3~6天,水中可生存10~12 h。口腔毛滴虫的传播方式包括直接传播和间接传播,直接传播主要通过接吻方式,间接传播包括飞沫、食物、餐具等方式。人体一旦感染口腔毛滴虫则很难消除,故应注意口腔卫生,保持口腔清洁。

2. 防治 预防口腔毛滴虫感染要加强口腔卫生保健宣传,注意口腔卫生,保持口腔清洁,及时清除牙垢、菌斑、牙结石等,尽早治疗龋齿等疾病。治疗可用甲硝唑,若伴有细菌感染,可同时服用抗生素。

本章小结

虫种	与诊断、传播相关的时期形态	生活史特点	主要临床表现	主要病原学检验
杜氏利什曼原虫	无鞭毛体:圆形或卵圆形,瑞氏染色后,胞质呈淡蓝色,胞核较大,呈圆形,红色或紫红色,核旁有一杆状的动基体。前鞭毛体:长梭形,胞核位于虫体中部,动基体在前部,鞭毛由动基体之前的基体发出,游于虫体之外,约与虫体等长。	感染阶段:前鞭毛体。感染途径:经皮肤。寄生部位:巨噬细胞。离体方式及时期:无鞭毛体随白蛉吸血离开人体进入白蛉胃内。	不规则发热,肝肿大,脾肿大,贫血,皮肤损害,出现大量肉芽肿结节,或丘疹、红斑。	检验取材:骨髓穿刺物。检验时期:无鞭毛体。检验方法:骨髓穿刺物涂片染色镜检。

续表

虫种	与诊断、传播相关的时期形态	生活史特点	主要临床表现	主要病原学检验
蓝氏贾第鞭毛虫	滋养体：纵切的半个倒置梨形，前端钝圆，后端尖细，两侧对称，腹面扁平，背面隆起。有1对卵圆形泡状核，有4对鞭毛。包囊：椭圆形，囊壁较厚，囊壁与虫体之间有明显的空隙。未成熟包囊有2个核，成熟包囊有4个核。	感染阶段：四核包囊。感染方式：经口。寄生部位：十二指肠或小肠上段。离体方式及时期：滋养体、包囊随粪便排出体外。	急性患者突发性腹泻，呈水样粪便，量大，无脓血，伴恶臭，可有腹部痉挛性疼痛和胃肠胀气等。慢性期患者表现为间歇性稀便、软便或呈粥样，伴有恶心、厌食、嗳气、体重减轻等症状。	检验取材：粪便。检验时期：滋养体或包囊。检验方法：生理盐水涂片法，碘液染色涂片法。
阴道毛滴虫	滋养体：活体无色透明，有折光性。固定染色后虫体呈梨形或椭圆形，有1个泡状核，5根鞭毛和1层波动膜。	感染阶段：滋养体。感染途径：直接接触或间接接触。寄生部位：泌尿生殖道。离体方式及时期：直接接触或间接接触，滋养体。	滴虫性阴道炎、尿道炎。	检验取材：阴道分泌物、尿液和前列腺液。检验时期：滋养体。检验方法：生理盐水直接涂片法，涂片染色法。

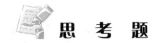

思 考 题

1. 对人类致病的利什曼原虫主要有哪些？
2. 利什曼原虫的生活史包括哪些阶段？通过什么方式感染人体？
3. 利什曼原虫对人体致病的机制是怎样的？
4. 杜氏利什曼原虫感染的病原学诊断方法有哪些？
5. 怎样防治黑热病？
6. 什么是旅游者腹泻？对此病如何进行诊断？
7. 与性传播有关的原虫有哪些？
8. 滴虫性阴道炎的传播途径有哪些？
9. 滴虫性阴道炎的发生机制是什么？
10. 冈比亚锥虫和罗得西亚锥虫是如何感染人的？
11. 感染冈比亚锥虫和罗得西亚锥虫的临床表现有什么异同？
12. 非洲锥虫病的病原学诊断方法有哪些？

(芦亚君)

第十四章 孢子虫

学习目标

1. 掌握：间日疟原虫红内期各期及恶性疟原虫红内期环状体及配子体的形态特点、生活史过程、对人体的危害以及实验室诊断方法；弓形虫滋养体的形态、生活史过程、致病特点及实验室诊断方法；隐孢子虫卵囊的形态、生活史过程、致病特点及实验室诊断方法。

2. 熟悉：五种疟原虫的形态及生活史鉴别要点；疟原虫、弓形虫及隐孢子虫的流行分布特点及防治原则。

3. 了解：疟原虫、弓形虫及隐孢子虫其他时期的形态特点及免疫；其他孢子虫（肉孢子虫、贝氏等孢球虫及巴贝虫）的形态与生活史特点、对人体的危害、实验室诊断方法、流行分布及防治原则。

孢子虫属顶复门（Apicomplexa）、孢子虫纲（Sporozoa）。虫体均营寄生生活，生活史较复杂，生殖方式具有世代交替现象。对人体危害较严重的孢子虫主要有疟原虫、弓形虫和隐孢子虫，其他孢子虫如肉孢子虫、等孢球虫和微孢子虫等也可寄生于人体，引起危害。

第一节 疟 原 虫

案例导入

患者，男性，32岁，上海市奉贤区人。2017年8月11从尼日利亚经商回国，自10月6日起，每天出现发热，伴头痛、全身酸痛、全身乏力和胃纳明显减弱等症状。患者到医院就诊。门诊拟诊为感冒，经静脉滴注头孢呋辛3天无效，收治入院。体检：体温39.5 ℃，红细胞4.6×10^{12}/L，血红蛋白140 g/L，脾肿大，血涂片镜检到恶性疟原虫环状体及配子体，用氯喹+伯喹治疗，症状很快消失。3天后患者要求出院。11月下旬，患者又出现前述症状，并有恶心、呕吐、剧烈头痛，连续6天后，因昏厥、神志不清、抽搐再送当地医院抢救。检查：体温40 ℃，红细胞1.50×10^{12}/L，血红蛋白60 g/L，瞳孔对光反应迟钝，颈强直，血涂片见红细胞内大量的恶性疟原虫。经抗疟疾治疗及连续抢救2天无效，死亡。

(1) 该患者为疟疾患者，为什么不出现周期性寒战、发热及出汗等典型的发作表现？
(2) 患者11月下旬发病是否与其10月上旬的疾病有关？为什么？
(3) 对输入性疟疾的预防，民众应该注意哪些方面？

疟疾（malaria）是人类一种古老的疾病，俗称"打摆子"。世界上许多古国如中国、印度、希腊和埃及的医书上均有记载。我国殷商时代的甲骨文及青铜器铭文上就有"疟"的象形文字。《黄帝内经·素问》中已有《疟论篇》和《刺疟篇》等专著。国外最早关于疟疾的详细记录来自公元前5世纪的希波克拉底的手稿，随着疟疾在欧洲和其他地方的蔓延，越来越多的记录出现在希腊、意大利和整个罗马帝国。由于疟疾与沼泽地有密切的联系，那时的人们认为疟疾的发生主要是由于吸入沼泽中的毒气。因此，国外古籍中称疟疾为"bad air"，后来意大利学者称疟疾为"malaria"。

1880年，法国军医Laveran在检查恶性疟患者血液时，发现了疟原虫，Laveran因此获得1907年诺贝尔生理学或医学奖。1897年,Ross证实按蚊是疟疾的传播媒介,因而获1902年诺贝尔生理学或医学奖,至此,疟疾的传播及其防治的理论得以建立在科学的基础之上。

疟原虫属于孢子虫纲(Sporozoa)、球虫亚纲(Coccidiasina)、真球虫目(Eucoccidiorida)、疟原虫科(Plasmodiidae)、疟原虫属(*Plasmodium*)。疟原虫种类繁多,在两栖类、爬行类、鸟类、哺乳动物体内寄生的疟原虫有200余种,其中至少有22种见于灵长类宿主。寄生于人类的疟原虫有5种,即间日疟原虫[*Plasmodium vivax* (Grassi and Fetti, 1890) Labbe, 1899]、恶性疟原虫[*P. falciparum* (Welch, 1897) Schaudinn, 1902]、三日疟原虫[*P. malariae* (Laveran, 1881) Grassi and Fetti, 1890]、卵形疟原虫(*P. ovale* Stephens, 1922)和诺氏疟原虫(*P. knowlesi*, Sinton, *et* Mulligen, 1932),分别引起间日疟、恶性疟、三日疟、卵形疟和诺氏疟。

一、病原学

(一)形态

红细胞内期疟原虫的基本结构包括核、胞质和胞膜,5种人体疟原虫的基本构造相同,但各期的形态又各有特征。红细胞内的疟原虫一般分为3个主要发育期,滋养体(trophozoite)、裂殖体(schizont)和配子体(gametocyte)。血涂片经姬氏染液或瑞氏染液染色后,核呈紫红色,胞质为天蓝至深蓝色。早期滋养体以后各期虫体内尚有消化分解血红蛋白后的最终产物疟色素(malarial pigment)的沉积,染色后的疟色素呈棕黄色、棕褐色或黑褐色(表14-1)。除了疟原虫本身的形态特征不同之外,被寄生红细胞的形态有无变化以及变化的特点,对鉴别疟原虫种类很有帮助。

表14-1 五种疟原虫薄血膜形态鉴别(姬氏染色)

项目	间日疟原虫	恶性疟原虫	三日疟原虫	卵形疟原虫	诺氏疟原虫
被寄生红细胞的变化	除环状体外,其余各期均胀大,色淡;大滋养体期开始出现较多鲜红色、细小的薛氏小点	正常或略小;可有数颗粗大稍呈紫褐色的茂氏点	正常或略小;偶见少量、淡红色、微细的齐氏小点	正常或略胀大,色淡;多数卵圆形,边缘不整齐;常见较多红色粗大的薛氏小点,且环状体期已出现	似三日疟原虫
早期滋养体(环状体)	胞质薄,淡蓝色;环较大,约占红细胞直径的1/3;核1个,偶有2个;无疟色素	环纤细,约为红细胞直径的1/5;核1~2个;红细胞内可含有2个以上原虫;虫体常位于红细胞边缘	胞质深蓝色,环较粗壮,约为红细胞直径的1/3;核1个,红细胞内很少含有2个原虫	似三日疟原虫	似恶性疟原虫,但环较大,稍粗,为红细胞直径的1/5~1/4
晚期滋养体(大滋养体)	核1个;胞质增多,形状不规则,呈阿米巴样,空泡明显;疟色素棕黄色,细小杆状,分散在胞质内	体小,圆形;胞质深蓝色,空泡不明显;疟色素呈黑褐色,集中	体小,圆形或带状,空泡小或无,亦可呈大环状;核1个;疟色素深褐色,呈粗大颗粒状,常分布于虫体边缘	体较三日疟原虫大,圆形,空泡不显著;核1个;疟色素似间日疟原虫,但较少,粗大	似三日疟原虫
未成熟裂殖体	核开始分裂为2个以上;胞质随着核的分裂渐呈圆形或不规则形;空泡消失;疟色素开始集中	较小,圆形,空泡消失或虫体仍似大滋养体,但核开始分裂;疟色素呈黑褐色,集中	体小,圆形,空泡消失;核开始分裂;疟色素深褐色,分布不匀	体小,圆形或卵圆形,空泡消失;核开始分裂;疟色素呈棕黄色,分布不匀	似三日疟原虫

续表

项目	间日疟原虫	恶性疟原虫	三日疟原虫	卵形疟原虫	诺氏疟原虫
成熟裂殖体	虫体充满胀大的红细胞,裂殖子12~24个,常为16~18,排列不规则;疟色素呈黄褐色,常聚集一侧	虫体小于红细胞;裂殖子8~26个,常为8~18个;排列不规则;疟色素呈黑色,集中成团	裂殖子6~12个,常为8个,排成菊花状;疟色素呈深褐色,常集中在中央	裂殖子6~14个,通常8个,排列不规则;疟色素呈棕黄色,集中在中央或一侧	似三日疟原虫,但裂殖子可多至16个
雌配子体	虫体圆形或卵圆形,占满胀大的红细胞,胞质呈蓝色;核小致密,呈深红色,偏向一侧;疟色素分散	新月形,两端较尖,胞质蓝色;核结实,深红色,位于中央;疟色素呈黑褐色,分布于核周围	如正常红细胞大,圆形;胞质深蓝色;核较小,致密,深红色,偏于分布一侧;疟色素多而分散	虫体似三日疟原虫,疟色素似间日疟原虫	似间日疟原虫,疟色素呈黑色,颗粒状
雄配子体	虫体圆形,胞质呈蓝色而略带红色;核大、疏松,淡红色,位于中央;疟色素分散	腊肠形,两端钝圆,胞质蓝而略带红色;核疏松,淡红色,位于中央;疟色素分布核周	略小于正常红细胞,圆形;胞质浅蓝色;核较大、疏松,淡红色,位于中央;疟色素分散	虫体似三日疟原虫,疟色素似间日疟原虫	似间日疟原虫,疟色素呈黑色,颗粒状

1. 滋养体 为疟原虫在红细胞内摄食和生长、发育的阶段。按发育先后,滋养体有早、晚期之分。早期滋养体胞核小,胞质少,中间有空泡,虫体多呈环状,故也称为环状体(ring form)(彩图11,彩图19)。随后虫体长大,胞核亦增大,胞质增多,有时伸出伪足,胞质中开始出现疟色素,此时的虫体逐渐发育为晚期滋养体,也称大滋养体(彩图12)。间日疟原虫和卵形疟原虫寄生的红细胞可以变大、变形,颜色变浅,常有明显的红色薛氏小点(Schuffner's dots);被恶性疟原虫寄生的红细胞有粗大的紫褐色茂氏点(Maurer's dots);被三日疟原虫寄生的红细胞可有齐氏小点(Ziemann's dots);被诺氏疟原虫寄生的红细胞的变化似三日疟原虫。

2. 裂殖体 晚期滋养体发育成熟,核开始分裂,但虫体的胞质尚未分裂,此时虫体进入早期裂殖体或称为未成熟裂殖体(immature schizont)(彩图13);随后核经反复分裂,胞质也随之分裂,每一个核都被部分胞质包裹,形成裂殖子(merozoite),疟色素集中成团,虫体即发育为成熟裂殖体(mature schizont)(彩图14)。

3. 配子体 疟原虫经过数次裂体增殖后,部分裂殖子侵入红细胞中发育长大,核增大而不再分裂,胞质增多而无伪足,最后发育成为圆形、卵圆形或新月形的个体,称为配子体。配子体有雌、雄(或大、小)之分,雌(大)配子体较大,胞质致密,疟色素多而粗大,核致密而偏虫体一侧或居中(彩图15,彩图20);雄(小)配子体较小,胞质稀薄,疟色素少而细小,核质疏松、较大,位于虫体中央(彩图16,彩图21)。

(二)生活史

寄生于人体的5种疟原虫生活史基本相同,需要人和按蚊两个宿主。在人体内先后寄生于肝细胞和红细胞内,在肝细胞内,进行裂体增殖,在红细胞内,除进行裂体增殖外,还进行有性配子生殖;在按蚊体内,完成配子生殖,继而进行孢子增殖。

1. 在人体内的发育 分肝细胞内的发育和红细胞内的发育两个阶段。

1)红细胞外期(exoerythrocytic stage,简称红外期) 当唾液腺中带有成熟子孢子的雌性按蚊刺吸人血时,子孢子随唾液进入人体末梢血,约经 30 min 即随血流进入肝脏并侵入肝细胞,进行裂体增殖,形成红外期裂殖体。成熟的红外期裂殖体直径为 45～60 μm,内含数以万计的裂殖子。当红外期裂殖体发育成熟时,被寄生的肝细胞破裂,裂殖子释出,进入血流,一部分裂殖子被巨噬细胞吞噬,其余部分侵入红细胞,开始红内期的发育。红外期裂体增殖通常为 1 代,对人体无严重的不良反应。从子孢子侵入人体到裂殖子释入血流所需时间,间日疟原虫为 7～8 天,恶性疟原虫为 5～6 天,三日疟原虫为 11～12 天,卵形疟原虫及诺氏疟原虫为 9～10 天。

间日疟原虫和卵形疟原虫的子孢子具有遗传学上不同的两种类型,即速发型子孢子(tachysporozoite)和迟发型子孢子(bradysporozoite)。当子孢子进入肝细胞后,速发型子孢子继续发育完成红外期的裂体增殖,而迟发型子孢子视虫株的不同,需经过一段或长或短(数月至一年)的休眠期后,才完成红外期的裂体增殖。经休眠期的子孢子被称为休眠子(hypnozoite)。恶性疟原虫、三日疟原虫和诺氏疟原虫没有迟发型子孢子。

2) 红细胞内期(erythrocytic stage,简称红内期) 红外期裂殖子侵入红细胞,在红细胞内进行裂体增殖和形成配子体的时期。

侵入红细胞后的裂殖子先形成环状体,继而发育为大滋养体、未成熟裂殖体和成熟裂殖体,成熟裂殖体胀破红细胞,裂殖子释出,其中一部分被巨噬细胞吞噬,其余再侵入其他正常红细胞,重复其红内期的裂体增殖过程。完成一代红内期裂体增殖,间日疟原虫和卵形疟原虫约需 48 h,恶性疟原虫需 36～48 h,三日疟原虫约需 72 h,诺氏疟原虫约需 24 h。除恶性疟原虫外,对于其他 4 种疟原虫均可在周围血内查到各个发育时期的疟原虫。恶性疟原虫红内期的裂体增殖是在人体深部血管中进行的,心脏毛细血管是恶性疟原虫裂体增殖的主要场所,其次是脾、横纹肌等。通常情况下,恶性疟原虫仅环状体和配子体出现于外周血液,但在重症恶性疟患者的血液内也可查到大滋养体。

疟原虫经几代红内期裂体增殖后,部分裂殖子侵入红细胞后不再进行裂体增殖而是发育成雌、雄配子体。恶性疟原虫的配子体主要在肝、脾、骨髓等器官的血窦或微血管里发育,成熟后开始出现于外周血液中,在无性体出现后 7～10 天才见于外周血液中。配子体的进一步发育需在按蚊胃中进行,否则在人体内经 30～60 天即衰老变性而被清除。

不同种类的疟原虫寄生于红细胞的不同发育期,间日疟原虫和卵形疟原虫主要寄生于网织红细胞,三日疟原虫多寄生于较衰老的红细胞,而恶性疟原虫及诺氏疟原虫可寄生于各发育期的红细胞。

2. 在按蚊体内的发育 当雌性按蚊刺吸患者或带虫者血液时,在红细胞内发育的各期原虫随血液入按蚊胃,仅雌、雄配子体能在按蚊胃内继续发育,其余各期原虫均被消化破坏。在按蚊胃内,雄配子体(male gametocyte)核分裂成 4～8 块,胞质也向外伸出 4～8 条细丝;不久,每一小块胞核进入一条细丝中,细丝脱离母体,在按蚊胃中形成雄配子(male gamete)。一个雌配子体发育为一个相应的雌配子。雄配子体在按蚊胃中游动,与雌配子相遇后,并钻进雌配子(female gamete)体内,受精形成合子(zygote)。合子变长,能动,成为动合子(ookinete)。动合子穿过胃壁上皮细胞或其间隙,在按蚊胃基底膜下形成圆球形的卵囊(oocyst)(彩图 17)。卵囊长大,囊内的核和胞质反复分裂,进行孢子增殖,从成孢子细胞表面芽生子孢子,形成数以万计的子孢子(sporozoite)(图 14-1,彩图 18)。子孢子随卵囊破裂释出或由囊壁钻出,经血淋巴汇集于按蚊的涎腺,发育为成熟子孢子。当受染按蚊再吸血时,子孢子即可随唾液进入人体,又开始在人体内的发育(图 14-2)。在最适条件下(25 ℃),疟原虫在按蚊体内发育成熟所需时间:间日疟原虫及诺氏疟原虫为 9～10 天,恶性疟原虫为 10～12 天,三日疟原虫为 25～28 天,卵形疟原虫为 16～18 天。

疟原虫在按蚊体内发育受多种因素影响,诸如配子体的数量、成熟程度、活性、雌雄配子体的比例、按蚊体内生化条件、按蚊体对入侵疟原虫的免疫反应性,以及外界温、湿度变化等。

二、致病与临床

(一)致病机制及临床表现

疟原虫的主要致病阶段是红内期的裂体增殖期。致病力强弱与侵入的虫种、数量和人体免疫状态

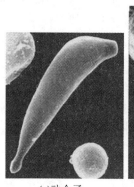 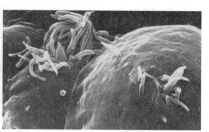

(a) 动合子　　　(b) 按蚊胃上的卵囊　　　(c) 成熟卵囊及子孢子逸出

图 14-1　疟原虫动合子与卵囊扫描电镜图

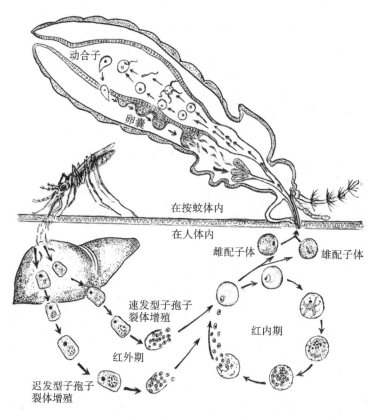

图 14-2　疟原虫生活史

有关。

1. 潜伏期　指疟原虫侵入人体到出现临床症状的间隔时间,包括红外期原虫发育的时间和红内期原虫经几代裂体增殖达到一定数量所需的时间。潜伏期的长短与感染的疟原虫种株、子孢子数量和机体的免疫状态等相关。恶性疟的潜伏期为 7～27 天;三日疟的潜伏期为 18～35 天;卵形疟及诺氏疟原虫的潜伏期为 11～16 天;间日疟的短潜伏期株为 11～25 天,长潜伏期株为 6～12 个月或更长。由输血感染诱发的疟疾,因没有红外期的发育,所以潜伏期一般较短。

2. 疟疾发作　疟疾的一次典型发作表现为寒战、高热和出汗退热三个连续阶段。发作是由红内期的裂体增殖所致,当经过几代红内期裂体增殖后,血中原虫的密度达到发热阈值(threshold),如间日疟原虫为 10～500 个/μL 血,恶性疟原虫为 500～1300 个/μL。红内期成熟裂殖体胀破红细胞后,大量的裂殖子、原虫代谢产物及虫体的功能或结构蛋白质、变性的血红蛋白及红细胞碎片进入血流,其中一部分被巨噬细胞、中性粒细胞吞噬,刺激这些细胞产生内源性热原质,与疟原虫的代谢产物共同作用于宿主下丘脑的体温调节中枢,引起发热。随着血内刺激物被吞噬和降解,机体通过大量出汗,体温逐渐恢复正常,机体进入发作间歇期。由于红内期裂体增殖是发作的基础,因此发作具有周期性,此周期与红内期裂体增殖周期一致。典型的间日疟和卵形疟隔日发作 1 次,三日疟为隔 2 天发作 1 次,恶性疟隔 36~48 h 发作 1 次,诺氏疟每日发作 1 次。若感染了不同批次的同种疟原虫,寄生的疟原虫增殖不同步时,发作间隔则无规律,如初发患者。另外,不同种类的疟原虫混合感染时发作也多不典型。疟疾发作次数主要取决于患者治疗适当与否及机体免疫力增强的速度。随着机体对疟原虫产生的免疫力逐渐增强,大量原虫被消灭,发作可自行停止。

3. 疟疾的再燃和复发 疟疾初发停止后,患者若无再感染,仅由于体内残存的少量红内期疟原虫在一定条件下重新大量繁殖又引起的疟疾发作,称为疟疾再燃(recrudescence)。再燃与宿主抵抗力和特异性免疫力的下降及疟原虫的抗原变异有关。疟疾复发(relapse)是指疟疾初发患者红内期疟原虫已被消灭,未经蚊媒传播感染,经过数周至一年,又出现疟疾发作,称复发。关于复发机制目前仍未阐明清楚,其中子孢子休眠学说认为由于肝细胞内的休眠子复苏,重新发育释放的裂殖子进入红细胞繁殖引起的疟疾发作。恶性疟原虫、三日疟原虫及诺氏疟原虫无迟发型子孢子,因而只有再燃而无复发。间日疟原虫和卵形疟原虫既有再燃,又有复发。

4. 贫血 疟疾发作数次后,可出现贫血,尤以恶性疟为甚。怀孕妇女和儿童最常见,流行区胎儿的早产或高死亡率与孕妇的严重贫血密切相关。疟疾患者的贫血程度常超过疟原虫直接破坏红细胞的程度,因此,疟疾贫血的原因除了疟原虫直接破坏红细胞外,还与下列因素有关:①脾功能亢进,吞噬大量正常的红细胞。②免疫病理的损害。疟原虫寄生于红细胞时,使红细胞隐蔽的抗原暴露,刺激机体产生自身抗体,导致红细胞的破坏。此外宿主产生特异抗体后,容易形成抗原抗体复合物,附着在红细胞上的免疫复合物可与补体结合,使红细胞膜发生显著变化而具有自身免疫原性,并引起红细胞溶解或被巨噬细胞吞噬。③骨髓造血功能受到抑制。

5. 脾肿大 初发患者多在发作 3~4 天后,脾开始肿大,长期不愈或反复感染者,脾肿大十分明显,可达脐下。主要原因是脾充血和单核-吞噬细胞增生。早期经积极抗疟治疗,脾可恢复至正常大小。慢性患者,由于脾包膜增厚,组织高度纤维化,质地变硬,虽经抗疟根治,也不能恢复到正常。

在非洲或亚洲某些热带疟疾流行区,出现"热带巨脾综合征",可能是由疟疾的免疫反应所引起。患者多伴有肝肿大、门脉高压、脾功能亢进、巨脾症、贫血等症状,血中 IgM 水平增高。

6. 重症疟疾 重症疟疾是患者血液中查见疟原虫又排除了其他疾病的可能性,而具备下列表现之一者:超高原虫血症(外周血中恶性疟原虫无性体感染率>5%);持续 6 h 以上昏迷或其他意识障碍(脑型疟);严重贫血(血红蛋白<50 g/L);黄疸;水、电解质或酸碱平衡失调;肾衰竭(24 h 尿量少于 400 mL);超高热或有其他夹杂症(肺水肿、循环衰竭等)者。其中以脑型疟及严重贫血最为多见。重症疟疾多发生于流行区儿童、无免疫力的旅游者和流动人口。

关于脑型疟的发病机制,目前仍不十分清楚,主要有阻塞学说和细胞因子学说。早期的研究认为,脑型疟的发生是由感染疟原虫的红细胞黏附于脑部微血管内皮细胞,导致血管的阻塞和周围脑组织的缺氧和出血引起的。然而,随后的研究发现,大多数的疟疾患者均出现感染疟原虫的红细胞阻塞脑部微血管的现象,但仅 1% 发生脑型疟,而且脑型疟患者的脑部微血管并未见感染疟原虫的红细胞阻塞血管的现象,而是表现为淋巴细胞的浸润和阻塞,因此,免疫细胞所介导的免疫病理也是脑型疟发生的重要机制。现在认为,患者体内产生的疟原虫特异性 $CD8^+$ T 细胞迁移到脑血管内皮,通过颗粒酶和穿孔素介导脑部微血管内皮的损伤,以及感染疟原虫的红细胞在脑血管内皮的黏附共同介导了脑型疟的发生,而且这种 $CD8^+$ T 细胞介导免疫病理和感染疟原虫的红细胞的机械堵塞之间存在相互调节。

(二)特殊型疟疾

1. 混合感染 以恶性疟与间日疟混合感染较常见。通常表现为恶性疟热型,在恶性疟治愈后再出现典型的间日疟发作。

2. 孕妇疟疾 妊娠常使孕妇的免疫力下降,在妊娠期间感染疟原虫或原先体内带有疟原虫但不发病的隐性疟疾的孕妇,在妊娠后期、临产期、产褥期可转为显性感染,出现临床发作。发作时症状一般较重,贫血也显著,不易自愈。可促发先兆子痫、子痫等。恶性疟原虫感染时容易出现重症疟疾,死亡率较高。疟疾可引起流产、早产和死胎等。

3. 先天性疟疾 先天性疟疾系因胎盘受损或在分娩过程中母体血污染胎儿伤口所致的产道感染。胎儿出生后即见贫血、脾肿大,血中发现疟原虫。

4. 婴幼儿疟疾 起病较慢,患儿精神迟钝或不安,厌食,呕吐,腹痛伴腹胀或腹泻,无典型的疟疾症状,热型不规则,仅畏寒而无寒战,热退后50%不出汗,高热时可有惊厥或抽搐等。贫血发展快,肝脾肿大,可有咳嗽与肺部啰音,病死率高。

5. 输血疟疾 此种类型疟疾与蚊传疟疾的临床表现相似,但常因原发病而被忽略。输血感染间日疟的患者,无来自红外期的原虫,故无复发。

(三) 并发症

1. 黑尿热 疟疾患者突然发生的急性血管内溶血,并伴有血红蛋白尿和高热的一种严重并发症。过去常见于反复发作而不规则服用奎宁的恶性疟病例,近年来少见。轻者仅见一过性黑尿,重者除急性肾衰竭外,可出现低血压、意识模糊、抽搐及昏迷等。

2. 疟疾肾病 主要由抗原抗体复合物沉积于肾小球血管壁造成的肾损害。患者可出现蛋白尿、血尿和水肿等表现。

三、实验室检验

(一) 病原学检查

厚、薄血膜染色镜检查疟原虫是目前最常用也是最为可靠的方法。最好在服药以前取血检查,染色方法采用姬氏染色或瑞氏染色。薄血膜中疟原虫形态完整、典型,容易识别和鉴定,但原虫密度低时,容易漏检。厚血膜由于原虫比较集中,易检获,但染色过程中红细胞溶解,原虫形态有所改变,虫种鉴别较困难。因此,最好一张玻片上同时制作厚、薄两种血膜,如果在厚血膜查到原虫而鉴别有困难时,可再检查薄血膜。恶性疟在发作开始时、间日疟在发作后数小时至10余小时采血能提高检出率。镜检法检到疟原虫即可确诊,但其准确性受到原虫密度、制片和染色技术、服药后原虫变形或密度下降、取血涂片的时间,以及检查者的责任心和经验等诸多因素的影响。

(二) 免疫学检查

1. 循环抗体检测 常用的方法有间接荧光抗体试验、间接血凝试验和酶联免疫吸附试验等。由于抗体在患者治愈后仍能持续一段时间,且广泛存在着个体差异,因此检测抗体主要用于疟疾的流行病学调查、防治效果评估及输血对象的筛选,而在临床上仅作辅助诊断用。

2. 循环抗原检测 利用血清学方法检测疟原虫的循环抗原能更好地说明受检对象是否有活动感染。常用的方法有放射免疫试验、酶联免疫吸附试验和纸条法(dipstick法)或快速免疫色谱技术等。WHO推荐的纸条法已由美国生产并商品化。迄今,市场上销售的200多种疟疾快速诊断检测产品存有质量差异,但检测原理类似。通过手指针刺法获得检测用血,15~30 min之内就可得出结果,其特异性和敏感性均较好。

(三) 分子生物学检测技术

PCR和核酸探针已用于疟疾的诊断,分子生物学检测技术的最突出的优点是敏感性高,对低原虫血症的检出率较高。用核酸探针检测恶性疟原虫,其敏感性可达感染红细胞内0.0001%的原虫密度。国内学者采用套式PCR技术扩增间日疟原虫SSU rRNA基因120 bp的特定片段,其敏感性达0.1原虫/μL血。但分子生物学检测需要一定的实验条件和技术,推广应用仍受到限制。

临床表现典型的疟疾,诊断并不困难,但有1/3以上的患者,其症状常不典型,给诊断带来困难。需与发热和肝脾肿大为特点的其他疾病相鉴别。

四、流行与防治

(一)流行

1. 分布 疟疾是严重危害人类健康的疾病之一,也是全球广泛关注的重要公共卫生问题,降低疟疾发病率,减轻疟疾疾病负担已列入联合国千年发展目标(UN Millennium Development Goals)。据WHO统计,目前世界上仍有90多个国家为疟疾流行区,2017年全球发病人数达2.19亿,死亡人数为43.5万,其中90%以上的病例及死亡病例发生在非洲。

疟疾也是严重危害我国人民身体健康和生命安全、影响社会经济发展的重要虫媒传染病。60多年来,在各级政府的重视和领导下,我国疟疾防治工作取得了显著成效。20世纪50年代初期,全国75%县市有疟疾的流行,发病人数每年3000万以上。2017年我国共计报告疟疾病例2697例,死亡6例,全部为输入性病例,其中90%以上为恶性疟。2017年我国无本土感染病例发生。

由于疟疾流行因素复杂,具有传播快、易反复的特点,加上近年来流动人口增加和周边一些国家疫情对我国边境地区的影响,防治工作形势依然十分严峻。

2. 流行环节

1) 传染源 外周血中有配子体的患者和带虫者是疟疾的传染源。间日疟原虫的配子体常在原虫血症后2~3天出现,恶性疟原虫配子体在外周血中出现较晚,要在原虫血症后7~11天才出现。影响配子体传染性的因素主要有:血液中配子体的数量,配子体的成熟程度,雌、雄配子体的比例及配子体的"体质"。血中带红内期疟原虫的献血者也可通过供血传播疟疾。

2) 传疟媒介 按蚊是疟疾的传播媒介,我国主要的传疟按蚊是中华按蚊、嗜人按蚊、微小按蚊和大劣按蚊,其次日月潭按蚊、麦赛按蚊和萨卡洛按蚊在我国也能传播疟疾。

3) 易感人群 除了因某些遗传因素对某种疟原虫表现出不易感的人群及高疟区婴儿可从母体获得一定的抵抗力外,其他人群对人疟原虫普遍易感。反复多次的疟疾感染可使机体产生一定的保护性免疫力,因此疟区成人发病率低于儿童,而外来的无免疫力的人群,常可引起疟疾暴发。

疟疾的流行除需具备上述三个基本环节外,传播强度还受自然因素和社会因素的影响。自然因素中温度和雨量最为重要,适合的温度和雨量影响着按蚊的数量和吸血活动及原虫在按蚊体内的发育。全球气候变暖,延长了虫媒的传播季节是疫情回升的原因之一。社会因素如政治、经济、文化、卫生水平及人类的社会活动等直接或间接地影响疟疾的传播与流行。近年来,我国有些地区疫情上升,其主要原因是经济开发后流动人口增加,输入病例增多,引起传染源扩散。

(二)防治

2015年5月,世界卫生大会通过《全球疟疾技术战略(2016—2030年)》:到2030年将全球疟疾发病率和死亡率至少降低90%;至少在35个国家消除疟疾;在所有已无疟疾国家中防止疟疾卷土重来。2010年,我国制定了《中国消除疟疾行动计划(2010—2020年)》,确立了到2020年实现全国消除疟疾的目标。

目前,抗疟治疗、蚊媒防治和疟疾疫苗仍是疟疾防治的三大手段。

1. 抗疟治疗

1) 抗疟药物 按抗疟药对疟原虫不同虫期的作用,可将其分为:杀灭红外期裂殖体及休眠子的抗复发药,如伯氨喹;杀灭红细胞内裂体增殖期的抗临床发作药,如氯喹、哌喹、青蒿素类;杀灭子孢子、抑制按蚊体内孢子增殖的药,如乙胺嘧啶。其中,青蒿素是由我国科学家发现,青蒿素及其衍生物是目前治疗疟疾最有效的抗疟药。我国科学家屠呦呦采用乙醚提纯方法成功地提取了青蒿素,在疟疾防治工作中做出了重要贡献,于2015年获得了诺贝尔生理学或医学奖。

氯喹、乙胺嘧啶抗性株疟原虫出现并蔓延。最近已有报道泰国边境出现了青蒿素耐药株疟原虫,这对于疟疾的防治无疑是定时炸弹,迫切需要加强疟疾药物的合理使用、探讨药物的抗性机制以及研发新的抗疟药物。另外,为了延缓抗疟药物如青蒿素的使用周期,WHO推荐青蒿素的联合用药策略和原则。

NOTE

2) 治疗原则　对疑似疟疾、不明原因的发热患者,均应尽早明确诊断和积极治疗。特别是恶性疟患者,谨防重症疟疾的发生。治疗过程应规范、足量、全疗程进行,以尽可能避免疟疾的复发和再燃。

3) 用药方案　①间日疟的治疗:首选氯喹、伯氨喹片。治疗无效时,可选用以青蒿素类药物为基础的复方或联合用药的口服剂型进行治疗。此疗法也可用于卵形疟、三日疟和诺氏疟的治疗。②恶性疟的治疗:采用复方青蒿素类药物或以青蒿素类药物为主的联合方案。对于重症疟疾,一类药物是青蒿素类药物注射剂,包括蒿甲醚和青蒿琥酯;另一类是磷酸咯萘啶注射剂。此外,在抗疟原虫的同时,做好对症处理。

2. 蚊媒防治　疟疾传播季节,各地应结合当地情况,进行环境改造与治理,减少蚊虫滋生场所,降低蚊虫密度。采取杀虫剂室内滞留喷洒和用杀虫剂处理蚊帐等措施。加强个人防护,提倡流行区居民使用驱避剂、蚊香、蚊帐、纱门纱窗等防护措施,减少人蚊接触。

3. 疟疾疫苗　疫苗接种是疟疾防治的重要手段。根据作用时期的不同,疟疾疫苗主要有红外期疫苗、红内期疫苗和蚊期传播阻断疫苗。根据疫苗形式,疟疾疫苗主要有亚单位疫苗和全虫减毒疫苗两种。经过近50多年的努力,目前进入临床研究阶段的红外期、红内期和蚊期传播阻断疫苗已有近40种。

RTS,S/AS01 (RTS,S)(又称 Mosquirix™)是当前领先的红外期疟疾疫苗。该疫苗是由恶性疟原虫环子孢子蛋白(CSP)的19个NANP重复区及其C末端序列并与乙肝表面抗原融合而成,是一种对幼儿(6周到17月儿童)带来疟疾部分保护的注射用疫苗。2016年11月,WHO组织宣布在撒哈拉以南非洲3个国家(加纳、肯尼亚和马拉维)的选定区域试用RTS,S疫苗。现在已获得第一期试点项目资金,将于2018年开始接种疫苗。如果通过这些试点项目证实此疫苗的安全性和有效性,将广泛布署接种这一疫苗。

第二节　刚地弓形虫

案例导入

患者,女性,23岁,黑龙江省哈尔滨市人。2014年12月5日因发热(自测38.2 ℃),进行性头痛、乏力3天就诊于黑龙江省医院,以"发热待查"收入住院。查体:体温38.1 ℃;全身皮肤无皮疹,双侧腹股沟淋巴结肿大、活动良好、压痛不明显;心肺未见异常;生理反射正常,有颈项强硬,布氏征阳性。血常规:白细胞 $8.1×10^9/L$,中性粒细胞80.4%,嗜酸性粒细胞6.4%,淋巴细胞12.4%,红细胞 $2.45×10^{12}/L$,血红蛋白102 g/L。头颅CT示脑积水及脑室扩大。皮肤结核菌素试验(PPD)强阳性,血清结核抗体阴性。脑脊液检查:细胞数为 $250×10^9/L$,中性粒细胞40%,单核细胞30%,蛋白定量为0.59 g/L,糖定量 0.65 mmol/L,氯化物含量62.6 mmol/L。初诊为"结核性脑膜炎"。给予利福平、异烟肼治疗,未见好转。详细询问病史后得知患者家中养猫,常与猫同床就寝,疑为"弓形虫病"。检测弓形虫IgM和IgG抗体,均为阳性。结合临床症状和体征,诊断为"弓形虫病"。给予复方磺胺嘧啶片和阿奇霉素静脉滴注进行治疗,1周后患者临床症状及体征均有改善。3周后,复查头部CT显示,脑室扩大及脑积水病灶明显好转,部分病灶已吸收。于2015年1月10日出院,随访3个月未复发。

(1) 试述患者是如何感染弓形虫的。
(2) 临床上如何诊断弓形虫病?

刚地弓形虫(*Toxoplasma gondii* Nicolle and Manceaux,1908)简称弓形虫,由法国学者 Nicolle 和 Manceaux 于1908年在北非刚地梳趾鼠的肝、脾单核细胞内发现,因虫体呈现弓形,故命名为刚地弓形虫。由弓形虫引起的疾病称为弓形虫病(toxoplasmosis)。弓形虫属于孢子虫纲(Sporozoa)、真球虫目(Eucoccidiorida)、艾美球虫亚目(Eimerlina)、肉孢子虫科(Sarcocystidae)、弓形虫属(*Toxoplasma*)。目前多数学者认为全世界只有弓形虫一个种,一个血清类型。弓形虫感染引起人畜共患的弓形虫病。人及动物感染弓形虫后多呈隐性感染。

一、病原学

(一)形态

弓形虫在其生活史中有 5 个发育阶段,即滋养体、包囊、裂殖体、配子体和卵囊。其中对人体致病和传播有重要意义的为滋养体、包囊和卵囊。

1. 滋养体 指在中间宿主细胞内营分裂繁殖的虫体,包括速殖子(tachyzoite)和缓殖子(bradyzoite)。游离的速殖子呈弓形或月芽形,一端较尖,一端钝圆;一边扁平,另一边较膨隆;长 4~7 μm,最宽处 2~4 μm(彩图 22)。经姬氏染液染色后可见胞质呈蓝色,胞核呈紫红色,位于虫体中央;在核与尖端之间有染成浅红色的颗粒,称副核体。在急性感染期,滋养体常散在于腹腔渗出液或血流中,单个或成对排列。在细胞内寄生的虫体以二分裂、多分裂及内二芽殖等方式不断增殖,一般可增至数个至数十个,这个被宿主细胞膜包绕的虫体集合体称假包囊(pseudocyst)(彩图 23),假包囊中的滋养体称速殖子(图 14-3)。此期的虫体与弓形虫病急性发作有关,是致病阶段。

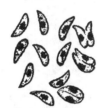 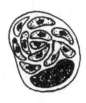 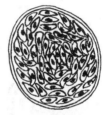

(a)滋养体(速殖子)　　(b)假包囊　　(c)包囊

图 14-3　弓形虫形态

2. 包囊 呈圆形或椭圆形,直径 50~100 μm,具有一层富有弹性的坚韧囊壁,内含数个至数百个虫体,囊内的滋养体又称缓殖子,其形态与速殖子相似,但比速殖子小,核稍偏后。缓殖子分裂缓慢,并分泌蛋白质在其周围,形成致密基质,修饰纳虫泡,最终形成包囊壁(图 14-3,彩图 24)。包囊可长期在组织内生存,是弓形虫慢性致病阶段,也是中间宿主之间或终宿主之间的主要感染来源。

3. 卵囊 亦称囊合子,刚从猫粪便中排出的卵囊为圆形或椭圆形,大小为 10~12 μm,稍带绿色,具两层光滑透明的囊壁,内充满均匀小颗粒(彩图 25)。在体外适宜的温度和湿度下发育迅速,几小时后开始孢子化,此时囊内颗粒收缩,与两端囊壁形成半月状空隙,24 h 后发育为 2 个孢子囊,每个孢子囊内含 4 个新月形子孢子。

(二)生活史

弓形虫生活史包括有性生殖和无性增殖阶段,全过程需两种宿主,猫和猫科动物是终宿主,虫体在其体内进行有性生殖,同时也进行无性增殖,故猫及猫科动物也是弓形虫的中间宿主。有性生殖只限于在猫科动物小肠上皮细胞内进行,此称肠内期发育;无性增殖在肠外组织细胞内进行,此称肠外期发育;在其他动物或人体内只进行无性增殖,这些动物是中间宿主。弓形虫对中间宿主的选择极不严格,绝大多数哺乳动物、人、家畜及家禽都是易感中间宿主;对寄生组织的选择也无特异亲嗜性,除红细胞外的有核细胞均可寄生(图 14-4)。

1. 在中间宿主体内的发育 当猫粪内的卵囊或动物肉类中的包囊或假包囊被中间宿主如人、羊、猪、牛等吞食后,在肠内分别逸出子孢子、缓殖子或速殖子,随即侵入肠壁,经血或淋巴进入全身各组织器官,如脑、淋巴结、肝、心、肺、肌肉等的有核细胞和网状内皮系统的细胞。虫体侵入宿主细胞是主动的,侵入所需时间及侵入能力随虫株的毒力不同而有差异。速殖子繁殖迅速,可在 48 h 内破坏宿主细胞,当宿主细胞被胀破后虫体又侵入新的宿主细胞,如此继续不断地循环。在免疫功能正常的机体,部分速殖子侵入细胞后,增殖速度减慢,转化为缓殖子,分泌成囊物质形成包囊。包囊在宿主体内可存活数月、数年,甚至终生。包囊的形成与弓形虫所处的外部环境以及所引起的基因表达密切相关,一般在宿主获得免疫力后的慢性期出现。当机体免疫功能低下或长期应用免疫抑制剂时,组织内的包囊可破裂,释出缓殖子,进入血流和新的组织细胞继续发育增殖并转变为速殖子。

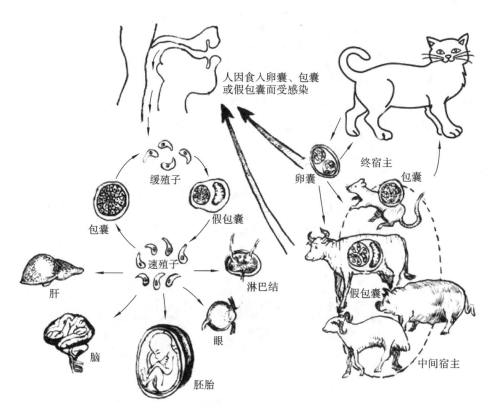

图 14-4 弓形虫生活史

2. 在终宿主体内的发育 猫或猫科动物捕食动物内脏或肉类组织时,将带有的弓形虫包囊或假包囊吞入消化道而感染,此外食入或饮入外界被成熟卵囊污染的食物或水也可感染。子孢子、缓殖子或速殖子分别在小肠内逸出,主要在回肠部位侵入小肠上皮细胞发育增殖,经3～7天,上皮细胞内的虫体形成多个核的裂殖体,随后释出裂殖子,再侵入新的肠上皮细胞形成第二代裂殖体。经数代增殖后,部分裂殖子发育为雌、雄配子体,继续发育为雌、雄配子。雌、雄配子受精成为合子,最后发育成卵囊。卵囊从破裂的肠上皮细胞内逸出进入肠腔,随粪便排出体外,新排出的卵囊不具感染性,在适宜的温度、湿度环境条件下经2～4天即发育为具有感染性的卵囊。猫吞食不同发育期虫体后排出卵囊的时间不同,通常吞食包囊后3～10天就能排出卵囊,而吞食假包囊或卵囊后需20天以上。受染的猫,一般每日可排出1000万个卵囊,排囊可持续10～20天,其间排出卵囊数量的高峰时间为5～8天,是传播的重要阶段,卵囊具双层囊壁,对外界抵抗力较大,对酸、碱、消毒剂均有相当强的抵抗力,在室温可生存3～18个月,猫粪内可存活1年,对干燥和热的抵抗力较差,80 ℃ 1 min即可杀死,因此加热是防止卵囊传播最有效的方法。

二、致病与临床

(一)致病机制

弓形虫的侵袭作用除与虫体毒力有关外,宿主的免疫状态亦起着重要作用,因此弓形虫病的严重程度取决于寄生虫与宿主相互作用的结果。根据虫株的毒力、繁殖速度、包囊形成与否及对宿主的致死率等,弓形虫可分为强毒和弱毒株系。RH株是国际上公认的强毒株代表;Beverley株为弱毒株代表。近年的研究表明,弓形虫的表膜蛋白抗原、棒状体蛋白、致密颗粒蛋白(dense granules antigen,GRA)、微线体蛋白(microneme protein,MIC)等与弓形虫侵入宿主细胞和致病有关。

速殖子是弓形虫急性感染的主要致病阶段,其在细胞内增殖,导致细胞破裂后,逸出的速殖子再侵入新的细胞,如此反复破坏,导致局部组织坏死并伴有以单核细胞浸润为主的急性炎症反应,是弓形虫病的最基本病理改变。坏死病灶可被新的细胞取代,也可被纤维瘢痕取代。

包囊在宿主体内一般反应轻微,不引起炎症反应,包囊因缓殖子增殖而体积增大,挤压器官,可致功能障碍。当宿主免疫系统受损,细胞免疫功能低下时,包囊破裂,释放出缓殖子,一部分缓殖子可侵入新的细胞形成包囊或转变为速殖子,多数缓殖子被宿主免疫系统破坏。游离的缓殖子可刺激机体产生迟发型变态反应,使其所在器官形成肉芽肿,周围伴有淋巴细胞、浆细胞和中性粒细胞浸润。在肉芽肿病变内通常难以找到弓形虫,但在其边缘及附近组织内却可发现游离的弓形虫。

局灶性损害也可引起继发性病变,如血管的炎症可造成血管栓塞,引起组织梗死,多见于重症患者的脑部。胎儿被感染,脑内常见大片梗死,继之发生钙化,同时也引起发育障碍,如眼发育停滞导致小眼畸形;病变常累及大脑导水管,在其狭窄部形成阻塞,造成脑积水。

弓形虫的病理改变归纳起来可分三种类型:①急性期,速殖子在宿主细胞内增殖引起坏死病灶;②慢性期和隐性感染时,包囊破裂引起宿主的迟发型变态反应,形成细胞浸润的肉芽肿病变;③弓形虫引起局部的继发性梗死性病灶。

(二) 临床表现

弓形虫抗体广泛存在于人群中,但临床上弓形虫病患者却相对较少,说明绝大多数感染都是隐性的。弓形虫病分先天性和获得性两类:

1. 先天性弓形虫病 主要发生于初孕期的妇女,经胎盘感染胎儿。据国外文献报告,在全球范围内,孕妇初次感染弓形虫的概率为 0.1%~1%,有的地区高达 3%~9%。据估计,我国孕妇弓形虫感染率为 6.25%~32.9%。婴儿出生时出现症状或发生畸形者病死率为 12%,而存活者中 80% 有精神发育障碍,50% 有视力障碍。孕妇在妊娠前 3 个月内感染,症状较重,可致流产、早产、死产或脑积水、小脑畸形等,还会增加妊娠的并发症。受染胎儿或婴儿多数表现为隐性感染,有的出生后数月甚至数年才出现症状。受到感染而能存活的儿童常因脑部先天性损害而致智力发育不全或癫痫,有的成年后出现视网膜脉络膜炎。妊娠后期感染,胎儿的病损多数较轻。先天性弓形虫病的典型表现有脑积水、大脑钙化灶、视网膜脉络膜炎和精神、运动障碍。此外,还可伴有发热、皮疹、呕吐、腹泻、黄疸、肝脾肿大、贫血、心肌炎及癫痫等。

据国外的研究报道,母亲妊娠前 3 个月感染,胎儿感染率为 17%,胎儿损伤程度最严重;妊娠中 3 个月感染,胎儿感染率为 25%,胎儿中等受损;妊娠后 3 个月感染,胎儿感染率为 65%,胎儿受损最轻,临床症状不明显。

最近的研究表明,弓形虫病的疾病负担指数与沙门菌病和弯曲菌病基本相当。据估计,美国每例先天性弓形虫病患者的花费高达 126 万美元。这些费用包括医疗费用、累计生产力的丢失、特殊教育以及家庭护理费用。美国先天性弓形虫病的每年经济负担总额达 77 亿美元,英国达 1200 万美元。

2. 获得性弓形虫病 可因虫体侵袭部位和机体反应性不同而呈现不同的临床表现,常见类型如下:①多脏器损害型,如引起肝脏和心脏损害等。②淋巴结肿大型,是最常见的临床类型之一。颌下和颈后淋巴结肿大多见,可伴有长时间的低热、疲倦、不适等症状。③脑型,在免疫功能低下者,常累及脑,表现为脑炎、脑膜脑炎、癫痫和精神异常等。④眼型,以视网膜脉络膜炎多见,表现为视力突然下降,或出现斜视、虹膜睫状体炎、视力障碍等。双侧性病变多见。国内报告的 267 例获得性弓形虫病中,多脏器损害型 40 例,占 14.981%,脑型 72 例,占 26.966%;淋巴结肿大型 39 例,占 14.607%;眼弓形虫病 22 例(其中,视网膜脉络膜炎 8 例,黄斑部病变 6 例),占 8.240%。人体感染弓形虫后多为隐性感染状态,一旦发生恶性肿瘤、施行器官移植、长期接受放射治疗、应用免疫抑制剂或免疫缺陷者,可激活体内弓形虫大量增殖,可使隐性感染转为急性或亚急性,常可引起脑膜炎、肝炎、肺炎、心肌心包炎、广泛性肌炎、关节炎、肾炎和腹膜炎等严重的全身性弓形虫病甚至致死。AIDS 患者常并发弓形虫病脑炎而死亡。

三、实验室检验

(一)病原学诊断

1. 涂片染色法 取急性期患者的腹腔积液、胸腔积液、羊水、脑脊液或血液等离心后,用沉淀物做涂片,或采用活组织穿刺物涂片,经姬氏染色后,镜检弓形虫滋养体。此法简便,但阳性率不高,阴性者不能排除,须进一步检查。此外也可用 HE 染色的组织切片检查,此时用免疫酶或荧光染色法加以鉴定,可提高虫体的检出率。

2. 动物接种分离法或细胞培养法查找滋养体 采用敏感的实验动物如小白鼠,将离心后体液接种于腹腔内,一周后剖杀,取腹腔液镜检,阴性需盲目传代至少 3 次,样本亦可接种于离体培养的单层有核细胞。

(二)免疫学诊断

由于弓形虫病原学检查阳性率不高,所以免疫学试验是目前重要的诊断手段和参考依据。目前常用下列血清学诊断方法:

1. 间接血凝试验(IHA) 有较好的特异性和敏感性,操作简易,适用于流行病学调查。

2. 间接荧光抗体试验(IFAT) 以整虫为抗原,采用荧光标记的二抗检测特异抗体。此法可测同型及亚型抗体,其中测 IgM 适用于临床早期诊断。

3. 酶联免疫吸附试验(ELISA) 用于检测宿主的特异循环抗体或抗原,已有多种改良法广泛用于早期急性感染和先天性弓形虫病的诊断。标记物(胶体金和生物素-亲和素)的改进又进一步提高了检测的敏感性。

4. 免疫酶染色试验(IEST) 效果与 IFA 相似,重复性较好且试剂稳定,是现有检测弓形虫抗体方法中操作简便、反应时间短的一种方法,在弓形虫感染的诊断和流行病学调查中具有重要的应用价值。

另外,若母体在怀孕期间出现了弓形虫血清学变化,为了明确胎儿是否被感染以及受损情况,可采用 B 超检查、羊水检查和胎血检查,以便采取相应措施,预防或减少不良后果的发生。

(三)基因诊断

基因诊断包括核酸分子杂交(如 Southern 印迹杂交、点杂交、夹心杂交、原位杂交和寡核苷酸探针杂交等)、PCR 技术以及 DNA 芯片技术(又称基因芯片)。

四、流行与防治

(一)流行

1. 分布 该病为动物源性疾病,分布于全世界五大洲的各地区,许多哺乳动物、鸟类是本病的重要传染源,人群感染也相当普遍。据血清学调查,人群抗体阳性率为 25%~50%,个别地区高达 90%,估计全球约有 10 亿人被弓形虫感染,且多数属隐性感染。我国人群弓形虫感染率为 5%~10%。有的地区猫及猫科动物感染率高达 80% 以上,人弓形虫感染率与养猫成正比。家畜中猪感染率最高,其次为牛。可食用的肉类感染相当普遍,鲜奶和禽蛋也有感染。野生类中的狼、狐狸、野猪等 40 多种,家禽类中的鸡、鸭、鹅等以及 52 种啮齿动物都存在弓形虫感染。造成广泛流行的原因主要有:①滋养体、包囊以及卵囊具有较强的抵抗力。滋养体在血浆中能活 35 天,在血清中能活 30 天,涂抹在玻璃片上能活 3 h,在 75% 酒精中能活 10 min;包囊在 -196 ℃ 的甘油保存液中可长期存活,猪肉中的包囊在冰冻状态下可活 35 天;卵囊在室温下活 3~18 个月,在猫粪中活 46 天,在自然界常温常湿条件下可存活 1~1.5 年;②多种生活史发育期都具感染性;③中间宿主广泛;④在终宿主之间、中间宿主之间、终宿主与中间宿主之间均可互相传播;⑤包囊可长期生存在中间宿主组织内;⑥卵囊排放量大,被感染的猫,一般每天可排出 1000 万个卵囊,排囊可持续 10~20 天。

2. 流行环节

1)传染源 动物是本病的主要传染源,猫及猫科动物是重要传染源。人经胎盘的垂直传播具有传染源的意义。

2) 传播途径　有先天性和获得性两种。前者指胎儿在母体经胎盘血而感染；后者主要经口感染，可因食入未煮熟的含弓形虫的肉制品、蛋品、奶类而感染。曾有因喝生羊奶而致急性感染的报告。经损伤的皮肤和黏膜也是一种传染途径，实验室人员需加注意。此外，接触被卵囊污染的土壤、水源亦为重要的途径。国外已有经输血、器官移植而致弓形虫病的报道。节肢动物携带卵囊也具有一定的传播意义。

3) 易感染人群　人群普遍易感。胎儿和婴幼儿、肿瘤和免疫功能有缺陷或受损患者更易感。人通常无性别上的易感差异，但有随接触机会增多而上升的趋势。在职业分布上，动物饲养员、屠宰工人、猎人、剥兽皮工人、弓形虫实验室工作人员以及兽医等，因接触弓形虫的机会较多而容易受感染。本虫与AIDS患者关系密切，有5%～10%的AIDS患者合并弓形虫感染。

(二) 防治

弓形虫病预防的措施包括：①加强饮食卫生管理，强化肉类食品卫生检疫制度；②教育群众不吃生或半生的肉、蛋、奶制品；③劝告孕妇不要养猫，不要接触猫、猫粪和生肉，不要让猫舔手、脸及食具等，要定期做弓形虫常规检查，以减少先天性弓形虫病的发生；④大力开展卫生宣传教育，增强对弓形虫危害和预防知识的了解；⑤加强对家畜、家禽和可疑动物的监测、隔离。

对急性期患者治疗尚无理想药物。乙胺嘧啶、磺胺类如复方新诺明，对增殖期弓形虫有抑制作用，这两类药物联合应用可提高疗效，但它们均为叶酸的拮抗剂，能抑制骨髓的造血功能。阿奇霉素可到达所有组织细胞和弓形虫包囊内，能杀死弓形虫速殖子和包囊。罗红霉素可作用于弓形虫核糖体而发挥抑虫效应，有利于杀灭细胞内的弓形虫。另外，还有强力霉素、林克霉素、氯林可霉素、二氢叶酸还原酶抑制剂类及多种细胞因子和中草药等可试用。

妊娠期弓形虫感染的治疗要考虑到孕妇感染和胎儿感染两种情况，治疗的主要目的是防止胎儿先天性感染和减轻其对胎儿的损害。一旦确诊怀孕女初次感染，应立即服用螺旋霉素；若确诊胎儿感染弓形虫，则应立即改为乙胺嘧啶、磺胺嘧啶与螺旋霉素交替应用。螺旋霉素安全，毒副作用小，口服吸收好，组织中浓度高，排泄缓慢，有望被广泛应用于各类弓形虫病的治疗。

目前弓形虫疫苗研究尚处于动物实验阶段。

第三节　隐孢子虫

案例导入

患儿，男性，1岁，浙江省宁波市人。2016年11月20日因腹泻到当地医院就诊。患者每日腹泻4～6次，量多，腹泻前烦躁、哭闹，口渴症状明显。体温38 ℃，大便常规检查：黄色水样便，镜检阴性。诊断为肠炎。经口服肠炎灵、庆大霉素3天无效，于11月25日进行大便直接涂片＋改良抗酸染色检查，发现大量隐孢子虫卵囊，卵囊呈玫瑰红色，多为圆形，直径4 μm左右，囊壁较薄，确诊为隐孢子虫感染。改服大蒜素，每次20 mg，每日3次。服药1天后，症状明显减轻，3天后腹泻症状消失，排便正常。2周后复查大便，卵囊转阴。

(1) 预防隐孢子虫感染，应注意哪些方面？

(2) 试述隐孢子虫病常用的实验室检测方法。

隐孢子虫是属于顶器复合门(Apicomplexa)隐孢子属(Cryptosporidium)的球虫类寄生虫，广泛存在于多种脊椎动物体内。目前，在多种脊椎动物，包括哺乳类、鸟类、爬行类和鱼类动物中分离出20余种隐孢子虫，其中寄生人体的主要为人隐孢子虫(Cryptosporidium hominis)和微小隐孢子虫(C. parvum)，另外，其他种类的隐孢子虫也偶尔会感染人体。由隐孢子虫引起的疾病称隐孢子虫病

(cryptosporidiosis)，是一种以腹泻为主要临床表现的人畜共患性原虫病，并成为 HIV 患者死亡的主要原因之一。

一、病原学

（一）形态

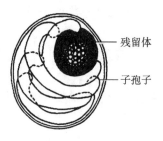

图 14-5　隐孢子虫卵囊

卵囊呈圆形或椭圆形，直径 3～8 μm，卵囊壁光滑，厚薄均匀，囊内含 4 个裸露的子孢子和一团残留体（residual body）。子孢子呈新月形，大小为 1.5 μm × 0.75 μm（图 14-5）。在改良抗酸染色标本中，卵囊为玫瑰红色，背景为蓝绿色，囊内子孢子排列不规则，形态多样，残留体为暗黑（棕）色颗粒状（彩图 26）。不同种类隐孢子虫卵囊形态相似，大小略有差异。

（二）生活史

隐孢子虫生活史简单，不需要转换宿主。整个生活史有裂体增殖、配子生殖和孢子增殖三个阶段，均在同一宿主体内进行，称为内生阶段。随宿主粪便排出的成熟卵囊具有感染性，为感染阶段。

人和易感动物吞食成熟卵囊后，子孢子在消化液的作用下从卵囊逸出，借助其前部的细胞器和某些分泌物质附着并侵入肠上皮细胞，在被侵入的胞膜下与胞质之间形成纳虫空泡，虫体在空泡内开始无性繁殖，先发育为滋养体，经 3 次核分裂后发育为 I 型裂殖体。成熟的 I 型裂殖体含有 6～8 个裂殖子。裂殖子被释出后侵入其他肠上皮细胞，发育为第二代滋养体。第二代滋养体经 2 次核分裂发育为 II 型裂殖体。成熟的 II 型裂殖体含 4 个裂殖子。此裂殖子释出后侵入新的肠上皮发育为雌、雄配子体，进入有性配子生殖阶段。雌配子体进一步发育为雌配子，雄配子体产生 16 个雄配子；雌、雄配子结合形成合子，合子发育为卵囊，进入孢子增殖阶段。卵囊有薄壁和厚壁两种类型，薄壁卵囊约占 15%，仅有一层单位膜，其子孢子逸出后直接侵入宿主肠上皮细胞，继续无性繁殖，形成宿主自体内重复感染；厚壁卵囊约占 85%，有两层囊壁，具抵抗性，在宿主细胞内或肠腔内孢子化（形成子孢子）。孢子化的卵囊随宿主粪便排出体外，即具感染性。完成生活史需 5～11 天，卵囊最早可以在感染后 5 天在粪便查见（图 14-6）。由于微小隐孢子虫的薄壁卵囊可以引起自体内重复感染，因此可以解释在排除重新感染后，易感宿主接触小量的卵囊后为什么会引起严重的感染。

二、致病与临床

（一）致病机制

隐孢子虫主要寄生于小肠上皮细胞刷状缘的纳虫空泡内。空肠近端是感染数量最多的部位，严重者可扩散到整个消化道。肺、扁桃体、胰腺、胆囊和胆管等器官也可发现虫体。

大量隐孢子虫附着于肠黏膜上皮细胞或寄生，导致肠黏膜组织破坏，可出现凹陷，或呈火山口状，肠绒毛萎缩、变短、变粗，或融合、移位和脱落，上皮细胞出现老化和脱落速度加快现象。但感染轻者肠黏膜变化不明显。

隐孢子虫引起的腹泻，在寄生虫性腹泻中占首位，其致病机制是多因素的。虫体的寄生引起肠微绒毛损伤，肠上皮细胞内乳糖酶等酶量的减少，造成肠黏膜吸收不良，导致腹泻。另外，体内重复感染使肠黏膜有效吸收面积缩小也是造成腹泻的原因之一。艾滋病患者并发隐孢子虫性胆囊炎、胆管炎时，除呈急性炎症改变外，尚可引起坏疽样坏死。

（二）临床表现

临床表现严重程度取决于感染程度、宿主的营养和免疫功能状态。根据宿主的免疫功能情况，临床症状大致可分两种类型：

1. 免疫功能正常的患者　潜伏期一般为 3～8 天。主要表现为急性水样腹泻，一般无脓血，呈自限过程，个别排血性便者也有报道。每天排便 2～10 次，伴腹痛、恶心、呕吐、食欲减退或厌食、发热等症

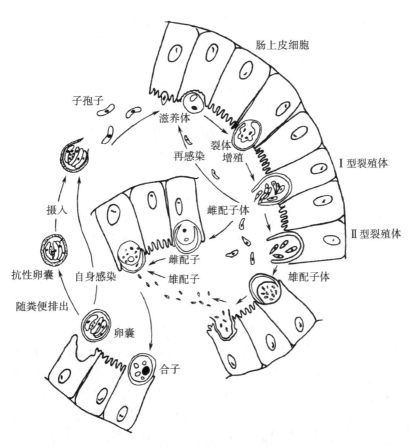

图 14-6 隐孢子虫生活史

状。慢性腹泻反复发作者也并不少见。严重感染的幼儿可出现喷射性水样便,排便量多,常伴有呼吸道症状。

2. 免疫功能缺陷的患者 通常症状明显而病情严重,常以持续性霍乱样水泻为多见。每日腹泻数次至数十次,量多,达数升至数十升。常伴剧烈腹痛,水、电解质紊乱和酸中毒。病程可迁延数月至1年。患者常并发肠外器官隐孢子虫病,如呼吸道和胆道感染,可使得病情更为严重复杂。隐孢子虫感染常为艾滋病患者并发腹泻而死亡的原因之一。

三、实验室检验

(一)病原学诊断

隐孢子虫的病原学检查主要是从粪便、呕吐物及痰液中查找卵囊,其中以粪便检查卵囊为主。

1. 直接涂片法 在急性隐孢子虫病患者的腹泻粪便中,卵囊数量较多,可用粪便直接涂片后染色镜检,检出卵囊即可确诊。除了感染隐孢子虫外,艾滋病患者通常还会感染环孢子虫等,因此,要注意区分鉴别。隐孢子虫卵囊需要染色后方可显示清晰结构,常用的染色方法如下。

1)金胺-酚染色法 新鲜或甲醛固定后的标本均可用此法,染色后在荧光显微镜下观察。卵囊为圆形,呈明亮乳白-黄绿色荧光。低倍镜下为圆形小亮点,周边光滑,虫体数量多时可遍布视野,犹如夜空中的繁星。高倍镜下卵囊壁薄,中央淡染,似环状。本法简便、敏感,适用于批量标本的过筛检查。

2)改良抗酸染色法 卵囊呈玫瑰红色,直径为 3~8 μm,发亮,因观察的角度不同,残留体为暗黑(棕)色颗粒状。染色后背景为蓝绿色。但粪便标本中多存在红色抗酸颗粒,形同卵囊,难以鉴别。

3)金胺-酚-改良抗酸染色法 先用金胺-酚染色,再用改良抗酸染色复染,用光学显微镜检查,卵囊形态同抗酸染色所示,但非特异性颗粒呈蓝黑色,颜色与卵囊不同,有利于查找卵囊。此法优化了改良抗酸染色法,可提高检出率。

2. 基因检测 采用 PCR 和 DNA 探针技术检测隐孢子虫特异 DNA,具有特异性强、敏感性高的特点。在PCR中使用相应的引物,可扩增出隐孢子虫DNA特异的片段,其敏感性可达0.1 pg的水平,即相当于可以检测出每克粪便中含有5个卵囊的水平。

(二)免疫学检查

隐孢子虫病的免疫学诊断近年发展较快,具有弥补粪检不足的优点。

1. 粪便标本的免疫学检查 均需采用与卵囊具高亲和力的单克隆抗体。在IFAT的检测中,卵囊在荧光显微镜下呈明亮黄绿色荧光,特异性高、敏感性好,适用于对轻度感染者的诊断和流行病学调查,该技术在国外被作为隐孢子虫诊断的常规方法。采用ELISA技术检测粪便中的卵囊抗原,敏感性、特异性均好,无需显微镜。流式细胞计数法可用于卵囊计数。

2. 血清标本的免疫学检查 常采用ELISA和酶联免疫印迹试验(ELIB)。ELISA是最常用的免疫学检查方法,常采用提纯的卵囊抗原悬液,可检查患者的粪便、血清和十二指肠液中的特异性IgG、IgM和IgA,该方法特异性、敏感性均较高,可用于隐孢子虫病的辅助诊断和流行病学调查。

四、流行与防治

(一)流行

1. 分布 隐孢子虫病呈世界性分布。迄今已有90多个国家的300多个地区有报道。各地感染率高低不一,一般发达国家或地区,感染率低于发展中国家或地区;在腹泻患者中,欧洲、北美洲隐孢子虫检出率为0.6%~20%,亚洲、大洋洲、非洲和中南美洲为3%~32%;在AIDS患者中感染率为18%~38%,病死率甚高。在与患者、病牛接触的人群和在幼儿集中的单位,隐孢子虫腹泻暴发流行时有发生。据资料分析,亚洲、非洲和拉丁美洲的居民,每年有250万~500万的居民感染隐孢子虫。

国内韩范于1987年在南京首先发现了人体隐孢子虫病病例。随后安徽、内蒙古、福建等19个省区市也相继报道了一些病例,近年有上升趋势,截至2004年,据不完全统计已超过2000例。在腹泻患者中虫体检出率为0.9%~13.3%。

隐孢子虫病流行具备下列特点:2岁以下的婴幼儿发病率较高;男女间无明显差异;温暖潮湿季节发病率较高;农村多于城市,沿海港口多于内地;经济落后、卫生状况差的地区多于发达地区;畜牧地区多于非牧区;旅游者多于非旅游者。

2. 流行环节

1) 传染源 患者、带虫者及多种动物(40多种)可作为传染源,其中,牛是最重要的保虫宿主。Anderson的调查研究发现,65%的奶牛场和80%饲养场都有感染隐孢子虫的牛。虽然整体的感染率低于5%,但在一些牛圈,31%的牛都能排泄隐孢子虫卵囊。

2) 传播途径 本病为人畜共患性疾病,人与动物可以相互传播,但人际的相互接触是人体隐孢子虫病最重要的传播途径。传播可发生于直接或间接与粪接触,食入或饮入含隐孢子虫卵囊污染的食物或水是主要传播方式。近30年来,日、英、美等国均有水源污染引起暴发流行的报道。在日本,仅1995—1996年间,在神奈川县和崎玉县分别发生大规模的人群感染,后者在13400人口的小镇,竟有9000人被感染;1993年威斯康星州161万人的密尔沃基市约有40.3万人感染;2009年2月,澳大利亚新南威尔士州各地陆续有201人染上隐孢子虫病,涉嫌导致疫情传播的源头主要是各大公共游泳池的水被污染,所有感染者中半数为5岁以下的儿童。旅游者亦常通过饮用污染的水源而造成暴发流行。此外,同性恋者之间的肛交也可导致本虫传播,痰中有卵囊者可通过飞沫传播。

3) 易感人群 人对隐孢子虫普遍易感。婴幼儿,艾滋病患者,长期大剂量接受抗生素、免疫抑制剂治疗的患者以及免疫功能低下者更易感染。在欧美,11%~21%的艾滋病患者腹泻便中发现该虫卵囊,而在非洲等发展中国家可达12%~48%。

(二)防治

由于隐孢子虫病尚无有效药物治疗,因而预防感染是控制本病最现实的方法。预防措施主要有:加强粪便管理及水源管理,对居民饮用水及各种市售瓶装水应做好定期的监测工作;注意个人卫生、饮食卫生；保护免疫功能缺陷或低下的人，增强其免疫力，避免与患者、病畜接触。凡接触患者、病畜者，应及时洗手消毒，因卵囊的抵抗力强，患者用过的便盆等必须在3%漂白粉中浸泡30 min后再行清洗。10%福尔马林和5%氨水可将卵囊杀灭。此外，65～70 ℃加热30 min可灭活卵囊，因此应提倡喝开水。

一般认为对免疫功能正常患者，采用对症和支持疗法，纠正水、电解质紊乱即可取得良好的效果。对免疫功能受损者，恢复其免疫功能、及时停用免疫抑制剂则是主要措施，否则治疗大多无效。国外目前用螺旋霉素、阿奇霉素或巴龙霉素治疗患者。用高效价的高免疫牛初乳（hyperimmune bovine colostrum）、牛乳球蛋白、牛转移因子治疗可改善临床症状。国内用大蒜素治疗，也有一定效果。

第四节　其他孢子虫

一、肉孢子虫

肉孢子虫（*Sarcocystis*）属孢子虫纲。1843年Miescher在小家鼠体内首先发现肉孢子虫。1865年Kühn又在猪体内发现肉孢子虫。1882年LanKester提出了其属名为*Sarcocystis*。1972年，Fayer在细胞培养中观察到了其配子和卵囊；同年Rommel等用羊体中的肉孢子囊喂猫后在猫粪中查到卵囊，表明该虫生活史需两个宿主。肉孢子虫宿主广泛，可寄生于爬行类、鸟类、哺乳类动物和人，也可寄生于鱼类。由该虫所致的肉孢子虫病（sarcocystosis），是一种人畜共患寄生虫病。主要对畜牧业造成一定危害，偶尔寄生于人体。肉孢子虫虫种的鉴别与分类颇为混乱，寄生于人体小肠并以人为终宿主的肉孢子虫有两种，即猪人肉孢子虫（*Sarcocystis suihominis* Taelros et Laarman，1976），中间宿主为猪；人肉孢子虫（*S. hominis* Railleita et Lucet，1891），中间宿主为牛。上述两虫种又统称人肠肉孢子虫。此外，以人为中间宿主，在人的肌肉组织内形成肉孢子囊的为人肌肉肉孢子虫，又称林氏肉孢子虫（*S. lindemanni*），其终宿主尚不清楚。

（一）病原学

1. 形态　两种人肠肉孢子虫卵囊和孢子囊（sporocyst）的形态及大小基本相同。成熟卵囊呈长椭圆形，大小为9～16 μm，内含2个孢子囊，常在肠内自行破裂，孢子囊即脱出。孢子囊呈椭圆形或卵圆形，壁双层而透明，内含4个子孢子。

肉孢子囊（sarcocyst）在中间宿主的肌肉中呈圆柱或纺锤形，长径1～5 cm，横径0.1～1 cm。新鲜的肉孢子囊呈白色或者灰白色，囊壁结构因虫种和不同发育时期有所差别，囊壁内有许多间隔把囊内缓殖子分隔成簇。

2. 生活史　人、猕猴、黑猩猩等为人肠肉孢子虫的终宿主。牛、猪分别为人肉孢子虫和猪人肉孢子虫的中间宿主。终宿主粪便中的孢子囊或卵囊被中间宿主食入后，子孢子在其小肠内逸出，穿过肠壁进入血液，在多数器官的血管壁内皮细胞中形成裂殖体，进行几代裂体增殖后，裂殖子进入肌肉组织中发育为肉孢子囊。后者在横纹肌及心肌中多见。肉孢子囊内的滋养母细胞（或称母细胞）增殖生成缓殖子。中间宿主肌肉中的肉孢子囊被终宿主吞食后，缓殖子释出并侵入小肠固有层，无须经过裂体增殖就直接形成雌、雄配子，二者结合形成合子，最终形成卵囊。卵囊在小肠固有层逐渐发育成熟。人肌肉肉孢子虫的中间宿主为人，其终宿主可能是食肉类哺乳动物、猛禽或爬行类。

（二）致病与临床

人因生食或误食含有人肠肉孢子虫囊的肉类而感染，囊内的缓殖子侵入肠壁细胞而致病，可出现食欲不振、腹痛、腹泻、恶心、呕吐等非特异性的消化道症状。感染猪人肉孢子虫后除了上述症状外还可出现血性腹泻。严重感染可引起贫血、坏死性肠炎等。一般来说，免疫功能正常的人群没有或仅有轻微症状，但是免疫受累的宿主则可出现严重症状。人肌肉肉孢子虫病的临床表现与寄生虫部位有关，一般无明显症状，但如寄生于重要部位则可引起明显症状，如寄生于喉头肌的可引起支气管痉挛和声音嘶哑，寄生于心肌的可引起心肌炎。此外，肉孢子虫囊可破坏所侵犯的肌细胞，并造成临近细胞的压迫性萎缩,肌肉可因水肿而出现疼痛。一旦囊壁破裂,释放出的肉孢子毒素可作用于神经系统、心、肾上腺、肝和小肠,严重时可致死亡。

感染人肌肉肉孢子虫的人,其心肌、舌肌、膈肌和骨骼肌可存在肉孢子囊,并出现相应症状。肉孢子囊崩解后释出的肉孢子毒素也可引起过敏毒性反应,严重时可造成死亡。

(三)实验室检验

有消化道症状的患者,可采用直接涂片法、蔗糖浮聚法或硫酸锌浮聚法等,从粪便中检出卵囊或孢子囊即可确诊。肌肉内的肉孢子虫可以做常规活检诊断,同时可发现有肌炎甚至肌坏死存在。

(四)流行与防治

人肉孢子虫为世界性分布。世界各地黄牛的人肉孢子虫自然感染率为 4.0%～92.4%。欧洲人体人肉孢子虫病较其他地区普遍。猪人肉孢子虫分布在欧洲、中国云南、印度和日本等地。左仰贤等(1982)首次报告国内病例。云南大理的自然感染率平均为 29.7%。因寄生于人体肌肉组织内的肉孢子囊一般不引起临床症状,所以在人体肌肉中发现肉孢子囊的病例大多出于偶然,因而报道的病例数较少。预防人肠肉孢子虫病应加强猪、牛的饲养管理,加强肉类卫生检疫,不食未熟猪、牛肉,注意粪便管理。对患者可试用复方新诺明或吡喹酮等治疗,有一定疗效。预防人肌肉肉孢子虫病,需加强终宿主的调查,防止其粪便污染食物和水源,尚无特效药物治疗,磺胺嘧啶、吡喹酮、乙酰螺旋霉素有一定疗效。

二、贝氏等孢球虫

等孢球虫(*Isospora*)属孢子虫纲,广泛寄生于哺乳类、鸟类和爬行类动物的肠道内。一般认为感染人体的虫种为贝氏等孢球虫(*Isospora belli* Wenyon 1923)和纳塔尔等孢球虫(*I. natalensis* Elson-Dew,1953)。Virchow 于 1860 年首先描述了贝氏等孢球虫,由 Wenyon 于 1923 年命名。贝氏等孢球虫是最主要的病原体,引起等孢球虫病(isosporiasis),除免疫受累的宿主外,疾病常呈自限性,临床起病急,有发热、持续性或脂肪性腹泻、体重减轻等。人体等孢球虫病比较少见,可能与诊断有关,因卵囊微小,临床常规粪检不易发现,故漏诊的机会较大。

(一)病原学

1. 形态 贝氏等孢球虫卵囊呈长椭圆形,大小为(20～33)μm×(10～19)μm,壁薄,光滑,无色。成熟卵囊内含有 2 个椭圆形孢子囊;每个孢子囊含有 4 个半月形的子孢子和一个残留体。纳塔尔等孢球虫的卵囊大小为(25～30)μm×(21～24)μm,其形态特点同贝氏等孢球虫卵囊。

2. 生活史 当宿主食入被成熟卵囊污染的食物,卵囊内的子孢子在小肠上段逸出后,侵入回肠下段黏膜上皮细胞发育为滋养体,经裂体增殖发育为裂殖体,裂殖子侵入附近的上皮细胞继续进行裂体增殖或形成雌、雄配子体,继而发育为雌、雄配子。雌、雄配子结合形成合子,然后发育为卵囊,卵囊落入肠腔随粪便排出。完成生活史不需要中间宿主。卵囊内的孢子形成可在宿主体内或外界完成。宿主排出的卵囊在外界一定温湿度环境下,发育为成熟卵囊。

(二)致病与临床

人感染贝氏等孢球虫后,一般无明显症状或呈自限性感染;也可引起严重的临床症状。经 7～11 天的潜伏期后患者可有发热、持续数月至数年的腹泻、体重减轻等。腹泻每天 6～10 次,呈水样便或软便。免疫受累的宿主或艾滋病患者可出现持续腹泻伴虚弱、厌食和体重减轻,严重者可引起死亡。艾滋病患者可发生肠外感染,有些患者有进行性呼吸困难和发热,同时伴有吞咽困难、恶心、呕吐、水样便。部分感染者也可无任何症状。婴儿、AIDS 患者和其他免疫功能障碍者病情较为严重。本病常呈慢性,虫体出现在粪便或活组织检查中达数月至数年之久。复发普遍。典型的病理表现有肠绒毛变平、变短、融合、变粗、萎缩,隐窝增生,肠上皮细胞出现增生等。

(三)实验室检验

该病的诊断方法主要是粪便中检测卵囊,包括直接涂片或浓缩后涂片法。但往往由于卵囊较小而漏诊。在感染早期,尽管症状很严重,但由于原虫仍处于无性生殖阶段,粪检亦呈阴性,只有在有性生殖阶段方可检获卵囊。应用抗酸染色或改良抗酸染色可以比较清晰地检出卵囊。应用十二指肠组织活检或内窥镜检查可以提高检出率。

(四)流行与防治

该病主要在中南美洲、非洲和东南亚多见。随着艾滋病的发病率增多,等孢球虫病在艾滋病患者或同性恋男性中发病率也在升高。贝氏等孢球虫被认为是仅引起人类感染的等孢球虫,而无其他储存宿主。因摄入成熟卵囊污染的水或食物而感染,亦可通过粪-口途径直接感染。卵囊对外界的抵抗力十分强,在寒冷或潮湿的环境中可存活数月。预防本虫应注意饮用水、饮食卫生和阻断粪-口途径等。治疗可选用甲氧苄氨嘧啶和磺胺甲噁唑,疗程1个月,一般在用药2天内即可控制腹泻。对磺胺过敏者单用乙胺嘧啶治疗亦有效。

三、巴贝虫

巴贝虫病(babesiasis),亦称梨浆虫病。Wilson和Chowning(1908)在美国西部落基山斑疹热患者的红细胞内发现梨浆虫,这是人类最早发现的巴贝虫病例。直接以人体巴贝虫病命名该病的病例源于1975年一个脾切除的南斯拉夫农民。

巴贝虫隶属于孢子虫纲、梨形虫亚纲(Piroplasmia)、梨形虫目(Piroplasmorida)、巴贝虫科(Babesiidae)、巴贝虫属(*Babesia*)。感染人体的巴贝虫主要有4种:微小巴贝虫[*Babesia microti*(Frana,1910)Reichenow,1929]、分歧巴贝虫[*B. divergens*(M'Fadyean et Stockman,1911)Rakovee,1955]、邓氏巴贝虫(*B. duncani* Conrad et al. 2006)和猎人巴贝虫(*B. venatorum* Herwaldt et al. 2003)。

(一)病原学

1. 形态 红细胞内典型的虫体为梨形,但也可以呈环形、圆形、长形或雪茄烟形。红细胞内的虫体可单个出现,也可特征性地成对排列。最具特征的为双梨形,其尖端互相靠近,钝端互成角度。一个红细胞内可有多个虫体寄生,以1~4个居多。人体血涂片红细胞内的巴贝虫易与恶性疟原虫的环状体相混淆,区别的特征是受巴贝虫感染的红细胞无色素颗粒。

2. 生活史 蜱是巴贝虫的传播媒介。当感染性蜱吸血时,将巴贝虫子孢子注入人、兽宿主体内,侵入红细胞。在红细胞内进行无性出芽生殖,形成2个虫体,有时形成4个虫体。最后细胞破裂,释出虫体又侵入新的红细胞。

硬蜱吸入感染本虫的脊椎动物血液后,红细胞内的虫体在蜱消化管内进行配子生殖,形成合子,合子可以利用端部的箭头样结构离开肠管,侵入不同器官。如微小巴贝虫的合子主要侵入蜱的腺泡,在腺泡中先发育成多核的成孢子母细胞,经裂体增殖发育成感染性的子孢子。每个成孢子母细胞可以形成5000~10000个子孢子。子孢子破腺泡入唾液腺腔,当蜱吸血时,子孢子侵入宿主体内,再侵入红细胞内进行出芽生殖。

(二)致病与临床

巴贝虫在宿主红细胞内进行无性繁殖,能导致红细胞溶解,进而对机体多种器官产生损害。人感染该虫后有的没有临床表现,有的表现为急性症状甚至死亡。表现为急性症状的患者多为老年人或脾脏切除者。典型的临床特征包括发热、头痛、寒战、出汗、关节痛、肌痛、疲劳及虚弱等,一些患者有溶血性贫血表现,但症状并无周期定时性。潜伏期为1~4周。

(三)实验室检验

急性发热并伴有溶血性贫血、受感染、有蜱叮咬史以及输血后出现发热性溶血症等患者均可怀疑为巴贝虫病。

以姬氏染色或瑞氏染色的血膜涂片,发现红细胞内有巴贝虫即可确诊。注意应与恶性疟原虫相鉴别。目前4种人巴贝虫可用分子生物学的方法进行鉴定。间接荧光抗体试验在人巴贝虫病的检测方面已经被证明是行之有效的。

(四)流行与防治

人体巴贝虫病主要发生在欧洲和美国。自1985年以来,欧洲报道了超过40例的人体病例,多发生于法国和不列颠群岛,其中23例由分歧巴贝虫引起。黄牛是分歧巴贝虫自然中间宿主,因此与牛关系密切的农民、林业工人、露营者、登山者患分歧巴贝虫病的概率也较高;同时脾切除者感染分歧巴贝虫的概率最高,达到84%(26/31)。2003年以来,发现了3例脾切除患者感染了猎人巴贝虫。自1982年以来,美国东部报道的由微小巴贝虫引起的巴贝虫病已超过200多例。微小巴贝虫流行于当地的白足田鼠、草地田鼠和白尾灰兔。1993年后,在美国的西部发现了9例由邓氏巴贝虫引起的病例。人体巴贝虫病例在埃及、南非、墨西哥、日本、韩国等国有过报道。迄今我国有6例报道,浙江和台湾的病例是由微小巴贝虫引起,其他地区的病原不详。

本章小结

虫种	与诊断、传播相关的时期形态	生活史特点	主要临床表现	主要病原学检验
疟原虫(间日疟原虫、恶性疟原虫)	1.环状体:间日疟原虫的环较大,约占红细胞直径的1/3;恶性疟原虫的环纤细,约为红细胞直径的1/5,核1~2个。 2.间日疟原虫大滋养体:核1个,胞质增多,形状不规则。 3.间日疟原虫裂殖体:早期裂殖体,核开始分裂为2个以上,胞质随着核的分裂渐呈圆形或不规则形,空泡消失;晚期裂殖体,虫体充满胀大的红细胞,裂殖子12~24个,排列不规则。 4.配子体:间日疟原虫配子体圆形或卵圆形;恶性疟原虫配子体,虫体呈腊肠或新月形。	1.感染阶段:子孢子及红内期裂殖子。 2.感染途径:经雌性按蚊叮咬吸血传播;经胎盘、输血及器官移植感染。 3.寄生部位:肝细胞及红细胞。 4.离体方式及时期:配子体经按蚊吸血或红内期裂殖子经胎盘、输血及器官移植。	5种疟疾均可出现周期性寒战、发热及出汗退热为特征的疟疾发作。间日疟和卵形疟有复发现象。 不典型的疟疾似流行性感冒、胃肠不适等。 以脑型疟为代表的重症疟疾主要发生于恶性疟,但诺氏疟原虫、间日疟原虫及三日疟原虫也可引起重症疟疾。	1.检验取材:血液。 2.检验时期:红内期虫体。 3.检验方法:病原学检查,采用薄血膜及厚血膜姬氏染色法或瑞氏染色法;免疫学方法,采用快速诊断检测法检测血清中的抗原。
弓形虫	1.滋养体:游离滋养体(速殖子)呈弓形,一端较尖,一端钝圆;一边扁平,另一边较膨隆;长4~7μm。 2.包囊:呈圆形或椭圆形,直径50~100μm,具有一层富有弹性的坚韧囊壁,内含数个至数百个缓殖子,其形态与速殖子相似。	1.感染阶段:滋养体、假包囊、包囊及卵囊。 2.感染途径:经胎盘、经口、经皮肤黏膜、经输血及器官移植。 3.寄生部位:各种有核细胞内。 4.离体方式及时期:滋养体(速殖子)可经胎盘、输血及皮肤黏膜等感染其他人体;卵囊经猫粪排出,污染环境及食物。	90%以上为隐性感染;弓形虫病分先天性弓形虫病和获得性弓形虫病。前者导致不良妊娠或出生缺陷;后者在免疫功能低下或缺陷时可导致严重后果,甚至可造成死亡。	1.检验取材:各种组织及体液。 2.检验时期:滋养体。 3.检验方法:病原学检查,采用组织、体液涂片或组织切片查滋养体;免疫学方法,检测血清抗原或抗体。

续表

虫种	与诊断、传播相关的时期形态	生活史特点	主要临床表现	主要病原学检验
隐孢子虫	卵囊：呈圆形或椭圆形，直径3～8 μm，卵囊壁光滑，厚薄均匀，囊内含4个裸露的子孢子和一团残留体。不同种类的卵囊形态相似，大小略有差异，形态学方面难以鉴定虫种。	1.感染阶段：卵囊。 2.感染方式：自体内重复感染和异体感染。 3.寄生部位：消化道上皮细胞，严重时可累及肺、扁桃体、胰腺和胆囊等。 4.离体方式及时期：薄壁卵囊可引起自体内重复感染；厚壁卵囊自宿主粪便排出，污染环境及食物。	免疫功能正常者出现自限性腹泻；免疫功能低下或缺陷者，出现严重腹泻，可致死亡。	1.检验取材：粪便。 2.检验时期：卵囊。 3.检验方法：用直接涂片加改良抗酸染色等法进行检查，粪便浓集法可提高检出率。
肉孢子虫	人肠肉孢子虫包囊：呈纺锤形或圆管形，灰白色或白色，内有卵圆形的母细胞和香蕉型的缓殖子。两种人肉孢子虫包囊的形态及大小略有差异。	1.感染阶段：包囊。 2.感染方式：经口或不明。 3.寄生部位：小肠及肌肉。 4.离体方式及时期：卵囊随人的粪便排出。	人肠肉孢子虫病的临床表现为腹泻等，人肌肉肉孢子虫病的表现为肌炎表现。	1.检验取材：粪便、肌肉。 2.检验时期：卵囊、包囊。 3.检验方法：粪便浮集法检查粪便中的卵囊；肌肉活检查包囊。
贝氏等孢球虫	卵囊呈长椭圆形，大小为(20～33) μm×(10～19) μm，壁薄，光滑，无色。成熟卵囊内含有2个椭圆形孢子囊；每个孢子囊含有4个半月形的子孢子和一个残留体。	1.感染阶段：卵囊。 2.感染方式：经口。 3.寄生部位：小肠。 4.离体方式及时期：卵囊随粪便排出，污染环境及食物。	免疫功能正常者出现自限性腹泻；免疫功能低下者，出现严重腹泻，可致死亡。	1.检验取材：粪便。 2.检验时期：卵囊。 3.检验方法：直接涂片或浓缩后涂片法。
巴贝虫	红细胞内典型的虫体为梨形，但也可以呈圆形、长形或雪茄烟形。虫体在红细胞内可单个出现或成对虫体呈特征性排列，如四联体等。	1.感染阶段：子孢子。 2.感染方式：蜱传播。 3.寄生部位：红细胞。 4.离体方式及时期：红内期虫体经蜱吸血传播。	轻者无症状，重者可出现急性发热或伴有溶血性贫血等表现，病例以老年人和脾切除者多见。	1.检验取材：血液。 2.检验时期：红内期虫体。 3.检验方法：病原学检查，采用薄血膜姬氏染色法或瑞氏染色法查红细胞内的巴贝虫体；间接荧光抗体试验法查抗体。

思 考 题

1. 重要的机会致病性原虫有哪些？简述它们对人体的危害与感染方式。
2. 结合疟原虫的生活史，简述疟原虫的致病。
3. 试述我国目前的疟疾流行特点。
4. 试述弓形虫病的临床特点。弓形虫病常用的实验室检测方法有哪些？
5. 隐孢子虫病临床上如何诊断？

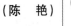
（陈 艳）

第十五章 纤 毛 虫

学习目标

了解：结肠小袋纤毛虫的形态与生活史特点、对人体的危害、实验诊断、流行因素及防治原则。

纤毛虫隶属纤毛门(Phylum Ciliophora)，以纤毛作为运动细胞器。虫体通常具有大核和小核各一，在虫体的近前端有一明显的胞口，下接胞咽，后端有一个较小的胞肛。以二分裂法增殖或接合生殖。多数纤毛虫营自生生活，少数可寄生于无脊椎动物和脊椎动物的消化道内。与医学有关的仅有结肠小袋纤毛虫。

结肠小袋纤毛虫

结肠小袋纤毛虫(*Balantidium coli* Malmsten,1857)是人体最大的寄生原虫。寄生于人体结肠内，可侵犯肠壁组织引起结肠小袋纤毛虫病(balantidiasis)，亦称结肠小袋纤毛虫痢疾(balantidial dysentery)。该虫首先由Malmsten(1857)在2例急性腹泻患者的粪便中发现，而后Leukart(1861)也在猪的大肠中发现，Stein于1862年正式定名。猪为重要的保虫宿主。

一、病原学

(一)形态

有滋养体和包囊两个时期。滋养体呈椭圆形，无色透明或淡灰略带绿色，大小为(30～150)μm×(25～120)μm。全身披有纤毛，活的滋养体可借纤毛的摆动呈迅速旋转式运动。虫体极易变形，前端略小，向体表凹陷形成胞口，下接漏斗状胞咽，后端较圆，有一小的胞肛，在胞口处的纤毛较长，颗粒食物借胞口纤毛的运动进入虫体，在底部形成圆形食物泡，食物在泡中消化，残渣经胞肛排出。虫体中、后部各有一伸缩泡(contractile vacuole)，具有调节渗透压的作用。苏木素染色后可见一个肾形的大核，位于虫体中央；一个圆形的小核，位于大核的凹陷处(彩图27)。包囊圆形或椭圆形，直径为40～60μm，淡黄色或淡绿色，囊壁厚而透明，染色后可见核(图15-1,彩图28)。

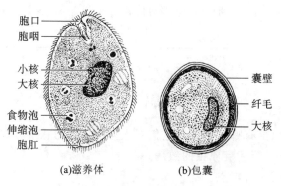

图15-1 结肠小袋纤毛虫

(二)生活史

包囊随污染的食物和饮用水经口进入宿主体内，滋养体在胃肠道脱囊逸出并下行定居在结肠，以淀粉颗粒、细菌及肠壁脱落的细胞为食，迅速生长，主要以横二分裂进行繁殖。分裂开始时，虫体首先延长,接着在中部形成横缢并逐渐收缩。后面的个体另长出胞口,大核延长并在中部收缩形成2个核,此时2个大核从横缢处彼此分开。前面的收缩泡进入前面子体,后端的收缩泡则进入另一个子体。刚形成的子体体积较母体小,通过接合生殖逐渐恢复大小。

在一定的条件下滋养体还可侵犯肠壁。由于肠内理化环境的变化,部分滋养体变圆,并分泌囊壁成为包囊,包囊随粪便排出体外,包囊在外界无囊内增殖。滋养体若随粪便排出,也有可能在外界成囊。虫体的生存和繁殖与宿主的食物有密切关系(图15-2)。

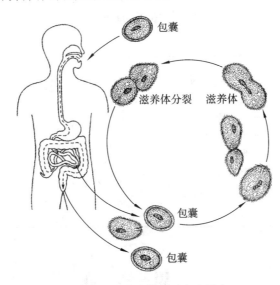

图15-2 结肠小袋纤毛虫生活史

二、致病与临床

滋养体寄生于结肠引起消化道症状。虫体可分泌透明质酸酶,并借助机械运动侵犯结肠黏膜甚至黏膜下层,引起溃疡。肠黏膜有火山口样小溃疡,溃疡可逐渐扩大并融合,在黏膜下层向四周蔓延形成口小底大、边缘不整的溃疡,表面覆盖黏液和坏死组织,周围有滋养体,严重病例可出现大面积结肠黏膜的破坏和脱落,病理变化颇似阿米巴痢疾,病变部位有嗜酸性粒细胞浸润。多数感染者无任何症状,但粪便中可有虫体排出,这在流行病学上有重要意义。重度感染可致消化功能紊乱。急性期亦称痢疾型,患者可有腹痛、腹泻和黏液血便,并伴有里急后重,有的出现脱水、营养不良及消瘦。治疗不当或不及时,可转为慢性,患者可有上腹部不适,回盲部及乙状结肠部压痛,周期性腹泻,粪便呈粥样或水样,常伴有黏液。滋养体可经淋巴通道侵袭肠外组织,如肝、肺或泌尿生殖器官等,引起异位病变。国内曾报道肺部感染结肠小袋纤毛虫、女性生殖系统感染结肠小袋纤毛虫及泌尿系统感染结肠小袋纤毛虫等病例。还有从慢性鼻炎的鼻分泌物中查见结肠小袋纤毛虫的报道。

三、实验室检验

粪便直接涂片查到滋养体或包囊可确诊。由于虫体较大,一般不易漏检。新鲜粪便并反复送检可提高检出率。必要时亦可采用乙状结肠镜进行活组织检查或用阿米巴培养基进行培养。

四、流行与防治

结肠小袋纤毛虫呈世界性分布,多见于热带和亚热带地区,其中以菲律宾、新几内亚、中美洲等地区最为常见。已知30余种动物能感染此虫,其中以猪的感染较为普遍,感染率可达20%～100%。一般认为人体的结肠环境对结肠小袋纤毛虫不甚适合,因此人体的感染较少见。在我国,人体的感染散在分布,云南、广西、广东、福建、四川、湖北、河南、河北、山东、山西、陕西、吉林、辽宁、台湾等地均有病例报道。通常认为人的感染来源于猪,不少病例都与猪有接触。包囊的抵抗力较强,在室温潮湿环境里能活2个月,在干燥而阴暗的环境里能活1～2周,在直射阳光下能活3 h,在10%福尔马林中能活4 h。滋养体对外界环境有一定的抵抗力,如在厌氧环境和室温条件下能活10天,但在胃酸中很快被杀死,因此,滋养体不是主要的感染阶段。

传染源为患者、带虫者以及猪等保虫宿主。人体感染主要是通过吞食被包囊污染的食物或饮用水。结肠小袋纤毛虫病的发病率不高,重点在于预防,应加强卫生宣传教育,注意个人卫生和饮食卫生;管好人粪、猪粪,避免虫体污染食物和水源。治疗可用甲硝唑或黄连素等。

本章小结

虫种	与诊断、传播相关的时期形态	生活史特点	主要临床表现	主要病原学检验
结肠小袋纤毛虫	包囊:呈圆形或椭圆形,直径为40~60μm,淡黄色或淡绿色,囊壁厚而透明,染色后可见核。	1. 感染阶段:包囊。 2. 感染途径:经口。 3. 寄生部位:结肠。 4. 离体方式及时期:包囊随粪便排出,污染环境和食物。	主要引起肠道病变。表现为周期性腹泻;急性型患者可突然出现排黏液脓血便。少数患者可出现肝、肺等肠外病变。	1. 检验取材:粪便。 2. 检验时期:滋养体或包囊。 3. 检验方法:直接涂片法。

思考题

1. 简述结肠小袋纤毛虫对人体的危害。
2. 如何诊断结肠小袋纤毛虫?

(陈 艳)

第四篇

医学蠕虫

蠕虫(helminth)是一类软体的多细胞无脊椎动物，由于虫体借肌肉的伸缩而蠕动，故称为蠕虫。在动物的分类史上，蠕虫曾被认为是独立的、特殊的一类动物，但随着分类学的不断发展，人们发现蠕虫包括线形动物门(Phylum Nemathelminthes)、扁形动物门(Phylum Platyhelminthes)、环节动物门(Phylum Annelida)、棘头动物门(Phylum Acanthocephala)的各种动物，因此，蠕虫这一名词在分类学上已无意义，但由于习惯现仍沿用。医学蠕虫(medical helminth)是指寄生于人体并引起疾病的蠕虫。由蠕虫感染引起的疾病统称为蠕虫病(helminthiasis)。医学上具有重要意义的蠕虫有线虫、吸虫、绦虫和猪巨吻棘头虫等。

第十六章 线 虫

学习目标

1. 掌握：似蚓蛔线虫成虫与虫卵的形态特点、生活史过程、对人体的危害以及实验室诊断方法；蠕形住肠线虫成虫与虫卵的形态、生活史过程、致病特点与实验室诊断方法；十二指肠钩口线虫与美洲板口线虫成虫与虫卵的形态、成虫形态鉴别、生活史过程、致病机制与临床表现、实验室诊断方法；班氏吴策线虫与马来布鲁线虫微丝蚴的形态及鉴别、生活史特点、致病机制与临床表现以及实验室诊断方法；旋毛形线虫幼虫囊包的形态特点、生活史过程、对人体的危害及实验室诊断方法。

2. 熟悉：似蚓蛔线虫、蠕形住肠线虫、十二指肠钩口线虫、美洲板口线虫、班氏吴策线虫、马来布鲁线虫、旋毛形线虫的流行分布特点及防治原则；毛首鞭形线虫成虫与虫卵的形态特点、生活史、对人体的危害、实验室诊断方法、流行分布与防治原则。

3. 了解：粪类圆线虫、广州管圆线虫以及其他线虫的形态与生活史特点、对人体的危害、实验室诊断方法、流行因素及防治原则。

线虫（nematodes）属于线形动物门的线虫纲（Class Nematode），因其虫体圆柱形而得名，其种类繁多，全球已报道有1万多种。线虫分布广泛，多数营自生生活，少数营寄生生活，常见寄生于人体并导致疾病的重要种类有10余种。

线虫的成虫多呈圆柱状，体不分节，两侧对称，体表光滑，雌雄异体。雌虫大于雄虫，雌虫尾端多尖直，雄虫尾端多向腹面卷曲并具有特征性结构。虫体因种类不同而大小各异。成虫外层为体壁，自外向内由角皮层（cuticle）、皮下层（hypodermis）和纵肌层（muscle）构成。角皮层是虫体的保护层，由皮下层分泌形成，无细胞结构，质地坚韧、光滑，含有蛋白质、碳水化合物及少量的脂类成分，并含有一些酶类，具有代谢活性。角皮层覆盖于虫体体表及口腔、阴道、肛孔、排泄孔等，并可形成环纹、嵴、刺、唇瓣、乳突、交合伞等结构。皮下层由合胞体组成，无细胞界限，富含糖原颗粒、线粒体、内质网及脂酶、磷酸酶等，主要功能是分泌形成角皮层。在虫体的背、腹和两侧，皮下层向内增厚、突出，形成4条纵索，背索（dorsal cord）、腹索（ventral cord）中有神经干通过，两条侧索（lateral cord）中有排泄管通过。纵肌层位于皮下层之内，由纵向单行排列的肌细胞组成。根据肌细胞的大小和排列，分为多肌型、少肌型和细肌型。线虫有完整的消化系统，包括消化管和腺体。消化管由口腔（oral cavity）、咽管（pharyngeal tube）、中肠（midgut）、直肠（rectum）和肛门（anus）组成。生殖系统为细长、弯曲的管状结构。雄虫生殖系统为单管型，由睾丸（testis）、贮精囊（seminal vesicle）、输精管（vas deferens）、射精管（ejaculatory duct）及交配附器构成。雄虫尾端多有一个或一对角质的交合刺，可自由伸缩。雌性生殖系统多有两套生殖系统，称为双管型，每一管道均由卵巢（ovary）、受精囊（seminal receptacle）、输卵管（oviduct）及子宫（uterus）构成，两个子宫的末端汇合通入阴道（vagina），阴门开口于虫体腹面。线虫的神经系统包括环绕于咽部的神经环，为神经系统的中枢，向前的3对神经干支配口周感觉器官，向后的3~4对神经干控制虫体的运动和感觉。寄生线虫的感觉器官为乳突（papilla）、头感器（amphid）及尾感器（phasmid）。线虫的排泄系统有管型和腺型两种。管型有一对排泄管（excretory canal），位于皮下层侧索中，由一短横管相连成"H"形或"U"形，排泄孔（excretory pore）开口于咽管附近腹面的正中线上。腺型只有一个具有大的细胞核的排泄细胞，位于肠管前端，开口在咽部神经环附近的腹面。

线虫卵无卵盖，一般为卵圆形，多为淡黄色、棕黄色或无色。卵壳主要有3层结构，外层来源于受精母细胞所形成的膜,称受精膜或卵黄膜,很薄;中层为壳质层(chitinous layer),较厚,能抵抗外界压力;内层薄,为脂层或蛔苷层(ascaroside),具有调节渗透压作用,能阻止虫卵内的水分丢失,也可阻止外界一些化学物质对卵细胞的毒害作用。内外层一般光镜下不易区分。有的虫卵外面还附有一层蛋白质膜,为雌虫子宫分泌物;卵内含有未分裂或已分裂的卵细胞,有的含有胚胎或幼虫。

线虫的生活史发育过程多经卵、幼虫、成虫三个阶段。根据生活史过程中是否需要中间宿主,可分土源性线虫和生物源性线虫。土源性线虫在发育过程中不需要中间宿主,如蛔虫、鞭虫、蛲虫、钩虫等,虫卵在外界适宜的条件下发育为感染期卵或孵化出的幼虫发育为感染期后感染新的宿主;生物源性线虫在发育过程中需要中间宿主,如丝虫、旋毛虫等。成虫产出的幼虫进入中间宿主体内发育为感染期幼虫,感染期幼虫再感染新宿主。有的线虫在外界有自生生活世代的发育,也可发育至感染期幼虫,感染人体,如粪类圆线虫。幼虫发育为成虫一般要经历4次蜕皮(molting)。

线虫致病程度与种类、寄生数量、发育阶段、寄生部位及宿主的免疫状态等都有关系。幼虫进入宿主并在体内移行可造成相应组织的损害,如钩虫幼虫侵入皮肤可以引起皮炎,蛔虫幼虫移行至肺可引起肺炎等。成虫在寄生部位因摄食、机械性损害和化学刺激以及免疫病理反应可引起宿主营养不良、组织损伤、出血炎症。通常,寄生在组织内的线虫对人体的危害要比肠道线虫较为严重,如淋巴丝虫寄生在淋巴系统可以引起淋巴液回流受阻,导致象皮肿、鞘膜积液等。旋毛虫幼虫可以侵犯心肌引起心肌炎、心包积液,导致心力衰竭,甚至死亡。

第一节　似蚓蛔线虫

案例导入

患者,男性,15岁。4 h前右上腹阵发性疼痛,进行性加剧,疼痛向右肩部、背部放射,同时伴有恶心、呕吐、寒战、高热。询问病史,患者自1年前即有不规则上腹痛,同时伴有嗳气、反酸,经常有饥饿感等,近一周来上腹部疼痛发作频繁,阵发性加剧,其家长曾给患者口服驱虫药,排出多条蛔虫,其后几天腹痛好转。查体:T 38.6 ℃,巩膜黄染,腹平坦,肝脾未触及,剑突下深压痛,轻度肌紧张及反跳痛。初步诊断为急性胆道感染。次日行剖腹探查术,术中见胃、十二指肠及胆囊均正常,无明显病变,胆总管明显充血肿胀,切开胆总管取出1条活体蛔虫,诊断为胆道蛔虫病。

1. 试分析该患者引起胆道蛔虫症的可能原因。
2. 术前应该做哪些实验室检查?
3. 在蛔虫感染并发症中最常见的有几种?

似蚓蛔线虫(*Ascaris lumbricoides* Linnaeus,1758)简称人蛔虫或蛔虫(round worm),是人体内最常见的消化道寄生虫之一,可引起蛔虫病(Ascariasis)。蛔虫呈世界性分布,蛔虫感染每年造成全球约6万例死亡,其中主要是儿童。成虫寄生于小肠,掠夺营养,也可引起多种并发症,如肠梗阻、肠穿孔、胆道蛔虫症、蛔虫性阑尾炎等,甚至还可钻入肝脏,或侵入其他器官引起异位损伤。

一、病原学

(一)形态

1. 成虫　圆柱形,头端较细,尾端略钝,形似蚯蚓。活体呈粉红色,死后呈灰白色(彩图29)。体表可见有细横纹,两侧有明显的侧索。口孔位于虫体顶端,周围有排列成"品"字形的三个唇瓣,背唇瓣一个,较大,亚腹唇瓣两个,略小(彩图30)。唇瓣内缘有细齿,外缘有感觉乳突和头感器。雌虫长20～35 cm,个别虫体可达40 cm以上,最宽处直径为3～6 mm,尾端钝圆。其生殖系统为双管型,盘绕在虫体后 2/3 部分的原体腔内，阴门位于虫体腹面中部之前。雌虫消化道末端开口于肛门。雄虫略短，为 15～31 cm，最宽处直径为 2～4 mm，尾端向腹面卷曲，有一对象牙状交合刺。雄虫生殖系统为单管型，盘绕在虫体后半部的原体腔内，在泄殖腔前、后有多对乳突。雄虫消化道末端通向泄殖腔。

2. 虫卵　排出体外的蛔虫卵，有受精卵和未受精卵之分。受精蛔虫卵（fertilized egg）呈宽卵圆形，大小为 (45～75)μm×(35～50)μm。卵壳较厚，自外向内分为三层：受精膜、壳质层和蛔甙层，在普通光学显微镜下分辨困难。卵壳外有一层由虫体子宫分泌形成的凹凸不平的蛋白质膜，在肠道内被宿主胆汁染成棕黄色。卵壳内有一个大而圆的卵细胞，虫卵刚被排出体外时在卵细胞与卵壳间常见有新月形空隙。虫卵在外界发育，卵内细胞不断分裂形成幼虫，形成具有感染性的含蚴卵。未受精蛔虫卵（unfertilized egg）多呈长椭圆形，大小为 (88～94)μm×(39～44)μm，壳质层与蛋白质膜均较受精蛔虫卵薄，无蛔甙层，卵壳内含许多大小不等的折光性颗粒（图 16-1，彩图 31、彩图 32）。若蛔虫卵的蛋白质膜脱落，则成为脱蛋白质膜的蛔虫卵，无色透明，应注意与其他虫卵鉴别。

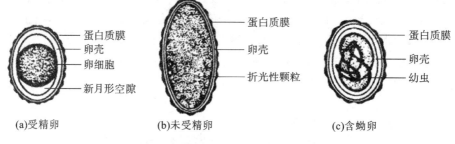

(a) 受精卵　　　　　(b) 未受精卵　　　　　(c) 含蚴卵

图 16-1　蛔虫卵

（二）生活史

蛔虫的生活史过程不需要中间宿主，属直接发育型，为土源性线虫，整个发育过程包括虫卵在外界土壤中的发育和虫体在人体内发育两个阶段。

成虫寄生于人体小肠，以宿主体内消化或半消化的食物为食，雌、雄虫体发育成熟后交配，产出虫卵，随粪便排出体外。散布于土壤中的虫卵，在潮湿、阴暗、氧充足和温度适宜（21～30 ℃）的条件下，约经 2 周，发育为幼虫，再经过 1 周，卵内幼虫经第一次蜕皮后成为感染期卵。人因误食被感染期卵污染的食物或水源而感染。感染期卵在小肠内（温度、pH、低氧等综合作用）孵出幼虫。幼虫侵入小肠黏膜和黏膜下层，进入肠壁小静脉或淋巴管，经门静脉系统到肝，再经右心到肺，穿破肺泡壁上的毛细血管，进入肺泡，经历第二次及第三次蜕皮（在感染后 10 天内），发育为第 4 期幼虫。然后，第 4 期幼虫沿支气管、气管逆行至咽喉部，部分幼虫随吞咽动作被咽入消化道，经食管、胃到小肠，在小肠内经第四次蜕皮后，发育为童虫，再经数周发育为成虫（图 16-2）。自人体感染含蚴卵到雌虫产卵需 60～75 天。每条雌虫每天产卵可多达 24 万个，蛔虫在人体内寿命通常为一年左右。

二、致病与临床表现

蛔虫幼虫和成虫对人体均有致病作用，主要表现为机械性损伤、变态反应及导致宿主肠道功能障碍等。

（一）幼虫致病

主要表现为肺部病变。自第 2 期幼虫在小肠中孵化出来侵入肠壁到经肝脏、心脏、肺的移行，均可引起组织损伤。少量幼虫在体内移行时，临床症状不明显。如有大量幼虫移行至肺部，穿破毛细血管进入肺泡，并在此发育蜕皮，引起局部出血、水肿和炎症，称蛔蚴性肺炎。患者可出现发热、咳嗽、哮喘、胸痛、胸闷、血痰以及血中嗜酸性粒细胞比例增高（15%～65%）等，患者肺部 X 线检查可见浸润性病变，类似病毒性肺炎，病灶常有游走现象，一般 1～2 周消失。当重度感染时，幼虫也可侵入甲状腺、脾、脑、肾等器官，引起异位损害。

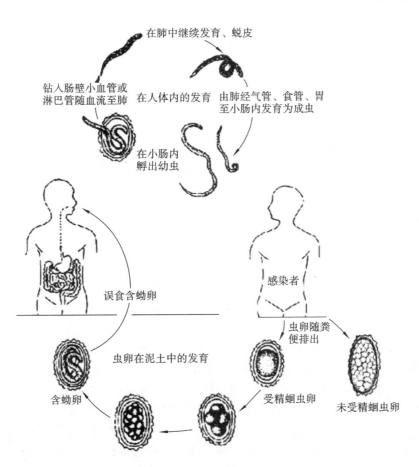

图 16-2　蛔虫生活史

(二)成虫致病

成虫是主要的致病阶段，主要体现在以下几个方面：

1. 掠夺营养与破坏肠黏膜影响吸收　成虫寄生于空肠，以肠腔内半消化食物为食，掠夺宿主营养，由于其代谢产物毒性刺激的原因，还会损伤肠黏膜，造成食物的消化和吸收障碍，而且影响机体对蛋白质、脂肪、糖类以及维生素 A、维生素 B_2 和维生素 C 的吸收，导致营养不良，重度感染者甚至可引起发育障碍。患者出现食欲不振、恶心、呕吐以及间歇性脐周疼痛等表现，有时出现绞痛和腹泻，可伴有黏液和血便，这与肠道黏膜受损和肠壁炎症影响肠蠕动有关。儿童患者有时可有神经症状，如惊厥、夜惊、磨牙、异食癖等。

2. 引起超敏反应　蛔虫的代谢产物可引起荨麻疹、皮肤瘙痒、血管神经性水肿、视神经炎、结膜炎以及蛔虫中毒性脑病等症状。这可能是由于蛔虫变应原被人体吸收后，引起 IgE 介导的超敏反应所致。

3. 并发症　蛔虫有钻孔习性，当寄生的宿主环境发生变化时（如发热、胃肠病变、食入过多辛辣食物，以及服用驱虫药物剂量不当等），常可刺激虫体活动力增强，容易钻入开口于肠壁上的各种管道（如胆道、胰管、阑尾等），引起各种并发症，如胆道蛔虫症、肠梗阻、蛔虫性胰腺炎、蛔虫性阑尾炎及肠穿孔、肝脓肿等。其中胆道蛔虫症是临床上最常见的，主要症状为突发性右上腹绞痛，并向右肩、背部及下腹部放射。疼痛呈间歇性加剧，伴有恶心、呕吐等，甚至可吐出蛔虫。发病早期体温多正常，但由于虫体可将细菌带入胆管，故感染 1～2 天后可出现发热、黄疸，如诊治不及时，可导致胆道大出血、胆囊破裂、胆汁性腹膜炎。蛔虫性肠梗阻是急性肠梗阻主要病因之一，多见于重度感染的儿童患者。梗阻是由于大量成虫纠结成团，堵塞肠管，寄生部位肠段发生蠕动障碍所致，阻塞部位多发生在回肠。蛔虫性肠梗阻进一步发展为绞窄性肠梗阻、肠扭转、肠套叠和肠坏死，个别患者甚至出现蛔虫性肠穿孔，引起局限性或弥漫性腹膜炎，严重的可导致患者死亡。

三、实验室检验

病原学检验方法是蛔虫病的主要诊断方法。

(1) 粪便检查虫卵：自患者粪便中检查出虫卵(受精、未受精)，即可确诊。由于蛔虫产卵量大，常用直接涂片法，查一张涂片的检出率为80%左右，查3张涂片可达95%。采用沉淀集卵法或饱和盐水浮聚法，检出效果更好。

(2) 粪便检查成虫：患者可用驱虫治疗性诊断，根据患者排出虫体的形态特征进行鉴别。

(3) 疑为肺蛔虫症或蛔虫幼虫引起的过敏性肺炎的患者，可检查痰中蛔虫幼虫确诊。

四、流行与防治

(一) 流行

蛔虫感染呈世界性分布，尤其在温暖、潮湿和卫生条件差的热带和亚热带地区较为普遍。非洲和亚洲人群感染率较高，约为40%，拉美国家约为32%。人群感染特点为农村高于城市，儿童高于成人。据2001—2004年全国人体寄生虫病调查显示，我国人群平均蛔虫感染率为12.72%。近年来，随着农村生活水平的提高，蛔虫感染率有下降的趋势。

造成蛔虫感染普遍与广泛流行的主要原因为：①生活史简单。蛔虫卵在外界环境中无需中间宿主就可直接发育成为感染期卵。②蛔虫产卵量大，每条雌虫每天可以产卵24万个。③人的不良卫生行为和缺乏完善的卫生设施。人因接触被虫卵污染的泥土、蔬菜，经口吞入黏附在手指上的感染期卵；或者食用被虫卵污染的生菜、泡菜和瓜果等而受到感染。④使用未经无害化处理的人粪施肥，或儿童随地解便是造成蛔虫卵污染土壤、蔬菜或地面的主要方式。⑤虫卵对外界物理、化学等不良因素的抵抗力强。在荫蔽的土壤中或蔬菜上，一般可存活数月至一年，食用醋、酱油或腌菜、泡菜的盐水，也不能将虫卵杀死。蛔虫卵对一些化学制剂具有抵抗力，主要是由于卵壳蛔甙层的保护作用，如10%的硫酸、盐酸、硝酸或磷酸溶液均不能影响卵内幼虫的发育；而对于能溶解或透过蛔甙层的有机溶剂或气体，如氯仿、乙醚、酒精和苯等有机溶剂，以及氰化氢、氨、溴甲烷和一氧化碳等气体则很敏感，卵细胞或幼虫皆可被杀死。

(二) 防治

蛔虫病的防治应采取综合性措施。包括查治感染者、管理粪便和加强预防感染的宣传教育几个方面。

1. 卫生宣教 广泛宣传蛔虫病的危害性和防治知识，注意个人卫生和饮食卫生，做到饭前、便后洗手，不生食未洗净的蔬菜及瓜果，不饮生水，防止食入蛔虫卵，减少感染机会。另外，消灭苍蝇和蟑螂也是防止蛔虫卵污染食物和水源的重要措施。

2. 管理粪便 使粪便无害化是防止粪便污染环境、切断蛔虫传播途径的重要措施。可结合沼池开发利用建立无害化粪池，通过厌氧发酵和粪水中游离氨的作用，杀灭虫卵。

3. 驱虫治疗 对患者和带虫者进行驱虫治疗，是控制传染源的重要措施。常用的驱虫药物有阿苯达唑(又名丙硫达唑或肠虫清)、甲苯咪唑、三苯双脒及伊维菌素。驱虫治疗既可降低感染率，减少传染源，又可改善儿童的健康状况。驱虫时间宜在感染高峰之后的秋、冬季节，学龄儿童可采用集体服药。由于重复感染的机会多，故在流行区最好每隔3~4个月驱虫一次。

第二节 毛首鞭形线虫

毛首鞭形线虫(*Trichuris trichiura* Linnaeus,1771)简称人鞭虫或鞭虫(whipworm)，是人体常见的寄生线虫之一，全球感染者约8亿。成虫主要寄生于人体盲肠，严重感染时，亦可在结肠、直肠，甚至回肠下段寄生，引起鞭虫病(trichuriasis)。

一、病原学

(一) 形态

1. 成虫 外形似马鞭,虫体前 3/5 呈细线状,后 2/5 粗如鞭柄。鞭虫口腔很小,具有 2 个半月形唇瓣。咽管细长,前部为肌性,后部为腺性。虫体后部较粗,内有肠管及生殖器官等。雌虫长 35~50 mm,尾端钝圆,阴门位于虫体粗大部前方的腹面。雄虫长 30~45 mm,尾端向腹面呈环状卷曲,有交合刺 1 根,可伸出鞘内,鞘表面有小刺。两性成虫的生殖系统均为单管型(图 16-3,彩图 33)。

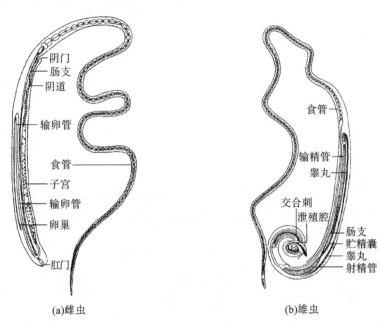

图 16-3 毛首鞭形线虫成虫

2. 虫卵 呈纺锤形或腰鼓形,大小为 $(50\sim54)\mu m\times(22\sim23)\mu m$,棕黄色。卵壳较厚,内为脂层,中间层为壳质层,外层为卵黄膜。虫卵两端均有一透明塞状突起,称为盖塞(opercular plug)。盖塞也具有上述三层结构,但盖塞处的壳质层含蛋白质的成分较卵壳少,呈现透明状。虫卵随粪便排出时,其卵内有 1 个尚未分裂的卵细胞(图 16-4,彩图 34)。

(二) 生活史

鞭虫为土源性线虫,成虫主要寄生于盲肠内,感染严重时也可寄生在结肠、直肠,甚至回肠下段。雌虫产出的虫卵随粪便被排出体外,在温度、湿度适宜(20~30 ℃,潮湿)的泥土中,经 3~5 周发育成为含幼虫的感染期卵。感染期卵随污染的食物或饮用水被人吞食,进入小肠,卵内幼虫活动加剧,并分泌壳质酶,使盖塞降解及破裂,然后以其口矛刺破脂层,幼虫自卵壳一端的盖塞处逸出,然后侵入局部肠黏膜,摄取营养,进行发育。经历 8~10 天,幼虫再次回到肠腔,移行到盲肠,以其纤细的前端钻入肠壁黏膜至黏膜下层组织,吸收营养并发育为成虫(图 16-5)。从误食感染期卵到成虫发育成熟并产卵,需时 1~3 个月。雌虫每日产卵 5000~20000 个。成虫寿命为 3~5 年。

二、致病与临床表现

鞭虫利用细长的前端侵入到肠黏膜下层乃至肌层,摄取宿主的组织液和血液为营养。虫体的机械性损伤以及其分泌物的刺激作用,均可导致肠壁黏膜组织点状出血、水肿、炎症或溃疡等。少数患者可出现肠壁细胞增生,肠壁组织明显增厚,并在炎症基础上形成肉芽肿等病变。由于鞭虫吸血和损伤肠黏膜渗血,重度感染者可致慢性失血,严重时可导致贫血。

一般轻度感染多无明显症状,在进行常规粪检时,才发现有鞭虫感染。重度感染者因累及横结肠、降结肠,甚至是直肠和回肠远端,可出现头晕、腹痛、慢性腹泻、消瘦、大便隐血或带鲜血及贫血等。儿童

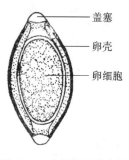

图 16-4　毛首鞭形线虫卵

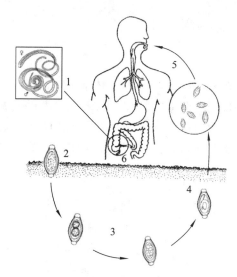

图 16-5　毛首鞭形线虫生活史
1.成虫寄生于回盲部；2.虫卵随粪便排出体外；
3.虫卵在外界发育；4.感染期虫卵；5.经口感染

重度感染,可导致直肠脱垂,多见于营养不良或并发肠道致病菌感染的病例。少数患者可出现发热、荨麻疹、嗜酸性粒细胞增多、四肢水肿等全身反应,以及诱发或加重其他疾病,如腹膜炎、肠梗阻、阑尾炎等。

三、实验室检验

鞭虫病的诊断以检获虫卵为依据,可采用粪便直接涂片法、沉淀集卵法、饱和盐水浮聚法及定量透明法等。因鞭虫卵较小,容易漏检,需反复检查,以提高检出率。

四、流行与防治

鞭虫广泛分布在温暖、潮湿的热带、亚热带及温带地区。多数情况下与蛔虫同时存在,但不及蛔虫的感染率高。人是其唯一的传染源。据 2002—2004 年调查结果显示,全国鞭虫感染率为 4.63%,感染分布全国,其中以海南感染率(66.70%)最高,其次是广西(47.71%),内蒙古(0.20%)最低。鞭虫的感染率成人低于儿童,这与成人卫生习惯较好,接触感染期卵机会少有关。

鞭虫感染主要因食入或饮入被感染期卵污染的蔬菜及饮用水所致。鞭虫卵具有较强的抵抗力,在温暖、潮湿、荫蔽和氧气充足的土壤中,可保持感染能力达数月至数年之久。因此,我国温湿的南方地区人群感染率明显高于干寒的北方。

鞭虫病预防应加强粪便管理、个人卫生和饮食卫生,并注意保护水源和环境卫生。对患者和带虫者应驱虫治疗,常见的药物有阿苯达唑和甲苯达唑,均对鞭虫病有较好的驱虫效果。

第三节　蠕形住肠线虫

案例导入

患儿,男性,6 岁 8 个月,家住农村,据其父讲患儿半年来常用手指挠肛门,夜间睡眠常有夜惊和磨牙,大便时常有白色线状小虫排出,活动。查体:患儿消瘦,痛苦病容,肛周皮肤有红肿和陈旧性抓痕。用透明胶纸粘贴肛周,显微镜下镜检查到虫卵。治疗:阿苯达唑 20 mg,口服,1 h 后用硫酸镁 20 g 和白糖水同服,5 h 后小儿排便入痰盂内,淘洗排出的大便,收集到线头状、乳白色虫体共 2642 条,其中雌虫 2379 条,雄虫 263 条,雌、雄虫比例为 9∶1。

1. 患儿大便中排出的虫体叫什么？叙述其形态结构特征。
2. 患儿确诊此病的依据是什么？
3. 分析患儿是如何感染本病的。

蠕形住肠线虫（*Enterobius vermicularis* Linnaeus，1758）简称蛲虫（pinworm），成虫主要寄生于小肠末端、盲肠和结肠，引起蛲虫病（enterobiasis）。

一、病原学

（一）形态

1. 成虫 虫体细小，乳白色，呈线头状（彩图35）。虫体表面具横纹，头前端的角皮扩大形成头翼（cephalic alae）。口孔位于头顶端，周围有三个小唇瓣。咽管末端膨大呈球形，称咽管球（pharyngeal bulb）（彩图36）。雄虫较小，大小为(2～5)mm×(0.1～0.2)mm，后端向腹面卷曲，有尾翼及数对乳突，末端有一交合刺。生殖系统为单管型，包括睾丸、输精管及射精管。雄虫交配后即死亡，一般不易见到。雌虫大小为(8～13)mm×(0.3～0.5)mm，虫体中部因内含充盈虫卵的子宫而较宽，略呈长纺锤形。尾端直而尖细，尖细部可达体长的1/3。生殖系统为双管型，前后两子宫汇合通入阴道，阴门位于虫体前、中1/3交界处腹面正中。肛门位于中、后1/3交界处腹面（图16-6）。

2. 虫卵 无色透明，长椭圆形，大小为(50～60)μm×(20～30)μm，在光学显微镜下常见两侧不对称，一侧较平，一侧稍凸。卵壳较厚，分三层，最内为脂层，中间为壳质层，壳质层外有光滑的蛋白质膜。在光镜下可见两层。刚产出的虫卵内胚胎已发育至蝌蚪期，在外界与空气接触后很快发育为幼虫（图16-7，彩图37）。

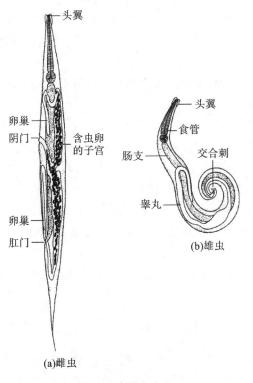

图16-6 蛲虫成虫

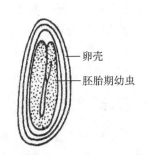

图16-7 蛲虫卵

（二）生活史

成虫主要寄生于人体的盲肠、结肠及小肠下段，重度感染时，也可累及胃和食道等处。虫体借助头翼、唇瓣和食管球的收缩而附着在肠黏膜上，或游离于肠腔，以肠腔内容物、组织液和血液为食。雌、雄虫交配后，雄虫很快死亡而被排出体外。成熟的雌虫子宫内充满虫卵，有5000～17000个。雌虫常脱离宿主肠壁，在肠腔内向下段移行，但是在肠内的温度和低氧压的环境中，一般不排卵或仅排少量卵。当宿主熟睡时,肛门括约肌较松弛,雌虫向下移行至肛门外,受温度及湿度改变和空气的刺激,在肛门周围和会阴皮肤褶皱处开始大量排卵。每条雌虫平均产卵万余个。排卵后的雌虫大多自然死亡,但也有少数雌虫可返回肠腔,也可误入阴道、尿道等处,引起异位损害。

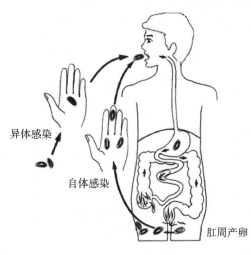

图 16-8　蛲虫生活史

黏附在肛门周围和会阴部皮肤上的虫卵,因温度(34～36 ℃)、相对湿度(90%～100%)适宜,氧气充足,卵胚很快发育,约经 6 h,卵壳内蝌蚪期胚胎发育为卷曲的幼虫,并蜕皮 1 次,即为感染期卵。雌虫的产卵活动引起肛周皮肤发痒,当患儿用手搔抓时,感染期卵污染手指,再经口食入而形成肛门-手-口的自体感染。感染期卵也可散落在衣裤、被褥或玩具、食物上,经吞食或随空气吸入等方式使他人感染。虫卵进入体内,首先在十二指肠内孵出幼虫,幼虫沿小肠下行,途中蜕皮 2 次,至结肠再蜕皮 1 次后发育为成虫(图 16-8)。从食入感染期卵至虫体成熟并产卵,需 2～6 周,一般为 4 周。雌虫的寿命约为 1 个月,一般不超过 2 个月,但是儿童往往由于自身重复感染、食物或环境污染而出现持续的再感染。

二、致病与临床表现

蛲虫寄生于肠道,附着局部肠黏膜,导致轻度损伤,可致消化功能紊乱或慢性炎症,但一般不表现明显症状。雌虫的产卵活动所引起的肛门及会阴部皮肤瘙痒及继发性炎症,是蛲虫致病的主要原因。蛲虫爬至肛门外产卵时,刺激局部,常引起肛门及会阴部皮肤瘙痒,抓破后易引起局部皮肤继发感染。儿童患者常有烦躁不安、夜惊、失眠、夜间磨牙等神经精神症状。严重者尚可引起脱肛。儿童若长期反复感染,会影响其健康成长。

若蛲虫雌虫误入阴道、尿道时可引起异位寄生,形成以虫体或蛲虫卵为中心的肉芽肿病变,对机体组织造成严重损伤,后果严重。

1. 蛲虫性阑尾炎　蛲虫成虫寄生于人体的盲肠、结肠及回肠的下段,因阑尾与盲肠直接相连,蛲虫很容易钻入阑尾引起蛲虫性阑尾炎,主要症状特点为腹痛部位不定,多数患者表现为慢性阑尾炎症状。如术前考虑到蛲虫性阑尾炎的可能,并给予驱虫治疗,可免于阑尾切除。

2. 蛲虫性泌尿生殖系统和盆腔炎症　女性多见,雌虫通过阴道、子宫颈逆行进入子宫和输卵管,可引起蛲虫性阴道炎、子宫颈炎、子宫内膜炎和输卵管脓肿,严重时可导致输卵管穿孔等。曾有蛲虫卵侵入子宫内膜导致不孕症的报道。国内有学者应用透明胶纸分别粘拭肛周和尿道口皮肤,于晨间对 431 名女性儿童进行检查,结果发现蛲虫卵阳性率分别为 52.5% 和 35.3%。蛲虫刺激尿道可引起遗尿症,侵入尿道、膀胱可引起尿路感染,出现尿频、尿急、尿痛等症状。此外,还有蛲虫感染引起蛲虫性哮喘和肺部损伤等异位损害的报道。

三、实验室检验

由于蛲虫一般不在人体肠道内产卵,所以大便中检查到虫卵的阳性率很低。根据蛲虫产卵的特性,常采用透明胶纸法或棉签拭子法,在清晨解大便前或洗澡前检查肛周。透明胶纸法效果更好,操作简单,检出率高,1 次检出率为 50%,3 次检出率可以达到 90%,5 次检出率高达 99%。当然夜间也可在肛门周围捕获成虫,用镊子将虫体夹至装有 70% 酒精的小瓶内送检,依据蛲虫形态特点诊断。

四、流行与防治

蛲虫感染呈世界性分布,由于其生活史简单和可以导致自体感染,故感染率与国家或地区的社会经济发展无密切关系,即使在发达国家蛲虫感染也比较常见。蛲虫病的感染特点是城市高于农村,儿童高于成人,尤其以5～7岁幼童感染率最高。其原因是儿童的卫生习惯不良,学校、幼儿园等集体机构儿童间接感染的机会较多,因此蛲虫感染具有机构聚集性和家庭聚集性的分布特点。

感染蛲虫的患者和带虫者是唯一的传染源。蛲虫成虫存活期较短,虽对驱虫药物治疗敏感,但虫卵发育速度快,生活史简单,容易反复感染,因此本病易治难防。其主要传播途径有:①肛门-手-口的直接感染:因为蛲虫生活史不需要中间宿主,虫体不离开人体即可发育至感染期,再加上感染期卵对外界抵抗力强,蛲虫卵在患者指甲垢内或皮肤上可存活10天,在室内可活3周,因而,吸吮手指或用未经清洗的手取食,均可将虫卵吃入口中,造成患者反复感染。②接触感染和吸入感染:据调查,患者衣裤、被褥和室内家具及地面上均可查到蛲虫卵,由于蛲虫卵重量轻,可随尘埃在空气中飞扬,因而直接接触附在污染物上的蛲虫卵,或吸入附在尘埃中的蛲虫卵,是集体机构和家庭传播蛲虫的主要方式。

蛲虫防治的关键在于应用驱虫药物对感染患者进行治疗的同时防止再感染。普及预防蛲虫感染的知识,讲究公共卫生、个人卫生和家庭卫生,教育儿童养成良好的卫生习惯,如不吸吮手指、勤剪指甲、饭前便后洗手等。定期烫洗被褥和清洗玩具,利用0.05%碘液擦洗玩具1 h,即可杀死蛲虫卵。

常用的驱虫药有阿苯达唑或甲苯达唑,治愈率可达95%以上。婴幼儿可遵医嘱酌减用量。用蛲虫膏、2%白降汞软膏或龙胆紫涂于肛周有止痒与杀虫作用。

第四节 十二指肠钩口线虫与美洲板口线虫

案例导入

患者,男性,30岁,农民,因排黑便而入院。病前3个月赤脚下包谷、红薯间作地里劳动,其后趾间、足背奇痒,有红疹,次日呈水疱、脓疱,下肢红肿,伴咳嗽、发热,数天后红肿消退。12天后因剧咳曾到医院就诊,服止咳药等而愈。近8天来腹痛,反复黑便、头晕、乏力,但无呕血,疑为上消化道出血而入院。体检及化验:贫血,腹软,脐周轻度压痛,无肌紧张,肝脾未扪及,双肺(一),心率91次/分,律齐,其他未见异常;血色素10.4 g/L,红细胞计数 $10.3×10^9$/L,出凝血时间正常。粪检:粪便黑褐色,隐血(+++),红细胞"+",涂片发现有一些寄生虫卵。因发现寄生虫卵,采用丙硫苯咪唑驱虫治疗,共排出数千条大小1 cm左右、肉红色、线状的虫体,患者逐渐恢复健康,出院。

1. 本病例系何种寄生虫感染?
2. 解释本病例的症状和体征。
3. 如何加强本病的防治?

钩虫(hookworm)是钩口科线虫的统称,至少包括100种,其中属于人畜共患的钩虫种类有9种。寄生于人体的钩虫主要为十二指肠钩口线虫(*Ancylostoma duodenale* Dubini,1843)和美洲板口线虫(*Necator americanus* Stiles,1902),分别简称为十二指肠钩虫和美洲钩虫。锡兰钩口线虫(*Ancylostoma ceylanicum* Loose,1911)和犬钩口线虫(*Ancylostoma caninum* Ercolani,1859)偶尔可寄生于人体。巴西钩口线虫(*Ancylostoma braziliense* Gonez de Faria,1910)的感染期幼虫也可侵入人体,引起皮肤幼虫移行症(cutaneous larva migrans,CLM),但一般不能发育为成虫。

钩虫寄生于人体小肠,引起钩虫病(hookworm disease)。此病除了造成肠黏膜损伤,消化道功能紊乱之外,主要引起患者长期慢性失血,导致缺铁性贫血。本病是我国五大寄生虫病之一,严重危害人民的健康。

一、病原学

(一)形态

1. 成虫 虫体细长,大约1 cm,活体肉红色,半透明,死后为灰白色。虫体前端较细,向背面弯曲,弯曲度大小因虫种而异(彩图38)。头顶端可见一发达的口囊,由坚韧的角质构成。十二指肠钩虫的口囊呈卵圆形,其腹侧缘有2对钩齿,外齿一般较内齿稍大。美洲钩虫口囊呈椭圆形,其腹侧缘有1对板齿(图16-9,彩图39、彩图40)。钩虫咽管长度约为体长的1/6,其后端略膨大,咽管壁肌肉较发达,肌纤维交替收缩与松弛有利于吸食并将食物挤入肠道。肠管壁薄,内侧壁可见微细绒毛,有利于氧及营养物质的吸收和扩散。虫体前端有三种单细胞腺体:①头腺1对:位于虫体两侧,主要分泌抗凝素及多种酶类,其分泌活动受神经控制。②咽腺3个:位于咽管壁内,其主要分泌物为乙酰胆碱酯酶、蛋白酶及胶原酶。乙酰胆碱酯酶可破坏乙酰胆碱,从而影响神经介质的传递作用,减慢宿主肠壁的蠕动,有利于虫体的附着。③排泄腺1对:呈囊状,游离于原体腔的亚腹侧,长可达虫体中、后1/3交界处,腺体与排泄横管相连,分泌物主要为蛋白酶,能抑制宿主血液凝固。钩虫雄性生殖系统为单管型,由睾丸、贮精囊和射精管组成。雄虫末端膨大,由角皮层向后延伸形成的膜质交合伞,由2个侧叶和1个背叶组成,其内有肌性指状辐肋支持,依其部位分别称为背辐肋、侧辐肋和腹辐肋。背辐肋的分支特点是鉴定虫种的重要依据之一。交合伞内还有两根从泄殖腔伸出的细长的可收缩的一对交合刺,两种钩虫的交合刺也有差异。雌性生殖系统为双管型,雌虫末端呈圆锥形,有的虫种具有尾刺,阴门位于虫体腹面中部或其前、后。阴门的位置亦可作为鉴别虫种的依据。十二指肠钩虫与美洲钩虫形态的鉴别要点主要依据虫体外形、口囊的特点,雄虫交合伞外形及其背辐肋分支、交合刺形态(图16-9,彩图41、彩图42),雌虫尾刺的有无等。两种钩虫成虫主要形态鉴别见表16-1。

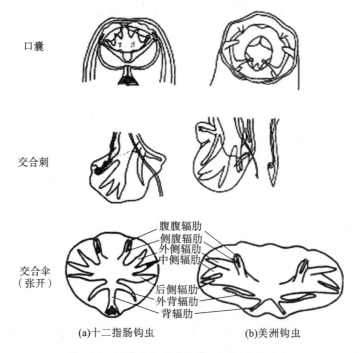

图16-9 两种人体钩虫口囊、交合刺、交合伞

表16-1 两种人体钩虫成虫主要形态鉴别

鉴别要点	十二指肠钩虫	美洲钩虫
大小/mm	♀:(10～13)×0.6 ♂:(8～11)×(0.4～0.5)	♀:(9～11)×0.4 ♂:(7～9)×0.3
体形	前端与后端均向背面弯曲,体呈"C"形	前端向背面仰曲,后端向腹面弯曲,体呈"S"形
口囊	腹侧前缘有两对钩齿	腹侧前缘有一对板齿
交合刺	两刺呈长鬃状,末端分开	一刺末端呈钩状,常包套于另一刺的凹槽内
交合伞	撑开时略呈圆形	撑开时略呈扁圆形
背辐肋	远端分两支,每支再分三小支	基部分两支,每支远端再分两小支
尾刺	有	无

2. 幼虫 称为钩蚴,分为杆状蚴和丝状蚴。自卵内刚孵出的幼虫称为杆状蚴(rhabditiform larva),体壁透明,前端钝圆,后端尖细。此幼虫为自由生活期幼虫,口腔细长,有口孔,能进食。咽管长度为体长的1/3,前段较粗,中段细,后段则膨大呈球状。杆状蚴有两期,第一期杆状蚴大小为(0.23~0.4)mm×0.017 mm,第二期杆状蚴大小约为 0.4 mm×0.029 mm。二期杆状蚴发育、脱皮形成丝状蚴(filariform larva),大小为(0.5~0.7)mm×0.025 mm,口腔封闭,不再进食。在与咽管连接处的腔壁背面和腹面各有1个角质矛状结构,称为口矛或咽管矛。口矛有助于虫体的穿刺作用,其形态有助于丝状蚴虫种的鉴别。丝状蚴的咽管细长,约为虫体的1/5。整条丝状蚴虫体表面覆盖鞘膜,为第二期杆状蚴蜕皮时残留的旧角皮,对虫体具有保护作用。丝状蚴具有感染能力,故又称为感染期蚴。当丝状蚴侵入人体皮肤时,鞘膜即被脱掉。

3. 虫卵 椭圆形,壳薄,无色透明。大小为(56~76)μm×(36~40)μm,随粪便排出时,卵壳内细胞多为2~4个,卵壳与细胞间有明显的空隙。若患者便秘或粪便放置过久,虫卵内细胞可继续分裂为多细胞期,呈桑葚状。十二指肠钩虫卵与美洲钩虫卵镜下形态极其相似,不易区分(图16-10,彩图43)。

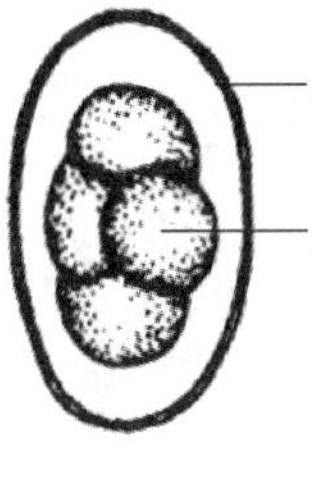

图16-10 钩虫卵

(二)生活史

十二指肠钩虫和美洲钩虫的生活史基本相似。成虫寄生于人体小肠上段,雌雄虫体成熟后交配产卵。虫卵随粪便被排到体外,在温暖(25~30 ℃)、潮湿(相对湿度60%~80%)、荫蔽、含氧充足的疏松土壤环境中,虫卵内细胞不断分裂,24 h内第一期杆状蚴即可破壳孵出。此期幼虫以土壤中细菌及有机物为食,生长迅速,48 h内进行第一次蜕皮,发育为第二期杆状蚴。然后,虫体继续增长,并可将摄取的食物储存于肠细胞内。经5~6天的食物摄取后,虫体口腔封闭,停止摄食,咽管变长,通过第二次蜕皮后发育成为丝状蚴,即感染期蚴。大部分感染期蚴生活在深1~2 cm的表层疏松土壤内,具有向温、向上、向湿的活动特性,常呈聚集性活动,在污染较重的一小块土壤中,有时可检获数千条幼虫,使宿主与其接触受染的机会大为增加。此期幼虫还可借助覆盖体表水膜的表面张力,沿植物茎或草枝向上爬行,最高可达 20 cm 左右。

丝状蚴在土壤中生存的时间与环境的自然条件有关,其中与温度的关系尤为密切。十二指肠钩虫丝状蚴的适宜温度为22~26 ℃,美洲钩虫为31~34.5 ℃,在此条件下可以存活 6 周。温度过高,蚴活动增强,营养消耗增加,同时因为感染期蚴口孔封闭,无法进食,随着体内营养大量消耗其感染能力逐渐降低,最终导致死亡。温度过低,感染期蚴呈僵直状态,活动减弱,虽营养消耗降低,但存活时间也很难长久。45 ℃时,只能存活 50 min;−10~12 ℃时,不超过 4 h。在感染季节,气候条件适宜,有的丝状蚴甚至可以存活 15 周。干燥和直射的阳光,也不利于丝状蚴的生存,如美洲钩虫丝状蚴在干燥土壤中只能存活 9 天,十二指肠钩虫丝状蚴只能存活 20 天。如在阳光下暴晒,仅 2 h 即死亡。

丝状蚴对环境的温度和湿度变化非常敏感,当与人体皮肤接触时,受体温的刺激,虫体活动力明显增强,在 30 min 至 1 h 内,可经毛囊、汗腺口或皮肤破损处钻入人体。丝状蚴侵入皮肤,除主要依靠虫体活跃的穿刺能力外,可能也与咽管腺分泌的胶原酶活性有关。丝状蚴钻入宿主皮肤后,侵入血管或淋巴管,随血液循环经右心至肺,穿过肺微血管进入肺泡。然后沿着湿润的肺泡壁,向阻力较小的方向移行,借助小支气管、支气管上皮细胞纤毛的运动向上移行至咽,再随吞咽活动至食管,经过胃而到达小肠。部分幼虫在患者咳嗽时随痰被吐出。到达小肠的幼虫,经第3次蜕皮后,形成口囊,在3~4周内再进行第4次蜕皮,发育为成虫(图16-11)。自幼虫钻入皮肤到成虫交配产卵,一般经过5~7周的时间。成虫借助口囊内钩齿(或板齿)咬附在肠黏膜上,以血液、组织液、肠黏膜为食。雌虫产卵数因虫种、虫数、虫龄而不同,每条十二指肠钩虫平均每天产卵 10000~30000 个,美洲钩虫平均每天产卵 5000~10000 个。成虫一般在人体内可存活 3 年左右,也有十二指肠钩虫在人体内存活 7 年、美洲钩虫在人体内存活 15 年的报道。

除主要经皮肤感染外,十二指肠钩虫的丝状蚴还可经口误食,少数未被胃酸杀死的幼虫可直接在肠腔内发育成熟。而自口腔和食管黏膜侵入血管的幼虫,仍按照上述途径,再到达肠腔发育为成虫。另外还发现母体内的幼虫可通过胎盘或乳汁侵入胎儿体内的现象。除人体外,十二指肠钩虫偶尔可寄生于

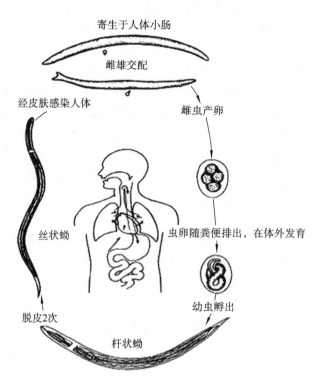

图 16-11 钩虫生活史

猪、狮、虎、犬、灵猫及猴等动物体内,美洲钩虫亦可寄生于猩猩、猴及犀牛等动物体内,这些动物可作为钩虫的转续宿主。人若生食这些动物的肉类,也有受感染的可能。

二、致病与临床表现

(一)致病机制

两种钩虫的致病作用机制相似。幼虫的入侵、移行以及成虫寄生均可对人体组织造成损害。但以成虫在小肠内寄生引起的危害更为严重。十二指肠钩蚴感染者多数有皮炎表现,成虫引起的贫血亦较为严重,而且还是引起婴儿钩虫病的主要虫种,因此,十二指肠钩虫较美洲钩虫对人体的危害更大。人体感染钩虫后是否出现临床症状,除与侵入皮肤的钩蚴数量及成虫在小肠寄生的数量有关外,也与人体自身的健康状况、营养条件及免疫力相关。

(二)临床表现

1. 幼虫致病 表现为丝状蚴侵入皮肤和幼虫在体内移行对宿主造成的危害。

1)钩蚴性皮炎 人手足裸露在田间劳作,直接接触被感染期幼虫污染的土壤,丝状蚴侵入皮肤后,数十分钟内局部皮肤即有针刺、烧灼、奇痒感,通常3~4天消退。也可进而出现充血斑点或丘疹,1~2天内出现红肿及水疱,多发生于手指或足趾间皮肤较薄处、足背部及其他部位皮肤裸露处,奇痒难忍,即为钩蚴性皮炎,俗称"粪毒"、"痒疙瘩"或"地痒疹"。水疱、丘疹抓破后常导致继发感染,形成脓疱疮,最后经结痂、脱皮而自愈,病程需2~3周,有时病程可长达1~2个月。本病常见于春夏之交,人体接触含钩蚴的土壤后皮炎的发病率很高,可达88%~100%,以足部为多见,感染地点多为香蕉园、蔬菜园等。

2)呼吸道症状 幼虫移行至肺,穿破微血管,可引起肺泡出血及炎症细胞浸润,患者表现为阵发性咳嗽、血痰及哮喘,甚至大量咯血,并常伴有畏寒、发热等全身症状。曾有报道在早期感染者,尤其是新参加劳动者多表现为喉痒、异物感、喉痛、声音嘶哑及咳嗽等症状。重者呈剧烈干咳和哮喘发作,表现为嗜酸性粒细胞增多性哮喘,胸部X线检查显示肺浸润性病变。此病经常被误诊为肺炎、急性支气管炎、支气管哮喘、肺结核和出血性支气管炎、上呼吸道感染等。由于幼虫移行至肺为一过性,故常在受染后3~5天出现症状,经数日或10余日可自愈,长者可达1~2个月。

2. 成虫致病 成虫寄生于小肠,可引起消化道症状和贫血。

1) 消化道症状　成虫以口囊咬附肠黏膜吸食血液,可造成散在出血点及小溃疡,有时也可形成片状淤斑,病变可累及黏膜下层甚至肌层。早期临床表现多为消化道功能紊乱,食欲亢进,但觉乏力,上腹不适及隐痛,进而表现为恶心、呕吐、腹泻等,钩虫病常引起黏液样或水样腹泻。重度感染者大便隐血可呈阳性,甚至可见黑便、柏油样便、血便和血水便,还可出现水肿、精神痴呆,甚至心力衰竭而死亡。钩虫病所致的消化道症状在临床上误诊率高,要引起高度重视。除了食欲明显增加,个别钩虫病患者由于营养缺乏还喜欢食用一些粗硬食物,如生米、生果之类,严重贫血的患者,还喜食茶叶、碎纸、木屑、破布、煤渣、泥土、瓦片、炉灰等。这种异常的嗜好,被称为"异嗜症"。异嗜症发生的原因不很明确,可能与铁的耗损有关,若对患者应用铁剂进行治疗后,异嗜症状可自行消失。

2) 贫血　钩虫以其钩齿或板齿咬附肠壁,摄取血液和肠黏膜为营养,使患者长期处于慢性失血状态,铁和蛋白质不断损耗,同时合并消化不良,就会导致血红蛋白的合成速度比新细胞新生速度慢,使红细胞体积变小、色泽变浅,故而呈低色素小细胞型贫血。患者在临床上表现为皮肤蜡黄、黏膜苍白、眩晕、乏力,严重时略微活动都会引起心慌气短。还有部分患者表现为面部及全身水肿,尤以下肢为重,症状重者还可有胸腔积液、心包积液等贫血性心脏病的表现。妇女则可引起停经、流产等。

钩虫寄生引起患者慢性失血的原因包括以下几方面:①虫体自身的吸血及血液迅速经其消化道排出到宿主肠腔造成的失血,形成"唧筒样"作用;②钩虫吸血时,还持续分泌抗凝素,致使其咬附部位肠黏膜伤口不断渗出血液,据报道,钩虫吸血量与咬附部位肠壁的渗血量大致相当;③虫体有不断更换咬附部位的习性,致使伤口增加,原伤口在血凝块形成前仍可继续渗出少量血液;④虫体对肠黏膜的损伤,影响营养物质的吸收,可加重贫血程度。应用放射性同位素标记红细胞或蛋白质,来检测每条钩虫每日导致的失血量,美洲钩虫每日导致的失血量为 0.02~0.10 mL。十二指肠钩虫可能由于虫体较美洲钩虫大、排卵量多等其他原因,所致失血量较美洲钩虫更高,为其 7~10 倍。

3) 婴儿钩虫病　多为十二指肠钩虫引起。可能是母亲在孕期感染后幼虫经胎盘或乳汁感染婴儿。通常表现为急性便血性腹泻,粪便呈黑色或柏油样,面色及黏膜苍白,消化功能紊乱,发热,精神不振,两肺听诊偶可闻及啰音,心尖区可闻及清晰的收缩期杂音,肝脾肿大,常合并较严重贫血,患儿血色素多低于 50 g/L,生长发育缓慢。婴儿钩虫病预后差,病死率为 3.6%~6.0%,甚至高达 12%。

三、实验室检验

粪便中检查出钩虫卵或孵化出钩蚴即可确诊。常用的检查方法如下。

(一) 直接涂片法

简单易行,但轻度感染者容易漏诊,多次检查可提高阳性率。

(二) 饱和盐水浮聚法

由于钩虫卵比重约为 1.06,而饱和盐水的比重为 1.20,因此在饱和盐水中容易漂浮,此法操作简单,是诊断钩虫感染最常用的方法。检出率是直接涂片法的 5~6 倍。在大范围普查时,用 15%、20% 的盐水,同样可达到与饱和盐水浮聚法一样的效果。

(三) 钩蚴培养法

检出率与饱和盐水浮聚法相似,此法在光镜下可观察幼虫形态并鉴定虫种,但需培养 5~6 天才能得出结果,因此在临床不常应用,可用于流行病学调查。此外,饱和盐水浮聚法、钩蚴培养法,均可进行定量检查。另外,在流行区如有咳嗽、哮喘等症状者也可做痰液检查,如查出钩蚴也可诊断。

四、流行与防治

(一) 流行

钩虫病在世界上分布极为广泛,尤其以热带、亚热带居多。在我国,钩虫病也广泛流行于淮河及黄河一线以南的广大地区,北方及西部地区较少。一般两种钩虫感染同时存在,但各地比例不完全相同,北方以十二指肠钩虫为主,南方则以美洲钩虫为主。虽然在大多数流行地区,钩虫感染率仍然较高,但感染度却明显下降。

钩虫病患者和带虫者是钩虫病的传染源。钩虫病的流行与自然环境、种植作物、生产方式及生活条件等许多因素密切相关。钩虫卵及钩蚴在外界的发育需要有适宜的温度、湿度及土壤条件,因此在不同的地区感染季节也有所不同。在疫区,人们生产和生活过程中有较多机会接触泥土和感染期幼虫,极易感染。在我国南部,如广东省,气候温暖、雨量充足,故感染季节较长,几乎全年均有感染机会。一般在雨后初晴或久晴初雨之后种植红薯、玉米、桑、烟、棉、甘蔗和咖啡等旱地作物时,手、足如果直接接触被钩蚴污染的土壤,则极易受到感染。由于钩虫卵在深水中不易发育,因此钩虫病的流行与水田耕作关系不大。在采用旱地温床育秧,或移栽后放水晒秧的地区,稻田有可能成为感染钩虫的场所。矿井下的特殊环境,由于温度高、湿度大、空气流通不畅、阳光不能射入以及卫生条件差等诸多原因,也可成为钩虫病传播的场所。

在我国婴儿钩虫病报道并非少见,其症状较成人出现早,病情较重,常因延误诊治而造成严重后果。其感染途径主要为母亲在田间劳动时,将婴儿放在被钩蚴污染的土壤上,或尿布晾在有钩蚴寄生的地面上,且未经晾干就给婴儿使用,可使婴儿受到感染。此外,也可经胎盘或经母乳传递感染。

(二) 防治

我们目前多采用综合性防治措施防治钩虫病流行,包括治疗患者及带虫者,加强粪便管理,注意个人卫生和防护。

治疗患者常用的驱虫药物有阿苯达唑和甲苯达唑。两种药物同时服用,可提高疗效。此外,三苯双脒、噻嘧啶及伊维菌素也具有良好的驱虫效果。对于贫血严重的患者,需加用铁剂以纠正贫血,另外补充足够的蛋白质和维生素C等使其恢复劳动能力。钩蚴性皮炎的治疗可采用皮肤透热疗法,即用53 ℃热水间歇浸泡患处皮肤,浸泡2 s,间歇8 s,持续25 min。或用热毛巾敷于患处,持续10 min。左旋咪唑涂剂或15%噻苯达唑软膏涂于患处,连用2天,能快速止痒消肿。

加强粪便管理,可采用五格三池发酵式粪池、沼气池、堆肥等使粪便无害化。在易感季节尽量不使用未经处理的粪便施肥。

加强个人卫生和防护,劳动时尽可能不赤手赤足,可在手足皮肤裸露部位涂抹1.5%左旋咪唑硼酸酒精或15%噻苯咪唑软膏,对预防钩虫感染也有一定效果。讲究饮食卫生,不吃生菜。

第五节 粪类圆线虫

粪类圆线虫[*Strongyloides stercoralis*(Bavay,1876)Stiles and Hassall,1902]是一种兼性寄生虫,既可营自生生活,又可营寄生生活。生活史复杂,包括自生世代和寄生世代。在寄生世代中,成虫主要寄生在宿主(如人、狗、猫等)小肠内,幼虫可侵入到宿主肺、脑、肝、肾等组织器官,引起粪类圆线虫病(strongyloidiasis)。

一、病原学

(一) 形态

粪类圆线虫在自生世代和寄生世代的形态不同(图16-12)。

1. 自生世代 雄虫大小为0.7 mm×(0.04~0.05)mm,尾端向腹面卷曲,有两根交合刺与一根引带;雌虫大小为(1.0~1.7)mm×(0.05~0.075)mm,尾端尖细,生殖器官为双管型;成熟成虫子宫内有单行排列的各发育期虫卵,阴门位于体腹面中略后。

2. 寄生世代 雄虫短小,长约0.7 mm,宽0.04~0.06 mm,在人体内是否有雄虫尚无定论,目前仅有个别报道在动物体内发现过雄虫。雌虫大小为2.2 mm×(0.03~0.075)mm,虫体半透明,体表有横纹,尾端尖细 。口腔短,咽管细长,占虫体长的1/3~2/5。肛门近末端。生殖器官为双管型,子宫前后排列,各含虫卵8~12个。

虫卵呈椭圆形,与钩虫卵相似,但较狭长,部分卵内含胚蚴。

杆状蚴长 0.2~0.45 mm,头端钝圆,尾端尖细。

丝状蚴细长,长 0.6~0.7 mm,咽管呈柱状,尾端微分叉。丝状蚴是粪类圆线虫的感染期幼虫。

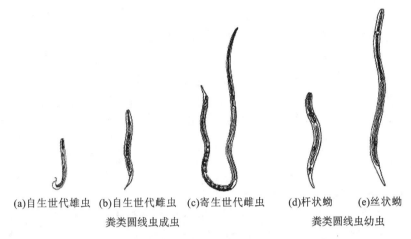

(a)自生世代雄虫　(b)自生世代雌虫　(c)寄生世代雌虫　(d)杆状蚴　(e)丝状蚴
粪类圆线虫成虫　　　　　　　　　　　　　　　　　　　粪类圆线虫幼虫

图 16-12　粪类圆线虫模式图

(二)生活史

粪类圆线虫的生活史复杂,有两种生活形式,包括在土壤中完成自生世代和在宿主体内完成寄生世代(图 16-13)。

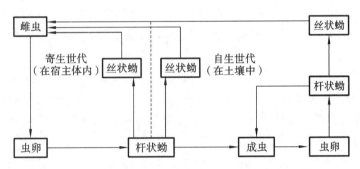

图 16-13　粪类圆线虫生活史

1. 自生世代　外界生活的成虫可在温暖、潮湿的土壤中产卵,数小时内虫卵孵出杆状蚴,1~2 天,经 4 次蜕皮后发育成自生世代的成虫。在适宜的外界环境条件下,自生世代可多次进行,此过程称为间接发育。经多次循环后,雄虫逐渐减少,甚至消失,雌虫进行孤雌生殖,但不能长久,虫体最终死亡。当在不利于虫体发育的外界环境中,杆状蚴蜕皮 2 次,发育为丝状蚴。此期幼虫可感染宿主,经皮肤或黏膜侵入人体,开始寄生生活,此过程称为直接发育。

2. 寄生世代　丝状蚴侵入宿主(人、猫、狗等)皮肤后,约经 24 h,通过静脉系统循环经右心至肺,穿过毛细血管壁进入肺泡,大部分幼虫沿支气管、气管逆行至咽部,随着宿主的吞咽动作进入消化道,钻入小肠黏膜,经 2 次蜕皮后,发育为成虫。少部分幼虫在肺部和支气管也可直接发育成熟。雌虫寄生在小肠,大部分埋藏于肠黏膜内,并在此产卵。虫卵发育很快,几小时后杆状蚴被孵化出来,并从黏膜内脱出,进入肠腔,随粪便排到体外。自丝状蚴感染人体至杆状蚴排出,整个过程最少需用 17 天。被排出的杆状蚴,既可经 2 次蜕皮直接发育为丝状蚴感染人体,也可在外界进行间接发育为自生世代的成虫。

当宿主免疫力低下或发生便秘时,寄生于肠道中的杆状蚴可迅速发育为具有感染性的丝状蚴,这些丝状蚴可在小肠下段或结肠经黏膜侵入血液循环,引起体内自身感染。当排出的丝状蚴附着在肛门周围,则可钻入肛周皮肤,导致体外自身感染。

有的虫体可寄生在肺或泌尿生殖系统,随痰排出的多为丝状蚴,随尿排出的多为杆状蚴。

二、致病与临床表现

(一)致病机制

粪类圆线虫的致病作用与其感染程度、侵袭部位及人体免疫功能强弱关系密切。在流行区,人感染粪类圆线虫后可有三类临床类型:第一类由于有效的免疫应答,轻度感染可被机体有效清除,可无临床表现;第二类为慢性自身感染持续存在,可长达数十年,间歇性出现胃肠道不适;第三类为播散性超度感染(disseminated hyperinfection),长期使用激素的患者或艾滋病患者,由于自身免疫受到抑制或缺陷,可引发播散性超度感染,幼虫进入脑、肝、肺、肾及泌尿系统等器官,导致广泛的组织损伤,患者可出现腹泻、肺炎、出血、脑膜炎及败血症等,甚至多器官功能衰竭而死亡。故有人认为粪类圆线虫是一种机会性致病寄生虫。

(二)临床表现

粪类圆线虫病患者的主要临床表现有以下几方面:

1. 皮肤损伤 丝状蚴侵入皮肤后,可表现为小出血点、丘疹,并伴有刺痛和瘙痒,有时可出现移行性线状荨麻疹,由于自身体外感染的缘故,病变可不断出现在肛周、腹股沟、臀部等处皮肤,且有反复。因幼虫在皮肤内移行速度快,故引起的荨麻疹蔓延速度也很快,每小时可达 10 cm 以上。荨麻疹出现的部位及快速蔓延的特点,是粪类圆线虫幼虫在皮肤移行的重要诊断依据。

2. 肺部症状 丝状蚴在肺部移行时,轻者可有过敏性肺炎或哮喘表现,重度感染者可有咳嗽、多痰、持续性哮喘、呼吸困难、嗜酸性粒细胞增多等临床表现;幼虫有时可因黏液阻塞在支气管内,发育为成虫,并在支气管内寄生繁殖,则病情更为严重,病程更长;肺部广泛感染的患者,可表现为高热、肺功能衰竭,尸检可见肺内有大量幼虫,肺泡大量出血。胸部 X 线检查显示栗粒状或网状结节样阴影,有时可见肺空洞和胸膜渗出。

3. 消化道症状 成虫寄生于小肠黏膜内,其机械性刺激和毒性作用可引起组织损伤,症状轻的患者表现为以黏膜充血为主的卡他性肠炎,肠腺窝中可见虫体;中度患者表现为水肿性肠炎,肠壁增厚,黏膜萎缩,肠壁各层均可见虫体。重症患者以水肿性肠炎或溃疡性肠炎表现更明显,甚至引起肠壁糜烂,导致肠穿孔、腹膜炎,有时也能累及胃和结肠。患者可出现恶心、呕吐、腹痛、腹泻、黏液血便、麻痹性肠梗阻等症状,并伴有发热、贫血和全身不适等。国内曾有重症粪类圆线虫感染并发消化道大出血的病例报道。

4. 弥漫性粪类圆线虫病 丝状蚴在自身播散性超度感染患者体内,可移行扩散到心、肝、肺、脑、胰、肾、淋巴结等其他器官,引起弥漫性的组织损伤,形成肉芽肿性病变,导致广泛性粪类圆线虫病发生。这种病例常出现在长期使用免疫抑制剂、细胞毒药物或患各种消耗性疾病(如恶性肿瘤、白血病、结核病等)以及先天性免疫缺陷和艾滋病患者中。组织学研究证实,重度感染病例淋巴结和脾脏的胸腺依赖区均缺乏淋巴细胞,宿主对幼虫感染缺少炎症反应和免疫应答。由于大量幼虫在体内移行,可将肠道细菌带入血流,引起败血症,造成各种器官的严重损害;有些患者可出现强烈的变态反应,如过敏性肺炎、过敏性关节炎等。到目前为止,已报道百余例由重度粪类圆线虫自身感染致死的病例。

三、实验室检验

粪类圆线虫病由于缺乏特有的临床表现,故常致临床误诊。一般而言,凡同时出现有消化道和呼吸系统症状的病例,应考虑本病的可能,并做进一步的有关检查,以明确诊断。

(一)病原学检验

从粪便、痰、尿或脑积液中检获杆状蚴或丝状蚴可确诊;从粪便、痰、尿或脑积液中培养出丝状蚴也说明有虫体感染;通过在腹泻患者的粪便中检出虫卵可以确诊;从胃肠黏膜组织病理切片中查出虫体也可诊断。由于患者有间歇性排虫现象,故病原检查应多次重复进行。观察虫体时,滴加卢戈氏碘液,可使幼虫显现棕黄色,且虫体的结构特征清晰,便于鉴别。常用的检查方法如下。

1. **直接涂片法** 简单易行,但检出率低,仅 60% 左右,不适用于轻度感染的病例。
2. **沉淀法** 用 4%NaOH 消化后离心沉淀效果较好,检出率可达 75%。
3. **贝氏分离法** 检出率可高达 98%。
4. **粪便直接培养法** 检出率高于贝氏分离法。

(二)免疫学检验

采用鼠粪类圆线虫脱脂抗原做 ELISA 检测患者血清中特异性抗体,阳性率可达 94% 以上。对轻、中度感染者,具有较好的辅助诊断价值。

(三)其他检验

血常规显示白细胞总数和嗜酸性粒细胞百分比仅在轻、中度感染患者中增高,早期粪类圆线虫感染者,嗜酸性粒细胞可高达 50%;做胃和十二指肠液引流查病原体,对胃肠粪类圆线虫病诊断的价值超过粪检。

四、流行与防治

粪类圆线虫主要分布在热带和亚热带地区,温带和寒带地区则呈散发感染。据统计有些国家的人群感染率可达 30% 左右。在我国,有 26 个省区市检查到粪类圆线虫感染者,主要流行于南部地区,感染率最高的是海南省。其他局部地区,如广西的东南地区,人群感染率可达 11%～14%,另外,在个别山区 20 岁以上的人群感染率高达 88.2%。人的感染主要与土壤中的丝状蚴接触相关,患者也可自体感染。自体感染使得疾病迁延不愈,感染可持续 30 年以上。气候温暖、湿润的土壤适宜自生世代循环发育,增加感染机会。

由于猫和狗可以作为保虫宿主,因此本病被认为是人畜共患寄生虫病。人们饲养的宠物增多,接触家畜的机会也增多,导致感染率增大。另外,激素类药物的使用和免疫抑制剂的使用增多,也使此病病例有增多的趋势。

粪类圆线虫病的防治原则与钩虫病相似。除加强粪便与水源管理以及做好个人卫生和防护外,更应注意避免发生自身感染,使用激素类药物和免疫抑制剂前,最好做粪类圆线虫常规检查,如发现有感染,应及早给予杀虫药治疗,在使用杀虫药物治疗时,应使患者大便通畅,保持肛门周围皮肤清洁,以防自身感染。此外,对犬、猫也应进行定期检查和治疗。治疗粪类圆线虫病的驱虫药物首选阿苯达唑,此外,噻苯达唑和伊维菌素的治疗效果也较好。

(王春苗)

第六节 旋毛形线虫

案例导入

患儿,5 岁,因稽留热 4 天、头痛、呕吐、抽搐 1 天就诊。体格检查:患儿呈昏迷状,脑膜刺激征阳性。血白细胞 21×10^9/L,嗜酸性粒细胞 0.03,初诊为化脓性脑膜炎。于入院后 14 h 死于呼吸衰竭。死后检查脑脊液,发现旋毛虫幼虫。向家长追问病史,病前 1 周曾食大量烤肉串。病儿之父也同食肉串,18 天后发热、肌肉痛,血嗜酸性粒细胞 0.3,血清旋毛虫抗体阳性,确诊为旋毛虫病,经治疗而愈。

1. 该病例中患儿及其父亲是如何感染旋毛虫病的?
2. 临床上常用哪些免疫学检查方法辅助诊断旋毛虫病?
3. 如何预防旋毛虫病?

旋毛形线虫[*Trichinella spiralis*(Owen,1835),Railliet,1895]简称旋毛虫,隶属于旋毛形线虫属(*Trichinella*)。1828年,Peacock在伦敦尸检时,首次在人体肌肉中发现该虫,随后在欧洲及北美陆续有本病的报道,1835年Owen描述了本虫的形态并命名为旋毛形线虫。旋毛虫成虫及其幼虫分别寄生于同一宿主(人或多种哺乳动物)的小肠和肌细胞内,引起人体的旋毛虫病(trichinellosis),该病流行于生食或半生食肉类的地区,重度感染可致人死亡,是一种危害严重的人畜共患寄生虫病。

一、病原学

(一)形态

1. 成虫 细小呈线状,乳白色,前细后粗。雄虫大小为(1.4~1.6)mm×(0.04~0.05)mm;雌虫为(3.0~4.0)mm×(0.05~0.06)mm。成虫消化道的咽管占体长的1/3~1/2,除在咽神经环后略膨大外,均为毛细管状;咽管后段背侧有45~55个单层串珠状排列的杆细胞组成的杆状体,可产生具有消化功能和抗原性的分泌物,通过微管进入咽管腔。两性成虫的生殖系统均为单管型。雌虫卵巢位于体后部;子宫较长,其中段充满虫卵,近阴门处的后段则含幼虫,成熟幼虫自阴门产出;阴门开口于虫体前端1/5处。雄虫虫体末端有两枚形似钟状的交配附器,无交合刺。

2. 幼虫 刚产出的幼虫称新生幼虫(newborn larva),大小为124 μm×6 μm。成熟幼虫寄生于宿主横纹肌细胞内,长约1 mm,尾端钝圆,头端较细,咽管结构与成虫相似,卷曲于梭形或近圆形的囊包之中,称为囊包幼虫(encysted larva)(图16-14)。囊包多呈纺锤形,其纵轴与肌纤维平行,大小为(0.25~0.5)mm×(0.21~0.42)mm;囊壁较厚,分内、外两层,由成肌细胞退变以及结缔组织增生形成;一个囊包内通常含1~2条幼虫(图16-15,彩图44)。

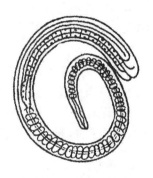

图16-14 旋毛虫幼虫

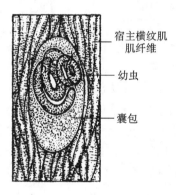

图16-15 旋毛虫幼虫囊包

(二)生活史

旋毛虫生活史包括成虫和幼虫两个发育阶段。成虫寄生于宿主小肠,主要在十二指肠和空肠上段;幼虫寄生在同一宿主的横纹肌细胞内。在旋毛虫生活史过程中,无外界发育阶段,但完成生活史则必须更换宿主。旋毛虫宿主较为广泛,除人以外,猪、猫、犬、羊、马等多种哺乳动物,以及鼠、熊、野猪、狼、狐等野生动物均可作为本虫宿主。

成熟的旋毛虫囊包是感染阶段,人或动物食入含有活囊包幼虫的肉类或其制品,在胃液及肠液的作用下,幼虫在十二指肠或空肠上段自囊包逸出,并钻入肠黏膜内,24 h后再返回肠腔,感染后48 h内,幼虫完成4次蜕皮发育为成虫。雄虫寿命短,雌、雄虫交配后1周即死亡,随肠内容物排出体外,而雌虫重新侵入肠黏膜内。受精后雌虫子宫内的虫卵逐渐发育为幼虫,并向阴道移动,感染后5~7天开始产幼虫;一条雌虫可产虫1500~2000条,产幼期可持续4~16周或更长。雌虫寿命一般1~2个月,少数可达3~4个月。

产于宿主肠黏膜表面的新生幼虫少数自肠黏膜表面脱落排出体外,绝大多数幼虫则侵入局部淋巴管或小静脉,随淋巴和血液循环到达宿主各组织器官中,只有到达横纹肌的幼虫才能进一步发育。幼虫多侵入活动较多、血液供应丰富的肌群,如膈肌、舌肌、咽喉肌、胸肌、腰大肌、肱二头肌及腓肠肌等。进入肌肉内的幼虫穿破微血管,侵入肌细胞内;由于幼虫的机械性刺激及其代谢产物的化学刺激,导致肌细胞受损,炎症细胞浸润,纤维结缔组织增生。感染后1个月左右,幼虫周围形成纤维性囊壁。囊壁不断增厚,形成梭形囊包。

囊包内的幼虫需再感染新的宿主才能完成生活史。如无进入新宿主的机会,半年左右囊包开始钙化,幼虫随之死亡;但少数钙化囊包内的幼虫可存活数年,甚至在人体内可长达30余年之久(图16-16)。

二、致病与临床

旋毛虫的成虫、幼虫均寄生于同一宿主体内,主要致病阶段是幼虫,致病作用与食入的囊包数量、幼虫侵犯的部位以及机体的免疫功能等因素相关。

(一)致病机制

致病过程可分为连续的三个阶段。

1. 侵入期 幼虫囊包在小肠内脱囊并钻入肠黏膜发育,成虫以肠绒毛为食,虫体分泌物、排泄物、雌虫排出的大量幼虫等作

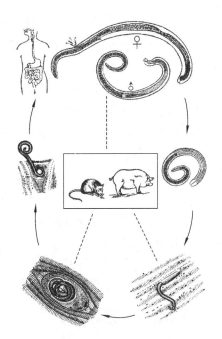

图16-16 旋毛虫生活史

用于十二指肠和空肠,导致受累局部肠黏膜出现充血、出血、水肿、浅表溃疡等,引起小肠广泛炎症,病程约为一周,又称肠道期。

2. 幼虫移行期 雌虫产出的幼虫自肠黏膜侵入血液循环,并穿破血管壁在脏器内移行,所经之处发生急性炎症反应。幼虫侵入横纹肌时,严重破坏肌纤维,引起肌纤维肿胀、变性和肌横纹消失、排列紊乱,肌间质轻度水肿及炎症细胞浸润,虫体附近的肌细胞可发生坏死、崩解。幼虫移行至心肌,可致心肌、心内膜发生水肿、充血、间质性炎症,严重时致心肌坏死,心包腔可有积液,心肌炎合并心力衰竭是严重感染者死亡的主要原因。幼虫移行至肺,损害肺毛细血管导致肺部局限性或广泛性出血、水肿,引起支气管肺炎、胸膜炎等。若幼虫侵入脑组织,可致非化脓性脑膜炎,大脑皮层下可见肉芽肿样结节。此期病程持续二至三周,病变部位主要在肌肉,又称为肌型期。

3. 囊包形成期 此期又称恢复期,囊包的形成是肌组织由损害到修复的结果。随着幼虫的长大、卷曲,幼虫寄生部位的肌细胞逐渐膨大呈纺锤状,形成长梭形的肌腔,包围虫体,继而纤维结缔组织增生形成囊壁。随着囊包的形成,急性炎症逐渐消退,患者的全身症状亦日渐减轻或消失,但肌痛可维持数月之久。严重感染者晚期可呈现恶病质或虚脱状态,因并发心肌炎、心衰、毒血症以及严重的中枢神经系统损害而死亡。国内本病的死亡率为3%左右。

(二)临床表现

旋毛虫病的潜伏期一般为5~15天,轻度感染者无明显症状,重度感染者临床表现复杂多样。

(1)侵入期:患者可出现恶心、呕吐、腹痛、腹泻等急性胃肠道症状,也可有便秘,此期同时可伴畏寒、乏力、低热等全身反应,易被误诊。

(2)急性期:典型表现有发热、水肿(眼睑、面部)、血中嗜酸性粒细胞增多、过敏性皮疹、全身肌肉酸痛等,其中全身肌肉酸痛为突出症状,可有肌肉肿胀、硬结感,有压痛、触痛,以腓肠肌、肱二头肌、肱三头肌最为明显,部分患者出现咀嚼、吞咽、发声困难;若累及中枢神经系统,可致颅内压增高,出现昏迷、抽搐等;亦可有心肌炎,心力衰竭,胸腔、心包腔积液以及出现呼吸道症状。

(3)恢复期:患者全身症状逐渐消退,但肌痛仍可持续数月。重症患者出现恶病质,可因心肌炎、心力衰竭、毒血症或呼吸系统感染等原因死亡。

三、实验室检验

因旋毛虫病患者无特异性症状和体征,临床表现相当复杂,临床诊断常常出现误诊或漏诊。需结合

病史及流行病学资料,对曾有生食或半生食肉类史,并出现发热、水肿、肌痛及嗜酸性粒细胞增多的患者,考虑本病可能;需进一步检查确诊,尤其是群体发病这一特点有助于诊断。

(一)病原学检验

采用活检法,自患者肌肉酸痛处(如腓肠肌或肱二头肌)取样,经压片或切片镜检幼虫。轻度感染者或早期感染(感染后10天内)不易检获虫体,肌肉活检的检出率仅为50%,故阴性结果不能排除该病。将患者吃剩的肉用人工消化分离法,将肌肉消化后,取沉渣检查幼虫,可提高检出率。

(二)免疫学检验

1. 皮内试验　此法简便易行,敏感性高,感染后第二周阳性率可达90%。但病后5年或更长时间,部分患者仍可呈阳性反应,与其他蠕虫可有交叉反应。

2. 环蚴沉淀试验(circumlarval precipitin test,CPT)　有助于轻度感染的早期诊断,常于感染后第3周末开始呈现阳性反应。

3. 酶联免疫吸附试验(ELISA)　是目前诊断旋毛虫病常用的方法之一,敏感性高、特异性强,可作为诊断该病重要的辅助手段。广泛用于流行病学调查、感染动物筛选等方面。

四、流行与防治

(一)流行

旋毛虫病呈世界性分布,以欧美的发病率为高;此外,大洋洲、非洲及亚洲的印度、印度尼西亚、老挝、朝鲜、日本等地也有流行。我国也是旋毛虫病流行较为严重的国家,除海南、台湾外,其他各省区市均有动物间旋毛虫感染的报道。据2001—2004年全国人体寄生虫病调查结果显示,人群中旋毛虫感染血清阳性率为3.31%,云南省人群感染率可达8.26%。

旋毛虫病是一种重要的人畜共患寄生虫病,在自然界已发现150多种家畜和野生动物可作为本虫的保虫宿主,其中感染率较高的动物有猪、犬、猫、鼠、狐等,猪是人体旋毛虫病的主要传染源。这些动物主要是通过相互残杀、摄食或因吃了含有活幼虫的动物尸体而感染,使得本病在动物间循环传播。

囊包幼虫的抵抗力较强,能耐低温,在-15℃下可存活20天,腐肉中可存活2~3个月。熏、烤、腌制及暴晒等常不能杀死囊包幼虫,但70℃时很快死亡。因此,生食或半生食含有活囊包幼虫的肉及其动物制品是人类感染的主要方式。暴发流行与食生肉习惯有密切关系,发病者中吃生肉者占90%以上。烹调温度不高致使肉块或肉片深层的虫体未能杀死,如涮肉、烤串、煮饺、"过桥米线"等均可造成感染;食入未经足够温度加工的肉制品,如腌肉、腊肠、香肠,也可感染。此外,切生肉的刀具或砧板如污染了旋毛虫幼虫,也可导致该病的传播。

人体旋毛虫病的流行具有地方性、群体性和食源性的特点。

(二)防治

(1)广泛加强卫生宣教,改变食肉方式,不食生的或未熟透的猪肉、狗肉或猎获物,涮食、烤食肉类时延长涮烤时间是预防本病的关键。

(2)严格执行肉类卫生检疫制度,加强食品卫生监督,禁止未经检验的肉类上市也是预防本病的重要环节。

(3)改善猪的饲养方法,实行圈养,保持猪舍清洁及喂饲熟饲料。捕杀鼠类、野犬等保虫宿主,减少传染源。

(4)阿苯达唑是治疗本病的首选药物,不仅能驱除肠内早期幼虫,还能杀死成虫、移行幼虫和肌肉中的幼虫,抑制雌虫产幼虫。甲苯咪唑和噻苯达唑也有较好的疗效。为防止或减轻重症患者的过敏反应,驱虫同时可使用肾上腺皮质激素等药物。

第七节 丝 虫

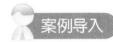

案例导入

王锦明等(2008)报告丝虫病累及胸腹部深部淋巴组织1例。患者,女,47岁,以咳嗽、胸闷气短、乏力逐渐加重1个月入院。入院期间反复间歇发热,出现疲乏、神萎、恶心等症状。体格检查:消瘦,体温36.2℃,皮肤黏膜无黄染,浅表淋巴结无肿大。X线检查显示左侧胸腔中等量积液。CT检查显示左侧胸腔中等量积液,后中下纵隔内及腹膜后多个淋巴结增大并有融合趋势,脾明显增大。胸腔积液呈乳糜样。实验室检查:胸腔积液呈乳糜样,细胞数206个/mm³,N 78%,利胺(+),血糖6.33 mmol/L,胆固醇1.49 mmol/L。WBC $1.5×10^9$/L,RBC $3.43×10^{12}$/L,Hb 104 g/L,PLT $101×10^9$/L。夜间10~12点外周血涂片查到丝虫微丝蚴3次。

1. 试述该患者哪部分淋巴系统受阻,并分析丝虫病慢性阻塞性病变的机制和临床表现。
2. 试述丝虫病感染病原学诊断方法及其注意事项。

丝虫(filaria)由吸血节肢动物传播,寄生于人体及其他脊椎动物的一类寄生线虫的总称。丝虫成虫可寄生于人和动物的淋巴系统、皮下组织、体腔和心血管等处,引起丝虫病(filariasis)。现已知寄生于人体的丝虫有8种,即班氏吴策线虫[*Wuchereria bancrofti* (Cobbold,1877) Seurat,1921]、马来布鲁线虫[*Brugia malayi* (Brug,1927) Buckley,1958]、帝汶布鲁线虫[*Brugia timori* (Davie et edeson,1964) Partono et al,1977]、旋盘尾丝虫[*Onchocerca volvulus* (Leukart,1893) Railliet and Henry,1910]、罗阿罗阿丝虫[*Loa loa* (Cobbold,1864) Castellani and Chalniers,1913]、链尾唇棘线虫[*Dipetalonema streptocerca* (Macfie & Corson,1922) Peeland chardone,1946]、常现唇棘线虫[*Dipetalonema perstans* (Manson,1891) Orihel and Eberhard,1982]。其中班氏吴策线虫(简称班氏丝虫)和马来布鲁线虫(简称马来丝虫)引起的淋巴丝虫病(lymphatic filariasis)和盘尾丝虫引起的河盲症(river blindness)是严重危害人体健康和流行较广的三种丝虫病。我国仅有班氏丝虫与马来丝虫流行。本节也着重讲述这两种丝虫。

一、病原学

(一)形态

1. 成虫 虫体乳白色,细长,表面光滑,似一根白色的丝线(彩图45)。班氏丝虫雌虫大小为(58.5~105)mm×(0.2~0.3)mm,雄虫为(28.2~42)mm×(0.1~0.15)mm;马来丝虫稍小,雌虫为(40~69)mm×(0.12~0.22)mm,雄虫为(13.5~28)mm×(0.07~0.11)mm。头端略膨大,呈球形或椭圆形,口在头顶正中,周围有两圈乳突。雄虫尾端向腹面卷曲可达2~3圈,泄殖腔周围有数对乳突,从中伸出长短交合刺各一根。雌虫尾部钝圆,略向腹面弯曲。子宫粗大,卵巢位于虫体后部。两种丝虫成虫的外部形态及内部结构相似。主要区别在于班氏丝虫雄虫肛孔两侧有8~12对乳突,肛孔至尾端间可见1~2对无柄乳突,而马来丝虫雄虫肛孔两侧仅2对乳突,肛孔至尾端间无乳突。

2. 微丝蚴 虫卵在雌虫子宫内直接发育为幼虫,即微丝蚴。卵壳随幼虫伸展而拉长,幼虫体表具鞘。微丝蚴细长,头端钝圆,尾端尖细,体内有许多圆形或椭圆形的细胞核,称为体核。头部无体核区称为头间隙。在虫体前端1/5处的无核区为神经环,尾部逐渐变细,近尾端腹侧有肛孔。虫体尾端的细胞核称尾核(图16-17,彩图46至彩图48)。以上各结构的大小、长短比例及相对距离因虫种而异,借此可进行鉴别。班氏微丝蚴和马来微丝蚴的主要鉴别见表16-2。

NOTE

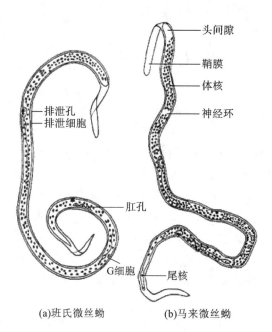

图 16-17 班氏微丝蚴和马来微丝蚴形态

表 16-2 光镜下两种丝虫微丝蚴鉴别要点

鉴别要点	班氏微丝蚴	马来微丝蚴
大小/μm	(244～296)×(5.3～7.0)	(177～230)×(5～6)
体态	柔和、自然	僵硬、大弯上有小弯
头间隙(长:宽)	较短(1:1 或 1:2)	较长(2:1)
体核	圆形或椭圆形,大小均匀,清晰可数	椭圆形,大小不等,排列紧密,常互相重叠,不易分清
尾核	无	有 2 个,前后排列,尾核处角皮略膨大

(二)生活史

班氏丝虫和马来丝虫的生活史基本相似,都需要经过两个发育阶段,即幼虫在中间宿主蚊体内的发育及成虫在终宿主人体内的发育和生殖(图 16-18)。

1. 在蚊体内的发育 幼虫在蚊体内阶段,仅发育不增殖。当蚊虫叮吸微丝蚴血症患者时,微丝蚴随血液进入蚊胃,经 1～7 h 脱去鞘膜,穿过胃壁经体腔侵入胸肌,经 2～4 天缩短变粘形成腊肠期幼虫。随后幼虫内部组织分化蜕皮 2 次,发育成活跃的感染期丝状蚴。感染期幼虫由蚊虫胸肌移行至头部、口器及腹腔或其他部位,绝大多数到达蚊喙。当蚊虫再次叮吸人血时,丝状蚴逸出,经吸血伤口或正常皮肤侵入人体。

微丝蚴在蚊体内发育为感染期幼虫的时间取决于温度和湿度,一般温度 20～30 ℃、相对湿度 75%～90% 的环境最为适宜。班氏微丝蚴在蚊体内发育至感染期丝状蚴需 10～14 天,而马来微丝蚴仅需 6～6.5 天。

2. 在人体内的发育 感染期丝状蚴进入人体后的具体移行途径,至今尚未完全清楚。一般认为幼虫迅速入侵附近的淋巴管,并移行至大淋巴管及淋巴结寄生,经 2 次蜕皮发育为成虫。班氏丝虫多寄生于上下肢浅部和深部的淋巴系统及泌尿生殖系统中,主要见于下肢、阴囊、精索、腹腔等部位。马来丝虫则主要寄生在上、下肢浅部淋巴系统中,以下肢多见。此外两种丝虫均可有异位寄生,如乳房、肺、脾、心包等处,以班氏丝虫较多见。雌、雄成虫互相缠绕,以淋巴液为食。交配后,雌虫产出微丝蚴,微丝蚴可停留在淋巴系统内,但大多随淋巴液经胸导管进入血液循环。两种丝虫成虫的寿命一般为 4～10 年,个别可长达 40 年。

微丝蚴白天主要滞留在肺毛细血管中,仅夜间才出现于外周血液,这种微丝蚴在外周血液中昼少夜多的现象,称为微丝蚴的夜现周期性(nocturnal periodicity)。两种微丝蚴出现于外周血液的高峰时间有所不同,班氏微丝蚴以晚上10时至次晨2时最多,马来微丝蚴以晚上8点至次晨4时最多。微丝蚴的寿命一般为2～3个月。

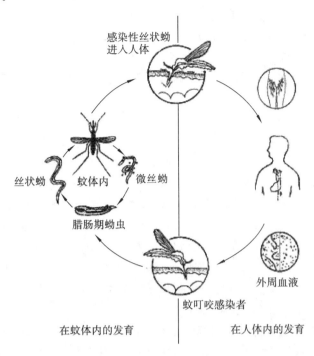

图 16-18　丝虫生活史

二、致病与临床

(一)致病机制

丝虫病的发病机制至今尚未完全阐明,目前认为丝虫的成虫、感染期蚴、微丝蚴对人体均有致病作用。丝虫病病变的发生与发展取决于感染的虫种、幼虫进入人体的数量和频度、成虫寄生的部位与宿主的机体反应性等因素。当并发细菌性感染时,丝虫病的表现更为复杂。整体而言,淋巴丝虫病的病理变化主要分成两类:一类是宿主免疫系统对丝虫抗原的免疫应答引起的损伤;另一类是成虫的机械作用或死后虫体分解产物的化学刺激引起的一系列反应性病变。马来丝虫主要寄居于四肢浅部淋巴系统,故以四肢症状多见;班氏丝虫寄居于腹腔、精索及下肢深部淋巴系统,常可出现泌尿系统症状。

丝虫的感染期幼虫、成虫和微丝蚴以及其代谢产物,尤其是感染期幼虫蜕皮时的分泌物、雌性成虫子宫分泌物、死虫及其分解产物均可刺激机体产生对抗丝虫的特异性抗体,引起全身性过敏反应及局部淋巴系统的组织反应。表现为Ⅰ型或Ⅲ型变态反应的周期性发作的淋巴管炎、淋巴结炎及丝虫热和Ⅳ型变态反应的淋巴管阻塞性病变等。除此之外,还观察到皮肤的迟发型变态反应和巨噬细胞移动抑制等细胞免疫现象。有人认为,慢性丝虫病患者形成象皮肿却无微丝蚴血症,是由于高度免疫应答所致局部炎症反应而使组织损伤和淋巴水肿;也有人认为是由于成虫的某些因子与宿主的体液-细胞的炎症反应相互作用而导致淋巴引流不畅。人体对丝虫感染的获得性免疫既不能彻底消除已感染的虫体,也不能防止再感染。

丝虫病的病理变化主要是在淋巴管和淋巴结。当淋巴管及淋巴结发生阻塞时,可出现乳糜尿、阴囊鞘膜乳糜积液、淋巴肿及乳糜腹腔积液等症状。淋巴液长期滞留在组织内,不断刺激纤维组织的大量增生,使皮肤及皮下组织显著增厚变粗,形成临床上所见的各种类型及各个部位的象皮肿。加之局部血液循环不良,皮肤汗腺及毛囊功能受损,易继发细菌感染,使象皮肿加重或恶化,甚至形成局部溃疡。

(二)临床表现

本病潜伏期自感染期幼虫侵入人体至血液内发现微丝蚴为止,早者3个月,一般1年左右。由于宿主对丝虫抗原免疫应答强度和反应类型不同,因此丝虫感染有不同的临床表现。在流行地区可有50%~75%的感染者无症状而血中有微丝蚴存在。

1. 显性前期 流行区人群感染丝虫后大多先出现微丝蚴血症,何时出现临床症状并不确定,故临床潜伏期不适用于淋巴丝虫病。显性前期是指从丝状蚴侵入人体到血内首次出现微丝蚴这段时间,班氏丝虫为7~8个月,马来丝虫为2~3个月。

2. 无症状微丝蚴血症 指在临床上无可见症状,但血中可查出微丝蚴。少数人血中可长期(甚至一年)存在微丝蚴,或者血液内的微丝蚴密度很高也不引起临床症状。这一阶段偶可在脾脏或淋巴结内出现微丝蚴肉芽肿。

3. 急性期 常以淋巴结炎、淋巴管炎、精索炎、附睾炎、睾丸炎等反复发作伴发热为特征。淋巴管炎好发于下肢,呈逆行性,发作时可见皮下一条红线离心性地发展,俗称"流火"或"红线"。当炎症波及皮肤浅表微细淋巴管时,局部皮肤出现弥漫性红肿,表面光亮,有压痛及灼热感,即为丹毒样皮炎。淋巴结受累部位以腹股沟和腹部多见。在出现局部症状的同时,患者常伴有畏寒发热、头痛、关节酸痛等,即丝虫热。发热呈周期性,体温可达40 ℃,经3~5天自退,之后又有短暂而反复的发作,部分患者仅低热。有些患者可仅有寒热而无局部症状,可能为深部淋巴管炎和淋巴结炎的表现。

4. 隐性丝虫病 又称热带肺嗜酸性粒细胞增多症(tropical pulmonary eosinophilia,TPE),又称Weingarten综合征。临床特点为长期夜间阵发性咳嗽、哮喘、厌食及发热,伴血中嗜酸性粒细胞增多等,IgE水平显著升高,胸部X线检查可见中下肺弥漫性粟粒样阴影。若不及时治疗,病程常迁延反复,数年后可因肺纤维化而出现肺功能不全的表现。

5. 慢性期 淋巴系统增生和阻塞是引起丝虫病慢性体征的重要因素,但多数病例炎症和阻塞性病变常交叉重迭出现。慢性期阻塞性病变由于阻塞部位不同,患者产生的临床表现也因之而异。

1) 淋巴结与淋巴管曲张 见于一侧或两侧腹股沟和股部,局部呈囊性肿块,也常见于精索、阴囊及大腿内侧,上肢偶见之。穿刺可抽出淋巴液,有时可找到微丝蚴,易误诊为疝。

2) 鞘膜积液(hydrocele) 多见于班氏丝虫病。阴囊部的皮肤及皮下组织常因淋巴液回流受阻而发生水肿,形成阴囊淋巴积液。可发生于一侧或两侧。鞘膜积液轻者无症状;积液多时,阴囊体积增大,常呈梨状,皮肤皱褶消失,透光试验阳性。少数患者穿刺液离心沉淀可找到微丝蚴。

3) 乳糜尿(chyluria)或淋巴尿(lymphuria) 为班氏丝虫病晚期常见症状,其发病率约为2%。乳糜尿患者淋巴管破裂部位多在肾盂及输尿管。特点是不定期间歇性发作,间隔数周、数月或数年不等,但也有少数病例呈持续性。发作前可无症状或有畏寒、发热及腰部、盆腔、腹股沟处疼痛,继之出现乳糜尿。乳糜尿易凝固,可堵塞尿道,致排尿困难甚至出现肾绞痛。大部分乳糜尿患者外周血可查见微丝蚴,小部分患者的乳糜尿中可查到微丝蚴。

4) 象皮肿(elephantiasis) 是晚期丝虫病的最突出病变,一般于感染后10年左右发生。病变皮肤及皮下组织开始呈凹性坚实性水肿,久之皮肤明显增厚变粗、皱纹加深,皮肤上出现苔藓样变、棘刺及疣状突起等变化,犹如大象的皮肤外观,因而得名。发病部位多见于下肢,约占90%,常为双侧性。也可发生于阴囊、上肢、乳房和阴唇。此期仅5%患者的外周血中查到微丝蚴。需于细菌感染引起的象皮肿和先天性下肢象皮肿鉴别。

三、实验室检验

(一)病原学检验

1. 血膜染色法 取末梢血1滴于载玻片上,加生理盐水后立即镜检微丝蚴。亦可将鞘膜积液、淋巴液、腹腔积液和乳糜尿等直接涂片或离心镜检。但直接涂片鉴别虫种有困难,常用姬姆萨或苏木精,亦可采用荧光色素吖啶橙染色血膜后镜检。血膜染色法是诊断丝虫病最常用的方法,不仅可以鉴别虫种,还可以定量计数微丝蚴。由于该法检出率较低,可用以下方法提高检出率:

1) 夜间检查法 因微丝蚴具夜现周期性,可从晚上10时至次晨2时取血涂片,以提高检出率。

2) 厚血膜法 取末梢血3滴涂成厚血膜,溶血后染色镜检。

3)浓集法 蒸馏水溶血后离心,取沉淀染色镜检。常用于门诊患者,但操作复杂,不宜于普查。

4)微孔膜过滤法 取枸橼酸钠抗凝静脉血1~2 mL,溶血后用25 mm直径的5 μm孔径微孔膜过滤器过滤,取下薄膜染色后镜检微丝蚴。

5)海群生(hetrazan,又名乙胺嗪 diethylcarbamazine,DEC)诱导法 白天,被检者按2~6 mg/kg体重的剂量口服海群生,服药后30~60 min间采血检查。适用于夜间取血不方便者,但对低密度感染者易漏诊。

2. 活组织检查法 对淋巴系统炎症发作患者,或在治疗后出现淋巴结节的患者,可用注射器从可疑的结节中抽取成虫,在解剖镜下或肉眼下剥离组织检查成虫。

3. 病理切片检查 切除可疑结节,按常规法制成病理切片镜检,注意查找虫体结构及相关的病理变化。因临床上取材不易,该检查方法较少使用。

(二)免疫学检验

1. 皮内试验 注射丝虫抗原于受试者前臂皮内,15 min后丘疹超过0.9 cm者为阳性。此试验只具有过筛及辅助诊断价值,不能作为确诊依据,可用于流行病学调查。与血吸虫病可产生轻度交叉反应。

2. 检测抗体

1)间接荧光抗体试验 以长爪沙鼠等动物模型收集的成虫和微丝蚴作抗原,用羊抗人IgG作为荧光抗体检测患者血清中的抗体。该法具有高度敏感性和特异性。以成虫切片作抗原,其敏感性为92%~98%,特异性为95%;以微丝蚴切片作抗原,敏感性达92%~96%,特异性为98%。本法可用于丝虫病辅助诊断和血清流行病学调查与现场监测。缺点是不能用于疗效考核,不能区别既往感染和现症感染。

2)IgG4抗体试验 人体感染丝虫后,尽管血清中特异IgG全部亚类抗体均升高,但以特异IgG4升高最明显,占总反应性抗体的50%以上。丝虫特异性IgG4抗体是一种短程抗体,当感染的病原体被机体清除后,血清中的丝虫特异性IgG4迅速降低或消失。因此,丝虫特异性IgG4检测盒可用于诊断和疗效考核。此法可用滤纸干血检测,不需夜间取血和显微镜检查,适合现场操作,在消除丝虫病地区可用此方法进行丝虫病的监测。

3)检测循环抗原

(1)快速免疫色谱技术(immunochromatographic,ICT) 是一种体外检测血清或血浆中班氏丝虫抗原的快速免疫诊断试验。据报告,该法敏感性为90%~98%,特异性达99%~100%。ICT对诊断丝虫病具有快速、简便等优点,是WHO和我国原卫生部推荐使用的血清学检测方法。

(2)双抗体夹心ELISA法和斑点ELISA法 以抗丝虫抗原的单克隆抗体为基础检测丝虫循环抗原。据报道,用单克隆抗体酶联免疫吸附试验(McAb-ELISA)和斑点酶联法(dot-ELISA)检测丝虫病患者血清中抗原,特异性分别为94%和96%,检出限分别为10μg/L抗原和0.055 μg/L抗原。可用于丝虫病防治的后期监测、搜索残存传染源和评价防治效果。

(三)分子生物学检验

目前基因克隆和DNA技术正应用于丝虫病诊断,具有很高的敏感性和特异性,对于血中微丝蚴量少和需行虫种鉴定者尤为适用。

四、流行与防治

(一)流行

班氏丝虫、马来丝虫引起的丝虫病统称为淋巴丝虫病。班氏丝虫病是人体丝虫中分布最普遍的一种,以亚洲、非洲较严重。马来丝虫病主要流行于东南亚、东亚和南亚的10个国家。全球有81个国家逾13亿人受到淋巴丝虫病的威胁。目前感染人数超过1.2亿人,其中约4000万人因病毁容和丧失了工作能力。约65%的感染者生活在东南亚地区,30%在非洲地区,其余在其他热带地区。

丝虫病是全世界重点控制的六大热带病之一,也是我国五大重点防治的寄生虫病之一。1995年,淋巴丝虫病被WHO列为第二大致残病因。据防治初期流行病学调查资料的估计,我国的两种丝虫病流行分布于全国16个省区市。全国有丝虫患者3099.4万,其中微丝蚴血症者2559.4万人,有临床表现者540万人。经过几十年的大力防治,到1994年全国已实现基本消灭丝虫病标准(以行政村为单位,人群微丝蚴感染率降至1%以下)。迄今为止,广西、贵州、上海、四川、重庆、湖南等6省(区、市),已实现消灭丝虫病目标(人群中微丝蚴血症者密度为零)。2006年,我国向第四届全球消除淋巴丝虫病联盟大会递交了《中国消除淋巴丝虫病国家报告》,2007年5月9日获世界卫生组织批准认可。

目前,在原丝虫病流行地区仍然有10余万遗留的慢性丝虫病患者,我国也面临输入其他类型丝虫传染源的危险。20世纪70年代以来,从非洲的一些国家和亚洲的南也门等地归国的劳务人员中有发现感染罗阿丝虫、盘尾丝虫及常现丝虫的报告。

(二)防治

本病应采取消灭传染源和防治虫媒相结合的综合防治。有组织、有计划地对流行区1周岁以上的全体居民进行普查。凡微丝蚴阳性的患者,或微丝蚴阴性但有典型丝虫病病史和体征者,均应进行普治,以减少和杜绝传染源。大力防蚊灭蚊,切断传播途径,搞好环境卫生,清洁畜舍,填平洼地。在蚊虫栖息较多的场所,用药物滞留喷洒结合农业生产防治病虫害等措施。

治疗药物主要是海群生。海群生对两种丝虫均有杀灭作用,对马来丝虫的疗效优于班氏丝虫,对微丝蚴的作用优于成虫。服用海群生后可因大量微丝蚴的死亡而引起变态反应,患者出现发热、寒战、头痛等症状。现在防治工作中广泛采用了浓度为0.3%海群生药盐,食用半年,可使中、低度流行区的微丝蚴阳性率降至1%以下,且副作用轻微。近年我国研制成功抗丝虫新药呋喃嘧酮(furapyrimidone),对微丝蚴与成虫均有杀灭作用,对两种丝虫均有良好效果。

对急性淋巴结炎、淋巴管炎患者一般应用肾上腺素皮下注射,或口服消炎镇痛药,减轻症状,缩短病程。合并细菌感染者,加用抗菌药物治疗;对鞘膜积液患者和象皮肿患者除给予海群生杀虫外,可用鞘膜翻转术外科手术和切除整形术治疗,还可结合中医中药加绑扎疗法或烘绑疗法治疗;对乳糜尿患者,轻者经休息可自愈,也可用1%硝酸银肾盂冲洗治疗,目前内科尚无满意的疗法。

第八节　广州管圆线虫

案例导入

患者,女,福建人。2011年7月9日,患者出现左侧前额部闷痛,偶伴有低热,于10日和12日分别就诊,医院按中暑给予对症处理和中药治疗但效果不明显,头痛仍呈进行性加重,并出现颈项强直。19日因左侧前额部剧痛,呼吸急促,伴四肢末梢麻木,收住院。入院检查,脑脊液:压力210 mm H_2O,细胞总数$750×10^6$/L,潘迪氏试验(+),蛋白定量1.0g/L,葡萄糖2.04 mmol/L,氯化物116 mmol/L。外周血白细胞计数$7.30×10^9$/L,嗜酸性粒细胞分类数为0.18,绝对值$1.31×10^9$/L。X线胸片示:右肺下叶局限絮状阴影。头部磁共振成像(MRI)平扫和低场强磁共振脑静脉窦血管成像(MRV)未见常。并且已排除结核、真菌和隐球菌感染。患者自述于7月5日和7日先后2次食用炒田螺。

1. 你怀疑患者患的是什么病?为什么?
2. 为了确定诊断,你认为还应当进行哪些检查?

广州管圆线虫(*Angiostrongylus cantonensis*)成虫寄生于鼠类肺部血管,幼虫偶可寄生人体中枢神经系统引起嗜酸性粒细胞增多性脑膜脑炎或脑膜炎等。

一、病原学

(一)形态

成虫呈线状,角皮透明光滑,有微细环状横纹。头端钝圆,头顶中央有一个小圆口,缺口囊。雄虫大小为(11~26)mm×(0.21~0.53)mm,交合伞对称,呈肾型。雌虫大小为(17~45)mm×(0.3~0.66)mm,尾端呈斜锥形;子宫呈双管形,白色,与充满血液的肠管缠绕成红(或黑褐)、白相间的螺旋纹,十分醒目,阴门开口于肛孔之前(图16-19)。

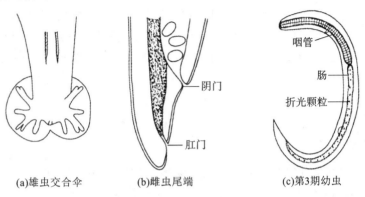

图 16-19　广州管圆线虫形态

(二)生活史

成虫寄生于多种鼠类的肺动脉内,亦可见于右心。虫卵产出后在肺毛细血管内继续发育,第1期幼虫孵出后穿破肺毛细血管进入肺泡,沿呼吸道上行至咽喉部,再吞入消化道,随后与宿主粪便一起排出。当此阶段幼虫被吞入或主动侵入中间宿主(螺类)体内后,在其肌肉、肺或其他内脏处先后发育为第2及第3期(感染期)幼虫。鼠类吞食含有第3期幼虫的中间宿主、转续宿主或被幼虫污染的食物后,幼虫在其胃内脱鞘后进入肠壁小血管,随血管到达身体各处,但多数虫体到达脑部,在脑组织内经过2次蜕皮后从脑静脉系统通过右心到肺动脉定居。

广州管圆线虫感染人体的方式及在人体内的移行和发育大致同鼠类。但一般认为人是本虫的非适宜宿主,故在人体内第3期幼虫通常留在中枢神经系统,不在肺血管内发育成熟,而常停留在第4期幼虫或性未成熟成虫早期阶段。幼虫也可寄生在眼前房、后房和视网膜等处(图16-20)。

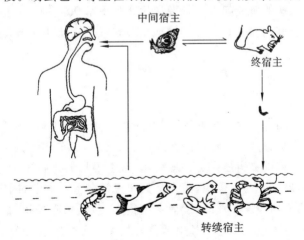

图 16-20　广州管圆线虫生活史

二、致病与临床

(一)致病机制

人广州管圆线虫病(Angiostrongyliasis)主要是由该虫幼虫在人体内移行引起的一系列机械性损伤

及其分泌物、代谢物引起的毒性作用所致,虫体主要侵犯中枢神经系统,引起嗜酸性粒细胞增多性脑膜脑炎或脑膜炎。

(二)临床表现

此病以脑积液中嗜酸性粒细胞显著升高为特征。除大脑和脑膜外,病变还可波及小脑、脑干和脊髓。主要病理改变为充血、出血、脑组织损伤及肉芽肿性炎症反应。患者有神经系统受损的表现,如急性脑膜脑炎、脊髓炎、神经根炎等。最明显的症状为急性剧烈头痛,头痛一般为胀裂性乃至不能忍受,起初为间歇性,以后发作渐频或发作期延长。此外,患者尚可出现肌痛、皮肤刺痛等,也可出现恶心、呕吐、发热、精神异常等。严重者可出现嗜睡、昏迷、肢体瘫痪甚至死亡。本虫偶尔可累及其他部位,如鼻部、眼部、肺部、腹部等。侵犯眼,可致视力障碍,甚至失明,少数可有眼肌麻痹。侵犯肺可出现咳嗽等症状。累及消化系统可有腹痛、腹泻或便秘,部分患者出现肝肿大。绝大多数预后良好,极少数可留有后遗症甚至死亡。

三、实验室检验

(一)病原学检验

从患者脑脊液、眼或其他部位检获幼虫或发育期成虫可确诊,但一般检出率不高。也可用所食的螺肉、蛙肉、鱼肉等检查幼虫。

(二)免疫学检验

用酶联免疫吸附试验(ELISA)检测患者血清中特异性抗体是目前诊断本病最常用的方法。间接荧光抗体试验、酶联免疫印迹试验、金标法等也用于检测血液及脑脊液中特异性抗体或循环抗原。

(三)常规实验室检查

血液检查可见嗜酸性粒细胞显著增多,一般在8%~37%之间,白细胞总数一般无异常。脑脊液检查可见外观清亮或浑浊,压力升高,蛋白质、糖、氯化物可轻度增高或正常,嗜酸性粒细胞计数常高于周围血液,多数在20%~70%之间,在发病后2~5周最高,且其水平及变化情况常与病情、病期有关,病情较重者嗜酸性粒细胞在脑脊液中持续时间延长,有时周围血液中的嗜酸性粒细胞已转正常而脑脊液中的仍高,可将脑脊液中嗜酸性粒细胞计数视为恢复与否的标志。

此外,最近构建的第4期广州管圆线虫cDNA文库对研究本病也具有重要意义,可成为从分子水平诊断和控制人广州管圆线虫病的研究起点。影像学检查如胸部X线或CT检查可提示炎性改变,头颅X线、CT或MRI可见脑、脊髓内多发长条形影像或结节状强化病灶和软脑膜强化等,但均无特异性。

四、流行与防治

(一)流行

广州管圆线虫病分布于热带和亚热带地区,主要流行于东南亚地区、太平洋岛屿、日本和美国。我国主要分布在台湾、香港、广东、浙江、福建、海南、天津、黑龙江、辽宁、湖南等地,多呈散在分布,也有群体暴发流行的报道。广州管圆线虫病是人畜共患病,可寄生于几十种哺乳动物体内,包括啮齿类、犬类、猫类和食虫类,其中鼠类是最主要的传染源,而人是其非正常宿主。本虫的中间宿主主要为一些软体动物,如一些螺类(福寿螺、褐云玛瑙螺等)。转续宿主也很多,包括黑眶蟾蜍、虎皮蛙、金线蛙、蜗蛙及鱼、虾、蟹等。这些中间宿主和转续宿主多与人类生活密切相关。人类的感染主要由不良饮食习惯引起,如生吃或半生吃一些螺类、鱼、虾、蟹及其制品等,这些都与本病的传播有关。

(二)防治

积极做好灭鼠工作以控制传染源对预防本病有重要意义。要加强食品卫生和环境卫生的监测和管理,大力开展卫生宣教工作,增加自我保护意识,改变不良饮食习惯,不生吃或半生吃中间宿主(螺类)及转续宿主的肉,不吃未洗净的生菜,不喝生水;因幼虫可经皮肤侵入机体,故应预防在加工螺类的过程中感染广州管圆线虫致嗜酸性粒细胞增多性脑膜脑炎或脑膜炎,若感染,需积极对症和支持治疗,眼部广州管圆线虫病的治疗首先为外科手术摘除或激光治疗。病原治疗可用阿苯达唑,疗效较好,与皮质类固醇类联合应用可以预防和明显减少由药物引起的不良反应。

第九节　其他线虫

一、东方毛圆线虫

毛圆线虫(*Trichostrongylus*)是一类主要寄生于动物消化道的寄生虫。偶尔可在人体寄生的毛圆线虫有东方毛圆线虫、蛇形毛圆线虫、艾氏毛圆线虫和枪形毛圆线虫。我国以东方毛圆线虫(*Trichostrongylus orientalis* Jimbo,1914)为主,是一种寄生于绵羊、骆驼、马牛及驴等动物的胃和小肠内的寄生虫,也可寄生于人体。

(一)病原学

1. 形态

1) 成虫　体纤细,无色透明,角皮具不明显的横纹,口囊不显著,咽管呈圆柱状,为体长的1/7～1/6。雄虫大小为(4.3～5.5)mm ×(0.072～0.079)mm,尾端具有交合伞,由左右两叶构成,有一对短粗交合刺,末端有小钩。雄虫大小为(5.5～6.5)mm×0.07 mm,尾端呈锥形,阴门位于虫体后1/6处,子宫内含虫卵5～16个。

2) 虫卵　为长椭圆形,无色透明,大小为(80～100)μm×(40～47)μm,似钩虫卵而略长,长径一般超过横径2倍以上,一端较圆,另一端较尖,一侧常较另一侧稍隆起。卵壳很薄,卵膜与卵壳间空隙在两端较明显,尤以尖细端明显。新鲜粪便中的虫卵,一般多见卵细胞已分裂为10～20个细胞(图16-21)。

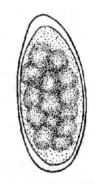

图 16-21　东方毛圆线虫卵

2. 生活史　成虫寄生于宿主消化道,虫卵随宿主粪便排出后在外界土壤中发育,幼虫孵出后经2次蜕皮发育为感染期幼虫细胞丝状蚴,人常因食生菜而经口感染。在肠腔内幼虫经第3次蜕皮后,钻入小肠黏膜,经数日自黏膜逸出,进行第4次蜕皮,然后以头端插入肠黏膜,发育为成虫。成虫寄生于绵羊、骆驼、马、牛等食草动物胃及小肠内,也可寄生于人。

(二)致病与临床

1. 致病机制　东方毛圆线虫侵入宿主肠上皮,使肠上皮细胞脱落,引起卡他性肠炎。虫体分泌物可影响消化功能。

2. 临床表现　早期可出现消化道功能紊乱,如恶心、呕吐、腹泻、腹痛等,严重患者可有消化道出血,以黑便、柏油样便、血便和血水便为主,出血时间迁延不断,可导致贫血。

(三)实验室检验

实验室检验以粪便中查见虫卵为确诊依据。检查方法常用饱和盐水浮聚法,亦可用培养法查丝状蚴。应注意与钩虫和粪类圆线虫的虫卵或丝状蚴区别。

(四)流行与防治

1. 流行　东方毛圆线虫主要分布于农村,有一定的区域性。如四川个别地区(潼南区)感染率可高达50%。全国人体肠道寄生虫感染调查结果表明,已查到有本虫感染的省、直辖市共18个,平均感染率为0.026%,其中以海南的感染率0.729%为最高,江西、浙江、云南、青海、福建、贵州六省的感染率均超出了全国平均感染率0.026%,估计全国感染人数约27万。其他毛圆线虫属虫种在全国人群中感染人数估计达到37万。

2. 防治　防治原则与钩虫相同。

二、美丽筒线虫

美丽筒线虫(*Gongyonema pulchrum* Molin,1857)主要寄生于反刍动物和猪、猴、熊等口腔与食道黏膜和黏膜下层,偶尔可在人体寄生。人体寄生的最早病例是由 Leidy(1850)在美国及 Pane(1864)在意大利分别发现的。此后世界各地陆续有散在的病例报道。

(一)病原学

1. 形态

1) 成虫　细长,呈乳白色,寄生在人体的虫体较小,在反刍动物体内的虫体较大。从人体检查得到的虫体,雄虫大小为(21.00~30.68)mm ×(0.16~0.23)mm,雌虫大小为(32.0~68.8)mm ×(0.20~0.37)mm,体表有纤细横纹。虫体前段表皮具明显纵行排列、大小不等、数目不同的花缘状表皮突,在前段排成 4 行,延至近侧翼处增为 8 行。近头端两侧各有颈乳突 1 个,其后有波浪状的侧翼 1 对,向后延伸至表皮突终止处。口小,位于前端中央,其两侧各有 1 个分为 3 叶的侧唇,在两侧唇间的背、腹侧各有间唇 1 个,雄虫尾部有明显的膜状尾翼,左右不对称,泄殖孔前后有乳突多对,交合刺 2 根,左刺细长,右刺较短。雌虫尾部不对称,稍向腹面弯曲,阴门位于肛门前方,略隆起,子宫粗大,内含大量虫卵。

2) 虫卵　椭圆形,大小为(50~70)μm×(25~45)μm,壳厚而透明,内含幼虫。

2. 生活史　美丽筒线虫生活史需要经历在终宿主(牛、羊、猪等动物)和中间宿主(屎壳虫和蜚蠊等)体内发育和繁殖。成虫寄生于牛、羊、猪等动物或人(偶尔)的口腔、咽和食管黏膜或黏膜下层。雌虫产出的含蚴卵,从黏膜破损处进入消化道,随粪便排出体外。被中间宿主金龟子、类甲虫及蜚蠊等吞入后,卵内幼虫在昆虫消化道孵出,并穿过肠壁进入血体腔,经 2 次蜕皮后,发育为囊状的感染性幼虫。终宿主吞食含感染性幼虫的昆虫后,幼虫即破囊而出,侵入胃及十二指肠黏膜,再向上移行至食管、咽及口腔黏膜内寄生,约 2 个月后发育为成虫。人感染是因喜食含感染性幼虫的昆虫,或因饮入或食入被感染性幼虫污染的生水或食物引起。在胃内,幼虫脱囊而出,沿胃或十二指肠黏膜上行至食管、咽部和口腔黏膜下发育为成虫,大约经历 2 个月时间。成虫寿命 1 年左右,最长可达 5 年以上。

(二)致病与临床

1. 致病机制　美丽筒线虫在人口腔内的主要寄生部位依次为上下唇部、舌部、硬软腭、齿龈、扁桃体附近,也可出现在鼻腔内或鼻唇沟等处。虫体在黏膜或黏膜下自由移动,寄生部位出现血疱及乳白色线形弯曲隆起,进而引起一系列临床表现。

2. 临床表现　感染美丽筒线虫后最常见症状有口腔内虫样动感、异物感、发痒;有时有唇舌等感觉麻木、肿胀、疼痛、黏膜粗糙、唾液多等症状。重症患者可有舌颊麻木僵硬、活动不利、语言含糊、声音嘶哑或吞咽困难等表现。若寄生在食道黏膜下层,可造成黏膜溃疡,导致呕血。上述症状在虫体取出后立即消失。本虫在人体内的移行途径还不明了,患者常因虫体的出现而产生神经过敏、精神不安、失眠等症状。

(三)实验室检验

根据临床表现(症状及病史)做出初步诊断;用针挑破患处黏膜,取出虫体,明确诊断。

(四)流行与防治

1. 流行　美丽筒线虫呈世界性分布。我国自 1955 年在河南发现第 1 例患者后,迄今已报道百余例,广泛分布于全国各地,湖南、湖北、河南、河北、北京、天津、山西、陕西、山东、辽宁、上海、内蒙古、青海等地均有病例报道,其中山东报告的病例最多。

我国被美丽筒线虫感染的宿主很多,保虫宿主包括牛、羊、马、猪等哺乳动物。中间宿主包括屎甲虫、蜚蠊、螳螂等昆虫。人是偶然宿主,除与生活习惯有关外,还与饮入或食入被感染性幼虫污染的生水或食物相关。如山东、山西等地的局部地区有烤食虫、螳螂或屎甲虫的习惯,因此这些地方美丽筒线虫感染率高。

2. 防治　预防美丽筒线虫感染的措施有：加强宣传教育；注意饮食卫生，不吃被屎甲虫和蜚蠊污染的食物，不喝生水，不吃不洁的生菜。治疗方法为用针挑破患处黏膜，取出虫体，或用普鲁卡因涂患处，以刺激虫体从寄生部位退出。本病预后良好。

三、结膜吸吮线虫

结膜吸吮线虫（*Thelazia callipaeda*）主要寄生于犬、猫、牛、猪、马等动物的眼结膜囊内，也可寄生于人眼，引起结膜吸吮线虫病（thelaziasis），是一种人畜共患病。人体该病例于1917年首发于福建，迄今我国报道该病病例已超过380例。

（一）病原学

1. 形态

1）成虫　成虫细长，在眼结膜囊内寄居时为淡红色，离开人体后，呈乳白色、半透明。头端钝圆，具有圆形的角质口囊，无唇。口囊外周具两圈乳突。体表角皮除头尾两端外均具有细横纹，横纹边缘锐利，呈锯齿形。雄虫体长4.5～15.0 mm，宽0.25～0.75 mm，尾端向腹面弯曲，肛门位于近端腹面，肛门周围有形似乳房状的乳突12～14对，有鉴定虫种的意义；交合刺两根，由泄殖腔伸出，长短不一，形状各异。雌虫体长6.2～20.0 mm，宽0.3～0.85 mm，肛门距尾端很近，肛门前后无乳突，尾端两侧有一对尾感器，阴门位于食道与肠结合处之前的腹面，生殖器官为双管型，子宫内充满大小不等的虫卵（图16-22）。

2）虫卵　呈椭圆形，大小为（54～60）μm×（34～37）μm，壳薄，位于子宫前端的虫较短，向后逐渐增大，内含胚胎至蝌蚪期幼虫，近阴道末端子宫内虫卵内则为细长盘曲状虫，卵壳已演变成包被幼虫的鞘膜。雌虫为卵胎生，初产出的幼虫外被鞘膜，尾部有一个气球状鞘膜囊，幼虫大小为（350～414）μm×（13～19）μm。

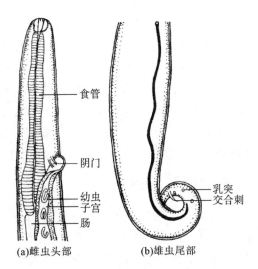

图16-22　结膜吸吮线虫成虫头部及尾部

2. 生活史　结膜吸吮线虫完成生活史需要在中间宿主和终末宿主体内发育。终宿主主要是犬，其次是猫、兔等哺乳动物，中间宿主为冈田绕眼果蝇（*Amiota okadai*）。结膜吸吮线虫在结膜内产出外被鞘膜的初产蚴，当中间宿主果蝇舔舐终宿主的眼部分泌物时，幼虫进入蝇的消化道内，穿过中肠进入血腔，经2～4周，经2次蜕皮，幼虫发育成线性运动活跃的感染期幼虫。感染期幼虫突破包囊膜经血腔进入蝇头部组织。

当含有感染期幼虫的蝇舔舐终宿主的眼部分泌物时，感染期幼虫自蝇口器逸出，进入终宿主的眼部。经15～20天，幼虫再经过2次蜕皮发育为成虫。从感染期幼虫发育至成虫产出幼虫，需1～2个月，雌虫日产蚴1～202条不等，成虫寿命可达2年以上。

（二）致病与临床

1. 致病机制　成虫寄生于人眼结膜囊内，多见于结膜囊上穹窿，其次见于下穹窿、内眦、外眦，也可于眼前房、泪小管等处。一般为单侧感染，仅少数病例发生双侧感染。由于成虫体表环形皱褶游离缘的摩擦、头端发达的口囊的吸附作用等的机械性损伤，加上虫体的分泌物、代谢产物的化学性刺激及继发细菌感染，可引起眼结膜炎症反应及肉芽肿形成。

2. 临床表现　轻度感染无症状或症状轻微。患者可有眼部异物感、痒感、畏光、流泪、分泌物增多等症状。一般无视力障碍，虫体被取出后，症状可自行消失。如虫体寄生在眼前房，可出现眼部丝状阴影飘动感、睫状体充血、房水浑浊、眼压升高、瞳孔扩大、视力下降等症状。

(三)实验室检验

用眼科镊子或棉签自患处取出虫体在显微镜下进行鉴定。对于难以合作的儿童,或眼皮紧不能提起上眼睑暴露囊腔者,可用2%的可卡因或1%的地卡因滴眼使虫体麻醉,随药液或泪水溢出,用镊子取出镜检。镜下见到成虫或典型的线性幼虫均可诊断为结膜吸吮线虫感染。

(四)流行与防治

1. 流行 本病呈世界性分布,多见于亚洲地区,在印度、缅甸、菲律宾、泰国、日本、朝鲜、中国等地均有病例报道。我国26个省区市都曾有过本病的病例报道,其中以山东、江苏、湖北、安徽、湖南、云南、湖北等省较多见。感染者中儿童多于成人,农村居民多于城市居民。其中发病最多的是农村的幼儿,可能与饲养犬、猫以及幼儿防御力较弱有关。此外,本病一般在果蝇繁殖的夏秋季节发生。安徽淮北流行区的调查结果表明,流行季节为5—10月份,高峰季节为6—9月份。

2. 防治 感染结膜吸吮线虫的犬、猫等家畜是人体感染的主要传染源。为防止带虫动物传染人,应及时诊治动物结膜吸吮线虫病。媒介果蝇为本虫的中间宿主。由果蝇舔吸带虫动物的眼部后,再舔吸其他动物或人眼而构成传播。加强对动物宿主的管理及防治,搞好环境卫生,尤其对腐败水果类垃圾及时清理,消除果蝇的滋生地,减少果蝇的密度,对降低本病的发病有一定的作用。注意环境卫生和个人眼部卫生,不在室外睡觉。

主要治疗方法是取出虫体和对症治疗,虫体取出后,症状多能很快消失。适当使用消炎眼药水以预防和治疗继发感染。同时加强随访,防止复发。

四、棘颚口线虫

棘颚口线虫分类上属于旋尾目(Spirurida)、颚口科(Gnathostomatiidae),已确定的共有10种,其中在东南亚报道5种,在我国发现的有3种。棘颚口线虫的主要终宿主是狗、猫,此外还有虎、豹等食肉动物,成虫寄生在终宿主的胃壁,偶可寄生于人体。

(一)病原学

1. 形态

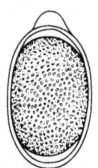

图16-23 棘颚口线虫卵

1)成虫 圆柱形,较粗壮,活时呈鲜红色,稍透明,两端稍向腹面弯曲,头端为球形,上有8~11圈小钩,颈部狭窄,身体前半部和接近尾部有很多体棘,雄虫长11~25 mm,雌虫长25~54 mm。

2)虫卵 椭圆形,表面粗糙不平,一端有帽状透明塞,内含1~2个卵细胞(图16-23)。

3)幼虫 第3期幼虫盘曲呈"6"字形,长约为4 mm,头顶部具唇,头球上都具4环小钩,其数目和形状有重要的虫种鉴别意义。全身被有200列以上的单齿皮棘,体前部的长10μm,排列紧密,往后逐渐变小,变稀,在体前1/4的体内有4个肌质的管状颈囊,各自开口于头球内的气室内,内含浆液,这四个颈囊对头球的膨胀和收缩有重要作用:食管分为肌性和腺性两部分,肠管大,内充满黄褐色颗粒(图16-24)。

2. 生活史 成虫寄生于猫、狗等终宿主的胃壁肿块中,肿块破溃后虫卵落入胃肠腔道并随粪便排出。在适宜条件下水中虫卵内受精卵经7天发育为第1期幼虫,再经2天,卵内幼虫经1次蜕皮孵出第2期幼虫。第2期幼虫被第一中间宿主剑水蚤吞食后,幼虫移入血腔,蜕皮1次发育为第3期幼虫。含此期幼虫的剑水蚤被第二中间宿主(多为淡水鱼类)吞食后,大部分幼虫穿过胃、肠后移行至肝和肌肉。终宿主食入含第3期幼虫的鱼类(主要是泥鳅、黄鳝等)后,第3期幼虫在其胃内脱囊,并穿过肠壁移行至肝、肌肉或结缔组织,蜕皮1次后成为第4期幼虫,最后进入胃壁,在黏膜下形成特殊的肿块,逐渐发育为成虫,一个肿块中常有1至数条虫寄生。有些动物如蛙、蛇、龟、蟹、鸡、猪、鸭及多种灵长类等动物食入已被感染的鱼后,其体内的幼虫不能进一步发育,故为转续宿主。

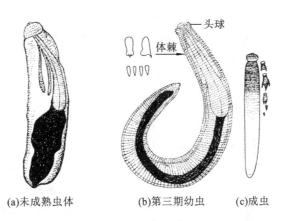

(a)未成熟虫体　　(b)第三期幼虫　　(c)成虫

图 16-24　棘颚口线虫未成熟虫体、第 3 期幼虫及成虫

人非本虫的适宜宿主,常通过生食或半生食含第 3 期幼虫的淡水鱼类或转续宿主而受感染。在人体组织内寄生的虫体仍停留在第 3 期幼虫或性未成熟的成虫早期阶段。幼虫在人体内可存活数年,长者可达 10 年以上。

(二)致病与临床

1. 致病机制　本虫的致病作用主要是第 3 期幼虫在人体组织中移行,加上虫体分泌的毒素(如类乙酰胆碱、透明质酸酶、蛋白水解酶等)刺激,可引起皮肤型棘颚口线虫病和内脏型棘颚口线虫病,损害部位极为广泛,几乎遍及全身各处。

2. 临床表现　皮肤型棘颚口线虫病可在全身各部位表现出匍行疹或间歇出现的皮下游走性包块,如蚕豆或鸡蛋大小。局部皮肤表面稍红,有时有均热感和水肿,可有痒感,疼痛不明显。内脏型棘颚口线虫病的临床表现随寄生部位的不同而异,除出现间歇性移行性肿、局部水肿和疼痛外,一般损害部位常出现急性和慢性炎症,并有大量嗜酸性粒细胞、浆细胞、中性粒细胞和淋巴细胞积聚,如进入脊髓和脑可引起嗜酸性粒细胞增多性脑脊髓炎,后果严重,可致死亡,也可在消化、呼吸、泌尿系统中移行或寄居,引起相应的症状。

(三)实验室检验

从病变组织中取出虫体做镜检是最可靠的确诊方法。对无明显体表损害者可结合感染史,用免疫学方法做辅助诊断。血液检查示患者嗜酸性粒细胞增多,少数病例还可有轻度和中度的白细胞增多。

(四)流行与防治

1. 流行　本虫是人畜共患寄生虫病的重要病原体之一。20 世纪 60 年代后,棘颚口线虫病在东南亚,尤其是泰国十分普遍,病原体均为棘颚口线虫。此后,在日本也发生不少棘颚口线虫病病例。在我国,犬、猫常有感染,但人体病例不多。

2. 防治　棘颚口线虫病是典型的食源性寄生虫病,避免生食鱼、禽类等肉制品是防止感染的基本措施。实验表明鱼体内的棘颚口线虫在 70 ℃下 5 min 或在浓醋中渍浸 5.5 h 可被杀死,故在烹调时可采用相应的方法以保证安全食用。人体棘颚口线虫病目前尚无有效的治疗药物,皮肤型患者可通过手术取虫。

五、艾氏小杆线虫

艾氏小杆线虫[*Rhabditis*(*Rhabditella*)*axei*(Cobbold, 1884) Dougherty, 1955]亦称艾氏同杆线虫。本虫原营自生生活,常出现于污水及腐败植物中,偶可寄生于人体,引起艾氏小杆线虫病。该病曾属罕见线虫病,但我国迄今已发现 149 例,分别从粪便和尿液中检出,以粪检者居多,达 130 例。

(一)病原学

1. 形态

1) 成虫　虫体纤细,呈圆柱状,体表光滑。前端有 6 片等大的唇片,食管呈杆棒状,前后各有 1 个咽管球。尾部极尖细而长。雄虫长约1.2 mm。雌虫长约1.5 mm,生殖器官为双管型,子宫内含卵4～6个。

2) 虫卵 虫卵呈长椭圆形,大小为(48～52)μm×(28～32)μm,无色透明,壳薄而光滑,与钩虫卵大小相似,但略小,非常容易混淆(图16-25)。

2. 生活史 艾氏小杆线虫营自生生活,雌雄交配后产卵,卵孵化出杆状蚴。杆状蚴能摄食,常生活于腐败的有机物或污水中,经过4次蜕皮后发育为成虫。各期虫体对人工肠液(pH 8.4)有较高的耐受性,在人工胃液(pH 1.4)内,成虫或幼虫经10 min后死亡,虫卵可存活24 h。虫体在正常人尿中存活不久,但在肾炎、肾病或乳糜尿患者的尿液中可生长发育。

人的感染很可能是由于饮用被污染的水或直接接触污水,这为幼虫侵入人体提供了机会。

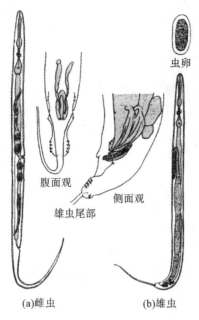

图16-25 艾氏小杆线虫模式图

(二)致病与临床

艾氏小杆线虫侵入消化系统常引起腹痛、腹泻,或无明显的症状和体征;侵入泌尿系统可引起发热、腰痛、血尿、尿频、尿急或尿痛等泌尿系统感染症状,肾实质受损时可出现下肢水肿和阴囊水肿、乳糜尿,尿液检查有蛋白尿、脓尿、低比重尿和氮质血症等。

(三)实验室检验

在尿液的沉淀物或粪便中发现虫体或虫卵是确诊本病的依据。本虫卵与钩虫卵相似,易混淆。成虫与类圆线虫极易混淆,可用小试管培养法镜检成虫,根据形态学的特点可区别。

(四)流行与防治

1. 流行 艾氏小杆线虫感染人体已有报道,在我国主要分布在湖北、湖南、贵州、河南、广东、海南、新疆、西藏、浙江、上海、江西、福建、山东、陕西和天津15个省区市。日本、墨西哥、以色列等国也有病例报道,曾在兔、犬、猴和鼠等动物粪便中检获本虫。

2. 防治 注意个人卫生,避免饮用污水或接触污水及腐败植物是预防艾氏小杆线虫病的关键。治疗药物可用阿苯达唑、甲苯达唑、左旋咪唑等。

六、异尖线虫

异尖线虫(*Anisakis*)属于目异尖科。成虫寄生于海生哺乳动物,如海狮、海豚;幼虫可寄生于某些海栖鱼类,偶可寄生于人体引起人体异尖线虫病(anisakiasis)。

(一)病原学

1. 形态 异尖线虫成虫形似虫,雄虫长32～90 mm,雌虫长65～100 mm。成虫寄生于鲸、海豚、海豹、海狮等海生哺乳动物的胃内。

虫卵大小为53 μm×50.7 μm,虫卵随宿主粪便排入海水中,孵化并依次发育成为第1期幼虫、第2期幼虫和第3期幼虫。第3期幼虫存在于多种海产鱼类的肌肉、肠系膜、胃、肠、肝及腹腔中,虫体形态细长,无色透明,大小为30 mm×1 mm,可见侧索;口周围有3个唇(背面1个,腹面2个)和1个钻齿;尾短,略圆,尾端有尾突。

2. 生活史 人不是异尖线虫的适宜宿主,但幼虫可寄生于人体消化道各部位,亦可引起内脏幼虫移行症,在人体寄生的虫体均为第3期幼虫。人体感染的原因主要是食入了含活异尖线虫幼虫的海鱼和海产软体动物。虫体主要寄生于胃肠壁,患者发病急骤,酷似外科急腹症,常致临床误诊。

(二)致病与临床

1. 致病机制 引起人体组织病变的主要是异尖线虫幼虫,成虫只导致很小的病变,甚至不产生病变。主要的致病部位在胃、肠、食管。寄生部位及周围黏膜水肿,可见出血点、淤血斑及溃疡。肠壁可增厚至正常的 3~5 倍,引起肠梗阻和肠狭窄。有学者根据组织病变程度,将病理组织分为异物性蜂窝织炎型、脓肿型、脓肿肉芽型、肉芽肿型四型。

2. 临床表现 人体感染本虫后,潜伏期一般为 2~20 h,轻者仅有轻微胃肠不适,重者表现为在进食数小时或数天后上腹部疼痛或绞痛,反复发作,常伴恶心、呕吐;少数有下腹痛,偶有腹泻;70% 患者大便隐血试验阳性,外周血嗜酸性粒细胞明显增高。除可寄生于胃肠,虫体也可在腹腔、泌尿系统、皮下组织等处形成肿物,严重者可并发肠梗阻、肠穿孔、腹膜炎。

(三)实验室检验

1. 病原学检验

1)根据病史及临床检验 凡在流行区有生食海鱼后有腹痛、呕吐者和外周血嗜酸性粒细胞增高(10% 左右)、胃液和大便隐血试验阳性者应疑及本病。

2)获取幼虫 胃内检获幼虫可确诊本病,虫体大多在胃大弯侧被发现。

2. 免疫学检验 异尖线虫幼虫纯化抗原做皮内试验呈阳性反应;患者血清特异性 IgE 升高;乳胶凝集试验、间接荧光抗体试验等呈阳性反应均有一定参考价值。

(四)流行与防治

1. 流行 该病呈世界性分布,在日本、荷兰、英国、法国、德国以及太平洋地区等 20 多个国家有本病病例报告,其中日本已报道人体病例超过 30000 例。原因主要是这些国家居民喜吃生拌海鱼片、鱼肝、鱼子或乌贼,由此获得感染,使本病成为一种海洋自然疫源性疾病。在我国尽管迄今尚未见有病例报告,但在国内市售海鱼中,发现鲐鱼、小黄鱼、带鱼等小型鱼体肌肉或器官组织内的异尖线虫幼虫感染率非常高,还有一些与海洋相通的河流如黑龙江、图们江、辽河中的洄游鱼类体内也大量检出了该幼虫。近年来,随着吃海鲜的兴起,该病正在成为威胁公众健康的疾病。

2. 防治 异尖线虫对盐、酒精、醋、放射线等有一定的抵抗力,但对温度的抵抗性极弱,幼虫 60 ℃ 即可被杀死,-20 ℃ 2 h 死亡。本病应以预防为主,不吃生海鱼片或半熟的鱼片,鱼肉应煮熟透后才食用。各种海鱼需在 -20 ℃ 冷冻 24 h 后才能上市。同时,加强进口鱼类的卫生检验。

目前尚无特效药物治疗,最近报道用阿苯达唑治疗本病有一定疗效。胃、咽喉或食管异尖线虫病应及早做纤维胃镜检查,发现虫体后立即取出,对肠异尖线虫病采用保守疗法,在抗感染与抗过敏处理的同时严密观察病情,一旦发现有肠穿孔、腹膜炎或肠梗阻等并发症,立即手术治疗。

七、肝毛细线虫

肝毛细线虫[*Capillaria hepatica*(Bancroft,1893)Travassos,1919]是一种鼠类和多种哺乳动物的寄生虫,偶尔感染人。成虫寄生于肝,引起肝毛细线虫病(hepatic capillariasis)。

(一)病原学

1. 形态

1)成虫 肝毛细线虫成虫较鞭虫纤细,雌虫长 53~78 mm,尾端呈钝锥形,雄虫长为 24~37 mm,尾端有一突出的交合刺被鞘膜包裹;食管占体长的 1/2(雄虫)或 1/3(雄虫)(图 16-26)。

2)虫卵 该虫的虫卵形态与鞭虫卵相似,但较大,卵壳厚,分两层,其间有放射状纹。外层有明显的凹窝,两端各有透明塞状物,不凸出于膜外。

2. 生活史 肝毛细线虫卵在土壤中进行发育,宿主由于吞食被含有幼虫的虫卵所污染的食物或饮用水而感染。感染后 24 h 内虫卵在盲肠孵化,钻入肠黏膜,经过肠系膜静脉、门静脉,在感染后 52 h 内到达肝脏。

(二)致病与临床

1. 致病机制 成虫寄生于肝脏,产卵于肝实质中,虫卵沉积导致肉芽肿反应和脓肿样病变,肉眼可见肝表面有许多点状珍珠样白色颗粒,或灰色小结节,其大小为 0.1~0.2 cm。脓肿中心由成虫、虫卵

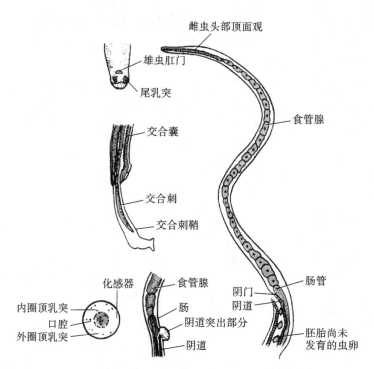

图 16-26 肝毛细线虫

和坏死组织组成,虫体可完整或崩解,虫体和虫卵周围有嗜酸性粒细胞、浆细胞和巨噬细胞浸润。

2. 临床表现 患者可表现有发热、肝脾肿大、嗜酸性粒细胞显著增多、白细胞增多及高丙种球蛋白血症,低血红蛋白性贫血颇为常见,严重者可表现为嗜睡、脱水,甚至死亡。

(三)实验室检验

本病病原诊断较困难。肝组织活检病原体是最可靠的诊断方法。肝病患者伴有嗜酸性粒细胞显著增多者,可考虑用免疫学方法做进一步检查。

(四)流行与防治

1. 流行 人感染是由于食入或饮入感染期卵污染的食物或水而引起。迄今全世界确诊为肝毛细线虫病的患者共 25 例。我国仅发现 2 例人体感染,徐秉锟(1979)在广东从 1 位人体肝组织病理切片取得虫体。2004 年从河南新乡一个 15 岁男孩肝组织中发现未成熟肝毛细线虫卵。尽管报道的病例不多,但大多数引起死亡,故应予以注意。另外还发现肝毛细线虫假性感染病例 15 例,分布在海南 10 例(1992)、广东 3 例(1992)、四川 1 例(1992)和台湾 1 例(1995),这种假性感染是因为食入含肝毛细线虫卵的鼠肝或兔肝,虫卵仅通过人体消化道随粪便排出,虽可在人中查见,但人并未获得感染,即所谓假性感染(spinous infection)。真性感染(genuine infection)在人粪中无此虫卵排出。

2. 防治 治疗首选阿苯达唑 400 mg,1 日 2 次,3~12 岁小儿减半。甲苯达唑 200 mg,1 日 2 次。

八、兽比翼线虫

兽比翼线虫是一类主要寄生于野生哺乳动物、家畜、家禽和鸟类的线虫,隶属比翼科(Syngamidae)、兽比翼属,其中喉鲁比翼线虫(M. laryngeus)、港归兽比翼线虫(M. gangguiensis)和鼻兽比翼线虫(M. basicola),偶可寄生于人的咽喉、气管、支气管等部位,引起兽比翼线虫病(mammomonogamosis)或比翼线虫病(syngamiasis)。

(一)病原学

1. 形态

1)成虫 活虫呈鲜血红色或鲜橙红色,角皮薄而透明,口囊部具有粗厚角质环,大多数雌雄虫体交联呈"Y"字形,两虫交联处有一杯状连接体。雌虫体长 8.7~23.5 mm,子宫呈长管状。雄虫体长 3.0~

6.3 mm。交合伞呈半圆形,交合刺一根。

2) 虫卵 椭圆形,无色、透明,大小为(42~54)μm×(78~95)μm,两端无卵盖,内含桑胚或幼胚(图16-27)。

2. 生活史 迄今为止,该虫的生活史仍未确定。根据气管兽比翼线虫的生活史,该虫最常见的终宿主包括牛、羊、鹿等食草动物。虫卵随终宿主的口腔分泌物和粪便排出,在外界发育至感染期卵(含有第3期幼虫)。人可能因误食被感染期卵污染的食物和水源而感染。幼虫在小肠内逸出,穿过肠壁,经血流到达肺,并可侵入肺泡,随后在气管或咽喉部发育成成虫。虫卵随痰液、咽喉部分泌物或粪便排出体外。

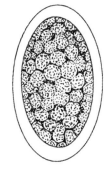

图 16-27 兽比翼线虫卵

(二)致病与临床

1. 致病机制 大量幼虫自毛细血管侵入肺泡的过程中,造成机械性损伤,可导致肺出血、水肿和大叶性肺炎;童虫寄居于支气管和气管壁上,吸附于气管壁的黏膜层,同时分泌酶类物质,使局部毛细血管破裂,有利于虫体吸取血液和组织液;虫体的分泌物、排泄物等对宿主支气管和咽喉部产生一定的刺激作用,可引起一系列的呼吸道症状。

2. 临床表现 患者表现为严重的干咳,伴有虫爬感;发热,痰中带血或血丝,甚至咯血;痰中偶有虫体,抗生素治疗无效;当虫体阻塞气道时,患者出现呼吸困难和哮喘,日夜均发作,无间歇。

(三)实验室检验

以病原学诊断为主,查见成虫和虫卵是确诊本病的重要依据。严重感染者,痰、粪便、支气管肺泡灌洗液中均找到虫卵。若感染虫体量少,可采用支气管肺泡灌洗液浓集,镜检查找虫卵。若痰中发现鲜红色血丝状物,应仔细辨认,可能为成虫。

早期胸部X线检查可见短暂浸润性变化,提示病原体在体内移行至肺。需要与钩虫感染相鉴别。

(四)流行与防治

1. 流行 本病的流行具有明显的地区性,与饮食习惯密切相关。国外报道的100例患者,大多数发生在加勒比海群岛和巴西,约半数在马提尼克岛。此外,韩国、菲律宾、马来西亚等国家也有病例报道。

2. 防治 我国迄今为止有12例兽比翼线虫病的报道,发生在广东、上海、江苏及吉林省,多由生食或半生食龟血和龟内脏引起。因此本病主要的防治环节为加强宣传,改变饮食习惯。多种抗虫药物对本病有效。

九、肾膨结线虫

肾膨结线虫(*Dioctophyma renale* Goeze,1782;Stiles,1901)是一种大型寄生线虫,俗称巨肾虫,寄生于多种哺乳动物,特别是犬、水貂、狼等动物的肾脏及腹腔内,偶可寄生于人体,引起肾膨结线虫病(dioctophymiasis renale)。

(一)病原学

1. 形态

1) 成虫 活体呈血红色,圆柱形,前端略细,后端钝圆,角皮具横纹,虫体两侧各有一行乳突,口孔位于顶端,其周围有2圈乳突。雄虫尾端有一钟形无肋的交合伞、1根交合刺。雌虫阴门开口于体前端的面中线上,肛门位于尾端,呈钝圆形。虫体的大小因宿主的不同而相差较大。在狼和犬体内寄生的成虫,较寄生于人体的虫体发育差,雌虫大小为(16~22)cm×(0.21~0.28)cm,雄虫为(9.8~10.3)cm×(0.12~0.18)cm。

2) 虫卵 呈椭圆形,棕黄色,大小为(60~82)μm×(38~46)μm,卵壳厚,除两端外,表面有明显的小凹陷(图16-28)。

2. 生活史 主要寄生于终宿主的肾脏,虫卵随宿主的尿液排出并进入水中,发育为含第1期幼虫

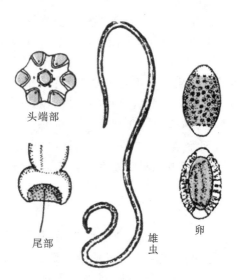

图16-28　肾膨结线虫模式图

的虫卵,该卵被中间宿主蛭蚓科食入后发育为感染期幼虫。终宿主吞食了含感染期幼虫的中间宿主后,在其肾脏、胃壁、肝等部位发育为成虫。淡水鱼、蛙类摄入寡毛环节动物后,感染期幼虫不能发育成熟,是其转续宿主。食肉动物是由于食入含第3期幼虫的蛙或鱼类而引起感染,食草动物主要因吞食了生水中或水生植物上的寡毛类环节动物而被感染。人的感染可能兼有上述2种方式,幼虫进入人体消化道后,穿过肠壁经血液移行至肾盂发育为成虫并产卵。虫体亦可在膀胱、卵巢、子宫、肝脏、腹腔等部位寄生。

(二)致病与临床

1. 致病机制　肾膨结线虫主要寄生于肾脏,导致肾脏肿大、包膜扩张。多数患者的肾盂背部有骨质板形成,边缘有透明软骨样物。肾盂黏膜乳头出现变性,大多数肾小球会出现透明样变性。许多肾小管被鳞状上皮细胞所充填,有时成为实心的鳞状上皮细胞圆柱体。肾盂腔内可见大量红细胞、白细胞等。虫卵表面的黏稠物易凝结成块,加上虫体死亡后的表皮残存,可构成结石的核心。病变晚期,被感染的肾发生萎缩,对侧未感染肾因代偿而肥大。

2. 临床表现　患者有腰部钝痛、肾绞痛,反复血尿,尿频,可并发肾盂肾炎、肾结石、肾功能障碍,亦可见尿中排出活的虫体。当引起尿路阻塞时,可有急性尿中毒症状。此外,虫体寄生于腹腔时,可发生腹膜炎、肝周围炎等,肝结缔组织和肠系膜上可见虫卵。

(三)实验室检验

对有生食或半生食鱼肉或蛙肉史,反复出现肾盂肾炎症状者,应考虑感染本病的可能。

从尿液中查到虫卵或发现虫体即可确诊。如只有雄虫寄生或输尿管发生阻塞时,尿液检查为阴性,对此种情况,尿道造影、B超或CT检查可辅助诊断;若排除泌尿系统炎症、结核、结石、肿瘤等情况,结合患者的饮食习惯,可采取阿苯达唑诊断性治疗。

如果虫体寄生于腹腔或其他组织脏器,手术探查或组织活检是唯一确诊方法。

(四)流行与防治

1. 流行　本病呈世界性分布,在欧洲(特别是意大利)和北美等地较常见。国内从1981年的首例报道至今已有14例,散在分布于我国的南北地区。哺乳动物主要是由于生食或半生食含有肾膨结线虫幼虫的鱼和蛙而感染。

2. 防治　预防本病的主要措施为注意饮食卫生和饮食习惯,不吃未煮熟的鱼肉、生菜,不喝生水。虫体可主动随尿液排出。外科手术取虫是最可靠的治疗方法,亦可用阿苯达唑驱虫治疗。

本章小结

虫种	与致病、诊断、传播相关的时期形态	生活史特点	主要临床表现	主要病原学检验
似蚓蛔线虫	成虫：形似蚯蚓，活体呈粉红色，雄虫尾向腹面卷曲，雌虫尾平直。 虫卵：受精卵呈宽椭圆形，表面有一凹凸不平的蛋白膜，棕黄色，卵壳厚，内含1个卵细胞。未受精卵多呈长椭圆形，蛋白膜与卵壳均较薄，卵壳内充满大小不等的折光性颗粒。	感染阶段：含蚴卵。 感染途径：经口。 寄生部位：小肠。 离体方式及时期：虫卵随粪便排出体外。	幼虫：蛔蚴性肺炎。 成虫：肠蛔虫病，主要表现为消瘦、营养不良、消化道症状及过敏症状。 并发症：胆道蛔虫症、肠梗阻、肠穿孔、阑尾炎等。	检验取材：粪便或痰。 检验时期：虫卵或幼虫。 检验方法：多用直接涂片法，也可用自然沉淀法、饱和盐水漂浮法检查粪便中的虫卵。痰直接涂片查痰液中的幼虫。
毛首鞭形线虫	成虫：形似马鞭，前3/5细长，后2/5变粗，雄虫尾部卷曲，雌虫尾部钝圆。 虫卵：纺锤形，黄褐色，卵壳厚，两端有盖塞，内含一受精卵细胞。	感染阶段：含蚴卵。 感染途径：经口。 寄生部位：盲肠。 离体方式及时期：虫卵随粪便排出。	轻者多无症状，重者可有头晕、腹痛、慢性腹泻、消瘦及贫血等。儿童重度感染可导致直肠脱垂。	检验取材：粪便。 检验时期：虫卵。 检验方法：多用直接涂片法，也可用自然沉淀法、饱和盐水漂浮法。
蠕形住肠线虫	成虫：线头状，头端有头翼，咽管末端形成食道球，雌虫尾尖而细，雄虫末端向腹面卷曲。 虫卵：无色透明，一侧稍凸出，一侧较平，卵壳较厚，内含一胚胎期幼虫。	感染阶段：含蚴卵。 感染方式：直接感染、间接感染。 寄生部位：盲肠。 离体方式及时期：雌虫爬到肛门外产卵。	主要症状为肛门及会阴部瘙痒，虫体钻入阑尾，可引起阑尾炎，雌虫侵入阴道、子宫、输卵管可引起阴道炎、子宫内膜炎、输卵管炎。	检验取材：肛门周围。 检验时期：虫卵。 检验方法：透明胶纸法、棉签拭子法。
十二指肠钩虫与美洲钩虫	成虫：活体呈肉红色，半透明，头向背弯曲，顶端有发达的口囊，咽管发达，长，雌虫尾尖，雄虫尾端膨大为交合伞。 虫卵：椭圆形，卵壳薄，卵内含4~8个卵细胞，卵壳与卵细胞之间有明显的透明间隙。	感染阶段：丝状蚴。 感染途径：经皮肤。 寄生部位：小肠。 离体方式及时期：虫卵随粪便排出。	幼虫：钩虫性皮炎、钩蚴性肺炎。 成虫：多有消化道症状，个别有异嗜症，严重者引起贫血。贫血原因钩虫吸血、抗凝素的作用、更换咬附部位等。	检验取材：粪便。 检验时期：虫卵。 检验方法：直接涂片法检出率低，饱和盐水浮聚法是首选方法，钩蚴培养法检出率与饱和盐水浮聚法相近，且可鉴别钩蚴。
粪类圆线虫	雌虫：虫体半透明，体表有横纹，尾端尖细。咽管细长，占虫体长的1/3~2/5。 杆状蚴：头端钝圆，尾端尖细，长0.2~0.45 mm，宽约0.016 mm。	感染阶段：丝状蚴。 感染途径：经皮肤。 寄生部位：小肠。 离体方式及时期：杆状蚴随粪便排出。	轻度感染可无临床表现，慢性感染可出现胃肠道不适，自身免疫力低下或缺陷，可引发播散性感染，幼虫侵入脑、肝、肺、肾等，出现脑膜炎、腹泻、肺炎、出血等。	检验取材：粪便、痰。 检验时期：杆状蚴或丝状蚴。 检验方法：直接涂片法、贝氏分离法、粪便直接培养法、沉淀法。

续表

虫种	与致病、诊断、传播相关的时期形态	生活史特点	主要临床表现	主要病原学检验
旋毛形线虫	成虫：微小，线状，乳白色，咽管长，雄性小，尾部有2个交配附器。幼虫囊包：多呈纺锤形，纵轴与肌纤维平行，囊包内含1~2条幼虫。	感染阶段：幼虫囊包。感染途径：经口。寄生部位：成虫，十二指肠、空肠；幼虫，横纹肌，但完成一代生活史需要更换宿主。	侵入期：恶心、呕吐、腹痛、腹泻等消化道症状。幼虫移行期：高热、水肿、肌肉疼痛。囊包形成期：急性炎症消退，全身症状减轻。	检验取材：横纹肌。检验时期：囊包蚴。检验方法：肌肉活检。
班氏丝虫和马来丝虫	成虫：乳白色，细长，似白色丝线，雄性尾端向腹面卷曲2~3圈。微丝蚴：细小，头钝尾尖，外有鞘膜，内有体核，前端有头间隙，马来微丝蚴尾部有2个尾核。	感染阶段：丝状蚴。感染途径：蚊虫叮咬时经皮肤。寄生部位：淋巴管、淋巴结。离体方式及时期：微丝蚴随蚊子吸血离开人体。	急性期：淋巴管炎、淋巴结炎、丝虫热。慢性期：淋巴管阻塞，引起象皮肿、鞘膜积液、乳糜尿等。	检验取材：末梢血。检验时期：微丝蚴。检验方法：厚血膜法最常用，新鲜血滴法观察活的微丝蚴，浓集法提高检出率，海群生白天诱出法。
广州管圆线虫	成虫呈线状，角皮透明光滑，有微细环状横纹。头端钝圆，头顶中央有小圆口，缺口囊。雄虫交合伞对称，呈肾型。雌虫尾端呈斜锥形，白色，与充满血液的肠管缠绕成红（或黑褐）、白相间的螺旋纹，十分醒目。	感染阶段：第3期幼虫。感染途径：经口。寄生部位：中枢神经系统。一般认为人是本虫的非适宜宿主。	脑膜炎、脑炎。此外，患者尚可出现肌痛、皮肤刺痛等，也可出现恶心、呕吐、发热、精神异常等。	脑脊液、眼内查幼虫或成虫；免疫学检查。
东方毛圆线虫	成虫：纤细，无色透明，咽管呈圆柱状，雄虫尾端具有交合伞，有一对短粗交合刺，雌虫尾端呈锥形。虫卵：长椭圆形，无色透明，卵壳薄，内多见卵细胞已分裂为10~20个。	感染阶段：丝状蚴。感染途径：经口。寄生部位：小肠。离体方式及时期：虫卵随粪便排出。	侵入宿主肠上皮，引起卡他性肠炎。虫体分泌物可影响消化功能。早期可出现消化道功能紊乱，严重者可有消化道出血，出血迁延不断可导致贫血。	检验取材：粪便。检验时期：虫卵。检验方法：饱和盐水浮聚法，亦可用培养法查丝状蚴。应注意与钩虫、粪类圆线虫的虫卵或丝状蚴区别。
美丽筒线虫	成虫细长，呈乳白色，寄生在人体的虫体较小，在反刍动物体内的虫体较大。虫卵椭圆形，大小为(50~70)μm×(25~45)μm，壳厚而透明，内含幼虫。	感染阶段：含幼虫囊状体。感染途径：经口。寄生部位：口腔、食管黏膜。离体方式及时期：雌虫产出的含蚴卵，从黏膜破损处进入消化道，随粪便排出体外。	黏膜炎症。常见症状有口腔内虫样感、异物感、发痒；有时有唇舌等感觉麻木、肿胀、疼痛、黏膜粗糙、唾液多等症状。	病变处黏膜查见成虫。

续表

虫种	与致病、诊断、传播相关的时期形态	生活史特点	主要临床表现	主要病原学检验
结膜吸吮线虫	成虫细长，在眼结膜囊内寄居时为淡红色，离开人体后，呈乳白色、半透明。头端钝圆，具有圆形的角质口囊，无唇。口囊外周具两圈乳突。体表角皮除头尾两端外均具有细横纹，横纹边缘锐利，呈锯齿形。雌虫为卵胎生，初产出的幼虫外被鞘膜，尾部有一个气球状鞘膜囊。	感染阶段：感染期幼虫。感染途径：叮咬吸血。寄生部位：皮层、皮下淋巴管。离体方式及时间：当中间宿主果蝇舔舐终宿主的眼部分泌物时，幼虫进入蝇的消化道内。	结膜炎症，患者可有眼部异物感、痒感、畏光、流泪、分泌物增多等症状。	从皮肤、眼、尿液、痰液以及淋巴液处查微丝蚴或成虫。
棘颚口线虫	第3期幼虫盘曲呈"6"字形，长约为4mm，头顶部具唇，头球上都具4环小钩。	感染阶段：第3期幼虫。感染途径：经口。寄生部位：泌尿系统、消化系统。离体方式及时间：虫卵随尿液或粪便排出。	在全身各部位表现出匐行疹或间歇出现的皮下游走性包块，如蚕豆或鸡蛋大小。如进入脊髓和脑可引起嗜酸性粒细胞增多性脑脊髓炎。	从病变组织中取出虫体做镜检是最可靠的确诊方法。
艾氏小杆线虫	虫体纤细，呈圆柱状，体表光滑。前端有6片等大的唇片，食管呈杆棒状，前后各有1个咽管球。尾部极尖细而长。	感染阶段：感染期幼虫。感染途径：经口。寄生部位：泌尿系统、消化系统。离体方式及时间：虫卵随尿液或粪便排出。	侵入消化系统常引起腹痛、腹泻，或无明显的症状和体征；侵入泌尿系统可引起发热、腰痛、血尿、尿频、尿急或尿痛等泌尿系统感染症状。	在尿液的沉淀物或粪便中发现虫体或虫卵是确诊本病的依据。
异尖线虫	第3期幼虫虫体形态细长，无色透明，大小为30 mm×1 mm，可见侧索；口周围有三个唇（背面一个，腹面两个）和一个钻齿；尾短，略圆，尾端有尾突。	感染阶段：第3期幼虫。感染途径：经口。寄生部位：胃肠壁。人不是异尖线虫的适宜宿主。	胃溃疡、肠狭窄和肠梗阻。	凡在流行区有生食海鱼后有腹痛、呕吐者和外周血嗜酸性粒细胞增高（10%左右）、胃液和大便隐血试验阳性者应疑及本病。胃内检获幼虫可确诊本病。
肝毛细线虫	成虫较鞭虫纤细，雌虫尾端呈钝锥形，雄虫尾端有一突出的交合刺被鞘膜包裹。该虫的虫卵形态与鞭虫相似，但较大，卵壳厚，分两层，其间有放射状纹。外层有明显的凹窝，两端各有透明塞状物，不凸出于膜外。	感染阶段：虫卵。感染途径：经口。寄生部位：肝。离体方式及时间：虫卵仅通过人体消化道排出。	患者可表现有发热、肝脾肿大、嗜酸性粒细胞显著增多、白细胞增多及高丙种球蛋白血症，低血红蛋白性贫血颇为常见，严重者可表现为嗜睡、脱水，甚至死亡。	肝组织活检病原体是最可靠的诊断方法。

续表

虫种	与致病、诊断、传播相关的时期形态	生活史特点	主要临床表现	主要病原学检验
兽比翼线虫	活虫呈鲜血红色或鲜橙红色，角皮薄而透明，口囊部具有粗厚角质环，大多数雌雄虫体交联呈"Y"字形，两虫交联处有一杯状连接体。椭圆形，无色、透明，两端无卵盖，内含桑胚或幼胚。	感染阶段：第3期幼虫。感染途径：经口。寄生部位：咽、气管、支气管。离体方式及时期：虫卵随痰液、咽喉部分泌物或粪便排出体外。	患者表现为严重的干咳，伴有虫爬感；发热，痰中带血或血丝，甚至咯血；痰中偶有虫体，抗生素治疗无效；当虫体阻塞气道时，患者出现呼吸困难和哮喘，日夜均发作，无间歇。	查见成虫和虫卵是确诊本病的重要依据。若痰中发现鲜红色血丝状物，应仔细辨认，可能为成虫。
肾膨结线虫	活体呈血红色，圆柱形，前端略细，后端钝圆，角皮具横纹，虫体两侧各有一行乳突，口孔位于顶端，其周围有2圈乳突。虫卵呈椭圆形，棕黄色，大小为(60～82)μm×(38～46)μm，卵壳厚，除两端外，表面有明显的小凹陷。	感染阶段：第3期幼虫。感染途径：经口。寄生部位：肾。离体方式及时期：虫卵随宿主的尿液排出并进入水中。	虫体寄生于腹腔时，可发生腹膜炎、肝周围炎等，患者有腰部钝痛、肾绞痛，反复血尿，尿频，可并发肾盂肾炎、肾结石、肾功能障碍。	取尿液检查虫卵。

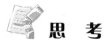

思 考 题

1. 蛔虫的致病阶段有哪些？对人体的危害有哪些？
2. 蛔虫感染常用的实验室检查方法有哪些？
3. 试述蛔虫病流行广泛的原因。
4. 试述毛首鞭形线虫成虫及虫卵的形态结构特点。
5. 蛲虫病不易治愈的原因有哪些？
6. 蛲虫病常用的实验室检测方法有哪些？
7. 简述钩虫寄生引起贫血的原因。
8. 试述十二指肠钩虫与美洲钩虫成虫形态结构鉴别。
9. 钩虫感染病原学检查方法有哪些？哪种方法为首选方法？
10. 旋毛虫是如何感染人的？应该如何预防该病？
11. 微丝蚴的夜现周期性对其病原学诊断有何意义？
12. 丝虫对人体的危害主要有哪些？
13. 对于旋毛虫病如何进行病原学诊断？

(王春苗　孙雪文)

第十七章 猪巨吻棘头虫

学习目标

1. 掌握：猪巨吻棘头虫成虫、虫卵的形态特征、生活史过程、实验室检验方法。
2. 熟悉：猪巨吻棘头虫的致病危害。
3. 了解：猪巨吻棘头虫流行分布特点与防治原则。

猪巨吻棘头虫（*Macracanthorhynchus hirudinaceus* Pallas,1781）是棘头动物门、巨吻目、寡棘吻科、巨吻棘头虫属的一种，又称蛭形棘头虫，主要寄生在猪的小肠内，人体可因误食含活感染期棘头虫的甲虫而感染，引起猪巨吻棘头虫病。其中间宿主为鞘翅目昆虫（天牛、金龟子等甲虫）。国内广泛分布于南、北方各地区，国外广泛分布于各大洲。

一、病原学

（一）形态

1. 成虫 活体时背腹略扁，虫体呈乳白色或淡红色（彩图49）。固定后为圆柱形，体表有明显的横皱纹。虫体由吻突、颈部和躯干三部分组成。吻突呈类球形，可伸缩，其周围有5~6排尖锐透明的吻钩。颈部短，与吻鞘相连，吻突可伸缩入鞘内。无口及消化道，通过体壁吸收营养物质。雄虫大小为(5~10)cm×(0.3~0.5)cm，2个长圆形的睾丸位于体中部，尾端有一钟形交合伞，平时缩入体内。雌虫大小为(20~65)cm×(0.4~1.0)cm，尾端钝圆。卵巢分解为卵巢球，卵细胞受精后经后部的漏斗状子宫钟进入子宫，经阴道从生殖孔排出（图17-1）。

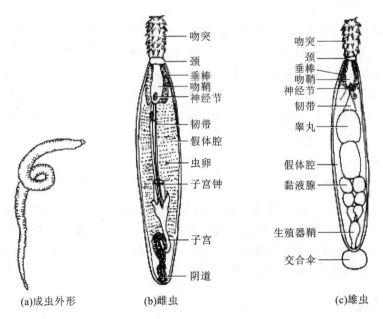

图17-1 猪巨吻棘头虫成虫

2. 虫卵 椭圆形，棕褐色，大小为(67~110)μm×(40~65)μm，卵壳厚，由三层组成，外层薄而透明，中层厚，有凹凸不平的皱纹，一端闭合不全，呈透明状，易破裂，内层光滑。成熟卵内含1个具有小钩

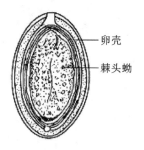

图 17-2 猪巨吻棘头虫卵

的棘头蚴(图 17-2,彩图 50)。

(二)生活史

猪巨吻棘头虫成虫主要寄生在猪和野猪的小肠内,偶尔亦可寄生于人、犬、猫的体内,中间宿主为鞘翅目昆虫。发育过程包括虫卵、棘头蚴(acanthor)、棘头体(acanthella)、感染性棘头体(cystacanth)和成虫等阶段。虫卵随宿主粪便排出体外,由于对干旱和寒冷抵抗力强,在土壤中可存活数月至数年。当虫卵被甲虫的幼虫吞食后,卵壳破裂,棘头蚴逸出,并穿破肠壁进入甲虫血腔,在血腔中经过棘头体阶段,最后发育为感染性棘头体,约需 3 个月。感染性棘头体存活于甲虫发育的各个阶段内,并保持对终宿主的感染力。当猪等动物吞食含有感染性棘头体的甲虫(包括幼虫、蛹或成虫)后,在其小肠内经 1～3 个月发育为成虫。人则因误食了含活感染性棘头体的甲虫而受到感染,但人不是猪巨吻棘头虫的适宜宿主,故在人体内,猪巨吻棘头虫大多不能发育成熟和产卵(图 17-3)。

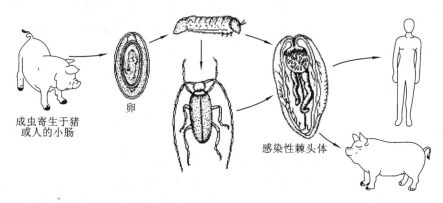

图 17-3 猪巨吻棘头虫生活史

二、致病与临床

(一)致病机制

成虫可寄生于人体回肠的中下部,虫数一般为 1～3 条。猪巨吻棘头虫以吻钩附于肠黏膜上,造成黏膜组织充血、出血、坏死并形成溃疡。随后由于结缔组织的增生,局部形成直径为 0.7～1.0 cm 大小的猪巨吻棘头虫结节,质硬并突出浆膜面,周围充血呈暗红色,常可见多数结节与大网膜或邻近肠管粘连后形成包块。若虫体损伤达肠壁深层,也易造成肠穿孔,引起局限性腹膜炎。少数患者可由于肠粘连而出现肠梗阻,部分患者可发生浆液性腹腔积液。此外,常因虫体更换固着部位,使肠壁组织发生多处病变。

(二)临床表现

患者早期症状不明显,偶尔可有食欲不振、乏力等。随着虫体代谢产物等毒性物质被吸收后,患者表现食欲不振、消化不良、恶心、呕吐、腹痛、腹泻、消瘦、贫血和失眠、夜惊等神经精神症状。本病潜伏期为 1～3 年。腹部查体压痛处可触及圆形或卵圆形包块。虫体吻突不断向肠壁深层侵犯,可穿破肠壁,造成肠穿孔,引起局限性腹膜炎和腹腔脓肿等并发症,有时因肠粘连而引起肠梗阻等严重征象。少数感染者可不出现任何症状和体征,自动排虫后而自愈。

三、实验室检验

(一)病原学检查

患者粪便中很少能查见虫卵,诊断此病主要依据流行病学史及临床症状。个别患者可因服用驱虫药而排出虫体,或因急腹症于手术时发现虫体,则可以其形态特征进行鉴定。

(二)免疫学检查

免疫诊断,可采用虫卵抗原做皮内试验,感染者的阳性率可达90%,具有一定的辅助诊断价值。王翠霞(1981)曾报道用1/2000新鲜虫卵的冻融丙酮冷浸抗原对11例手术确诊的病例进行皮内试验,其中10例呈阳性反应。

四、流行与防治

(一)流行

人体猪巨吻棘头虫病,中国已报道数百例。因本虫在人体内多不能发育成熟和产卵,故人作为本病的传染源意义不大。猪是重要的传染源。在辽宁、山东、河北、天津、河南、安徽、海南、四川、吉林和内蒙古10个省区市均有病例报道。鞘翅目的某些昆虫既是猪巨吻棘头虫的中间宿主,又是其传播媒介。中国查明的主要有大牙锯天牛、曲牙锯天牛和棕色鳃金龟等35种甲虫,其成虫阶段的感染率可高达62.5%。猪巨吻棘头虫病的流行具有明显的地域性和季节性,在辽宁,大牙锯天牛于每年7月中旬至8月上旬羽化为成虫,儿童捕食后,经30~70天发病。因此,病例多在9月中、下旬出现,而山东则在6—8月患病的较多。

猪巨吻棘头虫的感染也与人们的生活习惯有关,在流行区域,儿童有烧吃、炒吃甚至生吃天牛、金龟的习惯,所以患者以学龄前儿童和青少年为主。

(二)防治

宣传卫生知识,教育儿童不要捕食甲虫;加强猪的饲养管理,提倡圈养,猪粪应经无害化处理后使用等,这些都是防止感染的重要措施。

治疗本病尚无特效药物,早期感染者服用阿苯达唑和甲苯达唑等有一定疗效。出现并发症者,应及时到医院诊治。

本章小结

虫种	与诊断、传播相关的形态时期	生活史特点	主要临床表现	主要病原学检验
猪巨吻棘头虫	虫体由吻突、颈部和躯干三部分组成。吻突呈类球形,可伸缩,其周围有5~6排尖锐透明的吻钩。颈部短,与吻鞘相连,吻突可伸缩入鞘内。虫卵椭圆形,棕褐色,成熟卵内含1个具有小钩的棘头蚴。	感染阶段:感染性棘头体。感染途径:经口。寄生部位:回肠的中下部。人不是猪巨吻棘头虫的适宜宿主。	引起局限性腹膜炎和腹腔脓肿等并发症。本病潜伏期为1~3年。腹部查体时压痛处可触及圆形或卵圆形包块。	诊断此病主要依据流行病学史及临床症状。个别患者可因服用驱虫药而排出虫体,或因急腹症于手术时发现虫体,则可以其形态特征进行鉴定。

思 考 题

1. 猪巨吻棘头虫成虫的形态结构特点有哪些?
2. 猪巨吻棘头虫的终宿主和中间宿主各是什么?
3. 猪巨吻棘头虫对人体有哪些危害?
4. 如何对猪巨吻棘头虫进行预防和治疗?

(孙雪文)

第十八章　吸　虫

学习目标

1. 掌握:华支睾吸虫、卫氏并殖吸虫、日本裂体吸虫的成虫、虫卵及囊蚴或尾蚴形态特征、生活史过程、致病及实验室检查方法。
2. 熟悉:华支睾吸虫、卫氏并殖吸虫、日本裂体吸虫的流行分布特点与防治原则;布氏姜片吸虫、肝片形吸虫成虫与虫卵的形态特征;布氏姜片吸虫生活史特点、对人体的危害及实验室检查方法。
3. 了解:肝片形吸虫、异形吸虫、棘口吸虫的流行因素与防治原则以及生活史特点、对人体的危害、实验室诊断方法。

吸虫(trematode)属于扁形动物门吸虫纲(Class Trematoda),常寄生于人体的吸虫属于复殖目(Order Digenea),成虫大多为雌雄同体,仅日本裂体吸虫为雌雄异体。

大部分吸虫成虫背腹扁平,两侧对称,不分节,多呈长舌状或窄叶状。有口吸盘及腹吸盘,有生殖孔和排泄孔。吸虫成虫最外层为体壁,中间为实质组织,无体腔,消化、生殖、排泄、神经系统埋在实质组织中。消化系统由口、前咽、咽、食道、左右两支肠管组成。吸虫消化系统无肛门。吸虫的生殖系统发达,除裂体科的吸虫雌雄异体外,其他均为雌雄同体。雄性生殖系统包括睾丸、输出管、输精管、贮精囊、射精管、阴茎袋、前列腺与阴茎,雌性生殖系统包括卵巢、输卵管、梅氏腺(Mehlis's gland)、卵膜(ootype)、卵黄腺(vitelline gland)、子宫等,个别还有劳氏管(Laurer's canal)。其排泄系统由焰细胞、毛细管、集合管、排泄囊和排泄孔组成。

吸虫生活史较复杂,属于间接发育型。需要2个宿主,成虫多寄生于人体或其他哺乳类动物。幼虫可寄生于多种水生动植物,其中第一中间宿主多为淡水螺类。日本裂体吸虫成虫寄生于血管内,其余吸虫主要寄生于组织器官内。误食含有活的囊蚴的水生植物、鱼、虾、蝲蛄或溪蟹等可感染组织器官腔道内吸虫(华支睾吸虫、布氏姜片吸虫、卫氏并殖吸虫等),接触含有尾蚴的水体,可感染日本裂体吸虫。可通过粪便、体液、十二指肠液或痰液检获吸虫卵。日本裂体吸虫毛蚴孵化是一种有效的病原检测方法。此外,多种免疫学检测方法如COPT、IHA和ELISA等均具有重要的辅助诊断价值。

吸虫生活史的阶段包括虫卵(ovum)、毛蚴(miracidium)、胞蚴(sporocyst)、雷蚴(redia)、尾蚴(cercaria)、囊蚴(encysted metacercaria)和成虫(adult)。其中囊蚴或尾蚴为感染期。虫体在发育过程中,均要经历有性世代(sexual generation)与无性世代(asexual generation)的交替。有性世代(成虫期)多在脊椎动物或人体内进行,无性世代(幼虫期)则多在淡水螺体内完成,有的还需要进一步在淡水鱼、虾、蝲蛄和溪蟹体内才能完成无性世代的发育过程。

吸虫卵多为椭圆形,除日本裂体吸虫卵外绝大多数有卵盖。吸虫幼虫期包括毛蚴、胞蚴、雷蚴、尾蚴、囊蚴。受精后的吸虫卵随宿主的粪便、痰液、尿液等体液排出体外,入水后,在水体中或淡水螺内孵出毛蚴,毛蚴略呈椭圆形,体表有纤毛。毛蚴在螺淋巴系统内发育为胞蚴。胞蚴具有体壁,无口、咽等消化器官。胞蚴至尾蚴是无性生殖阶段。毛蚴脱去外皮即可形成胞蚴,胞蚴通过体表摄取营养,其体内的胚细胞团分裂、发育成多个雷蚴。雷蚴呈长袋形,前端有吸盘,后接单一的肠支。雷蚴体内的胚细胞又可分化为大量的尾蚴。尾蚴分体部和尾部。体部有口吸盘和腹吸盘,有原始的肠支、排泄管和单细胞腺体(成囊腺、穿刺腺)等。尾蚴从螺体逸出,侵入第二中间宿主,脱去尾部,形成囊蚴。有些吸虫的生活史无雷蚴和囊蚴期,由尾蚴直接侵入终宿主发育为成虫,如日本裂体吸虫。

人体吸虫除按生物学分类外,还可根据成虫寄生部位不同分为两大类:寄生于肠管、胆管或肺组织内的吸虫称为组织器官内吸虫,人体除日本裂体吸虫的其他吸虫,均属组织器官内吸虫。人感染此类吸虫多由于食用了含有活囊蚴的水生植物、鱼、虾、蝲蛄和溪蟹等中间宿主所致;寄生于肠管和膀胱周围血管内的吸虫称为血管内吸虫,人因接触了含有尾蚴的水,尾蚴经皮肤侵入人体而感染日本裂体吸虫。我国常见人体吸虫的分类见(表 18-1)。

表 18-1 我国常见人体吸虫的分类

目	科	属	种	按寄生部位分类
复殖目 Digenea	后睾科 Opisthorchiidae	支睾属 Clonorchis	华支睾吸虫 C. sinensis	组织器官内吸虫(肝胆管)
	异形科 Heterophyidae	异形属 Heterophyes	异形异形吸虫 H. heterophyes	组织器官内吸虫(肠道)
	片形科 Fasciolidae	姜片属 Fasciolopsis	布氏姜片吸虫 F. buski	组织器官内吸虫(小肠)
		片形属 Fasciola	肝片形吸虫 P. hepatica	组织器官内吸虫(肝胆管)
	并殖科 Paragonimidae	并殖属 Paragonimus	卫氏并殖吸虫 P. westermani	组织器官内吸虫(肺、脑)
		狸殖属 Pagumogonimus	斯氏狸殖吸虫 P. skrjabini	组织器官内吸虫(皮下、肝)
	裂体科 Schistosomatidae	裂体属 Schistosoma	日本裂体吸虫 S. japonicum	血管内吸虫(肠系膜静脉)
			曼氏裂体吸虫 S. mansoni	血管内吸虫(肠系膜静脉)
			埃及裂体吸虫 S. haematobium	血管内吸虫(膀胱静脉)
	棘口科 Echinostomatidae	棘隙属 Echinochasmus	日本棘隙吸虫 E. japonicus	组织器官内吸虫(小肠)

第一节 华支睾吸虫

案例导入

患者,男性,30 岁,海口市人。近 10 个月反复右上腹痛,予以静滴抗生素(具体不详)治疗后症状缓解。几天前,无明显诱因出现右上腹痛,逐渐加重,伴恶心、呕吐,无发热、畏寒,尿色黄,无肝炎、结核病史。有食生鱼片及生吃蛇胆习惯。查体:神清,巩膜有黄染,心肺未闻及异常。腹平软,未见肠型蠕动波,右上腹及剑突下压痛,无肌卫和反跳痛(—),未触及肿块,墨菲征(+),肝区叩痛(+),腹移征(—),肠鸣音正常。辅助检查:血常规、血糖均正常,尿胆原、尿胆红素阴性。肝功能:ALT,353 U/L;AST,650 U/L;T-BIL,98.6 μmol/L;D-BIL,18.5 μmol/L;AKP,120 U/L。肝炎三对指标均阴性。彩超提示:胆囊炎,胆囊结石。上腹部增强CT 提示:胆囊炎,胆囊结石可能,肝内、外胆管未见异常。术前诊断:慢性胆囊炎急性发作,胆囊结石。择期行胆囊切除,胆总管切开探查 T 管引流术,术中胆道镜检查左、右肝管,胆总管

NOTE

壁轻度充血,腔内见少量絮状物,未见结石及异物,胆道镜可顺利进入十二指肠。术后解剖胆囊,内有10枚直径0.2~0.8 cm大小不等的圆形棕褐色混合型结石。胆囊病理检查结果:胆囊黏膜充血水肿,部分黏膜萎缩消失,少量急慢性炎症细胞浸润,提示慢性胆囊炎急性发作。术后第三天,在T型管胆汁引流液中发现几条约3 mm×5 mm大小,葵花子形状薄片活体。

最后诊断:①华支睾吸虫病;②慢性胆囊炎急性发作,胆囊结石。

1. 试分析该患者诊断是否正确。

2. 该患者是如何确诊为华支睾吸虫病的？还可以通过什么实验室检查诊断华支睾吸虫病？

3. 该患者治愈后,怎样预防再次感染华支睾吸虫病？

华支睾吸虫属吸虫纲(Trematoda)、后睾科(Opisthorchiidae)、支睾属(Clonorchis)。华支睾吸虫(Clonorchis sinensis)又名肝吸虫(liver fluke),感染人体后成虫寄生于肝胆管,引起华支睾吸虫病(clonorchiasis),即肝吸虫病。主要流行于中国、韩国、朝鲜、越南北部及中部、泰国等东南亚国家或地区,俄罗斯远东地区也有流行,曾广泛流行于日本。在我国,除青海、宁夏、内蒙古、西藏外,已有25个省区市有本病流行。华支睾吸虫以胆汁和血液为食,感染人体后引起肝胆病变,导致黄疸、胆管炎等症状。华支睾吸虫病流行多呈地方性,与当地饮食习惯(多是生吃或半生吃淡水鱼、虾所致)、地理位置及水流等因素有关。

一、病原学

(一)形态

1. 成虫 成虫雌雄同体,虫体狭长,较柔软,大小一般为(10~25)mm×(3~5)mm。背腹扁平,前端稍窄,后端钝圆,状似葵花子仁。口吸盘略大于腹吸盘,位于体前端,腹吸盘位于虫体前1/5处。消化系统简单,包括口、咽、食管、肠管。口居于口吸盘中央,咽呈球形,食管短,肠管分两支,沿虫体两侧向后延伸至后端,不汇合,末端为盲端。排泄系统的毛细管和大量焰细胞,位于虫体两侧,收集代谢废物和水,经集合管、左右2支总集合管,到达略带弯曲呈长袋状的排泄囊,排泄囊前端位于受精囊附近,延伸至虫体末端,由排泄孔将废物排出。雄性生殖器官有高度分支的睾丸1对,前后排列于虫体后端1/3处,两睾丸各发出1条输出管,向前端延伸,约在虫体中部汇合成输精管,再向前逐渐膨大形成贮精囊,接射精管开口于腹吸盘前端的生殖腔,无阴茎袋、阴茎和前列腺。雌性生殖器官中有1个卵巢,呈分叶状,位于睾丸之前。输卵管连接卵巢和卵模,卵模周围有一群单细胞组成的梅氏腺,腺体分泌物与卵壳的形成有关。卵模之前是子宫,向虫体前端盘绕而上,开口于腹吸盘前端的生殖腔。受精囊在睾丸和卵巢之间,呈椭圆形,与输卵管相通。虫体两侧为卵黄腺(图18-1)。卵黄腺呈滤泡状,从腹吸盘至受精囊水平,延伸分布于虫体两侧,各发出1条卵黄管,汇合成1条卵黄总管连接到输卵管,分泌的卵黄细胞参与虫卵的形成。华支睾吸虫没有专门的呼吸器官,进行厌氧呼吸(图18-1,彩图51)。

2. 虫卵 虫卵大小为(27~35)μm×(12~20)μm,形似芝麻,黄褐色,一端较窄且有卵盖,盖周围的卵壳增厚形成肩峰,另一端有疣状突起,卵内含成熟的毛蚴(图18-1,彩图52)。

3. 囊蚴 囊蚴大小为(121~150)μm×(85~140)μm,呈圆形或椭圆形,囊壁分两层,外壁较厚,内壁较薄。幼虫蜷曲于囊内,具口、腹吸盘,肠管和含黑色钙质颗粒的排泄囊,呈不对称排列(图18-1,彩图53)。

(二)生活史

华支睾吸虫生活史为典型的复殖吸虫生活史,经历成虫、虫卵、毛蚴、胞蚴、雷蚴、尾蚴、囊蚴及童虫阶段,各个阶段不可以逾越,需要两个中间宿主和一个终宿主。

成虫寄生于人或肉食类哺乳动物(犬、猫等)的肝胆管内,若成虫数量较多也可寄生于胰管、胃和十二指肠。成虫产出的虫卵随胆汁进入消化道,混于粪便排出,虫卵进入水中被第一中间宿主淡水螺(赤豆螺、长角涵螺)吞食后,在螺体内经过毛蚴、胞蚴、雷蚴,最后发育为成熟的尾蚴,形似蝌蚪,尾蚴12 h

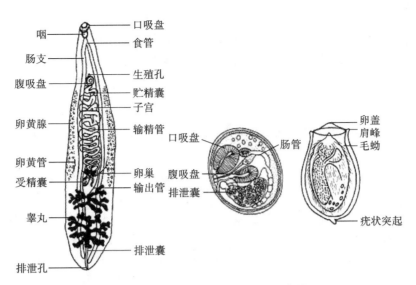

图 18-1　华支睾吸虫成虫、虫卵及囊蚴

内活力最强，24 h 后部分虫体死亡，从螺体逸出。在水中游动的尾蚴遇到适宜的第二中间宿主淡水鱼虾，则侵入其肌肉或体表，经过 20~35 天，发育为感染阶段即囊蚴，可在鱼体内存活时间 3 个月到 1 年。

人或其他终宿主食入含活囊蚴的鱼、虾，在消化液的作用下，囊壁被软化，囊内幼虫活动加剧，在十二指肠内脱囊而出。一般认为，脱囊后的后尾蚴随着胆汁逆流而行，经胆总管寄生于肝胆管。

从感染囊蚴至粪便中检测出虫卵约需 1 个月，犬、猫需 20~30 天，鼠平均需 21 天。在人体内成虫寿命可达 20~30 年。人体感染成虫的数目差异很大，曾有多达 2 万余条的报道，并且人可反复被感染（图 18-2）。

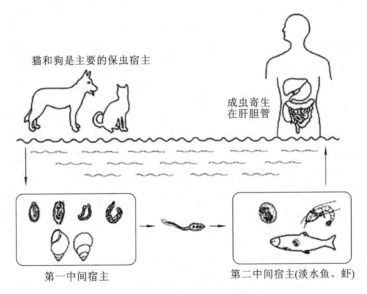

图 18-2　华支睾吸虫生活史示意图

二、致病与临床

（一）致病机制

华支睾吸虫病的主要危害性是造成患者的肝受损，其致病主要由成虫引起，虫体机械性损伤、分泌和代谢产物的毒性及化学性刺激是致病的主要因素。上述致病因素诱发变态反应，成虫在肝胆管内移行导致胆道上皮细胞坏死、脱落、增生，甚至癌变，胆管壁周围炎症细胞浸润、纤维组织增生，导致管壁增厚、管腔狭窄，胆管局限性地扩张及胆管上皮增生。

若寄生虫体数量过多，还可阻塞胆管，以上情况均能影响胆汁的正常排出而出现胆汁淤积甚至出现胆结石；在胆管上皮细胞受损、虫体阻塞胆道和胆汁淤积的基础上，随虫体一起进入胆道的条件致病菌大量繁殖，可引发化脓性胆管炎、胆囊炎，甚至继发肝脓肿；慢性感染时，胆管内上皮细胞可出现腺瘤样变，甚至癌变；胆管壁结缔组织增生而变厚，邻近肝细胞有脂肪性变、萎缩和坏死现象，肝实质出现纤维增生，甚至形成肝硬化。2009年，世界卫生组织将华支睾吸虫感染列为肝胆管癌的Ⅰ类生物危险因素。

（二）临床表现

华支睾吸虫病的轻重，取决于感染的程度、宿主状态、重复感染及治疗情况。大部分属于轻度感染。虽然肝脏有明显的病理变化，但是患者常无症状，或仅有轻微的临床表现，如食欲不振、轻度腹痛；中度感染主要症状为乏力，食欲减退、肝区隐痛、肝脾增大、消化不良、经常性腹痛、腹泻；重度感染是上述症状加重，以消化系统症状为主，常见疲乏、上腹痛，疼痛可以放射至右肩，同时伴有恶心、呕吐、厌油腻食物及腹泻等，患者还可出现畏寒、发热，少数患者可伴有黄疸，晚期出现肝硬化、腹腔积液、水肿、脾肿大、贫血、发热。因持续时间长短不一，容易误诊为肝炎、胆囊炎、胆结石、胃炎等。若确诊后积极治疗，疗效好，儿童反复重度感染可影响生长和智力发育，甚至导致侏儒症。严重感染者，晚期可造成肝硬化腹腔积液，甚至死亡。

华支睾吸虫病患者常伴随严重并发症，如虫体的机械刺激，使胆管上皮细胞脱落，代谢产物及虫体死亡后的崩解产物均可以造成宿主的过敏反应，使局部发生炎症反应，使得胆管腔狭窄、梗阻，若再出现大量虫体堵塞胆管时，可造成胆汁淤积，伴随虫体进入胆管的细菌容易大量繁殖，引起胆管炎，进而还可引发胆囊炎。虫卵、碎裂虫体、坏死脱落的胆管上皮细胞等还可构成结石核心，诱发胆结石。在华支睾吸虫流行区，经常可以看到胆管瘤样增生和胆管癌患者，可能是因为华支睾吸虫长期刺激胆管上皮细胞增生而诱发，也可能是因为经常食用生鱼虾或未煮熟鱼。

三、实验室检验

（一）病原学检查

华支睾吸虫病一般在感染后1个月可在粪便中发现华支睾吸虫卵，病原学检查主要包括以下两种方法。

1. 粪便检查 主要有直接涂片法和集卵法两大类。直接涂片法操作简单、快速，但因为所用粪便量少，且虫卵很小，所以检出率不高，容易漏检，可通过增加检查次数，提高检出率。需要注意的是涂片不能太厚，否则虫卵容易被粪便残渣遮盖。集卵法有改良加藤法、水洗倒置沉淀法、盐酸乙醚离心沉淀法（酸醚法）、汞碘醛离心沉淀法等。华支睾吸虫排卵量少，虫卵小，且粪便中虫卵数波动大，感染早期粪检的阳性率较低，有时需反复检查才能获得阳性结果。

2. 十二指肠引流液检查 从十二指肠引流液中检查虫卵，常通过沉淀法检出虫卵。虽然检出率非常高，接近100%，但操作较复杂，患者较痛苦，临床上较少应用，仅适合部分住院患者。引流液中还可以见到活虫，根据其形态特征做出诊断。

（二）免疫学检验

华支睾吸虫病的免疫学诊断主要是检测体内特异性抗体，方法有皮内试验（IDT）、间接血凝试验（IHA）、间接荧光抗体试验（IFAT）、免疫酶染色试验（IEST）、酶联免疫吸附试验（ELISA）、斑点免疫金银染色法（dot-IGSS）、斑点金免疫渗滤测定法（DIGFA）等。

酶联免疫吸附试验（ELISA），血清用量少，操作简便，易判断结果，具有较高的敏感性和特异性，是应用较多的一种血清学诊断方法。近年来，根据经典的ELISA改进的方法有斑点ELISA（dot-ELISA）、生物素-亲和素酶联免疫吸附试验（ABC-ELISA）、单克隆抗体ELISA（McAb-ELISA）、重组半胱氨酸蛋白酶ELISA等。目前已有快速诊断ELISA商品试剂盒供应。

近些年来，除在ELISA的改进上发展较快外，一些特异的抗原和抗体的研究也在不断地研究和开发，如抗华支睾吸虫的磷酸甘油酸激酶多克隆抗体、华支睾吸虫分泌排泄物中的7kDa抗原、28kDa的华支睾吸虫重组抗原（pBCs31）等，通过改进现有的和建立新的各种免疫学方法，使诊断更加敏感、特异、高效、经济、方便和安全。

(三) 分子生物学检验

华支睾吸虫的染色体组为二倍体，由 28 对染色体组成，截至 2009 年 5 月，登陆 NVBI 的核酸序列有 3369 条，其中核心序列 247 条。其线粒体基因组测序完成，全长 13876 dp，为环状 dsDNA。目前，国内已有实验室进行了华支睾吸虫囊蚴和成虫 cDNA 表达文库的构建及鉴定，利用生物信息学方法可以从华支睾吸虫成虫 cDNA 文库筛选功能基因，有助于研究发现虫体的致病机制，同时通过基因克隆和原核表达，分析其抗原性，为研制华支睾吸虫病的特异性诊断试剂、疫苗和药物靶标打下基础。

有学者根据华支睾吸虫的 rRNA 第二内转录间隔区基因序列，从基因库中获取 ITS2 基因序列，设计了一对特异性 PCR 引物和荧光 PCR 引物及探针，实时荧光 PCR 对其检测的最低浓度为 $3fg/\mu L$。

四、流行与防治

(一) 流行

华支睾吸虫病主要集中在亚洲，主要分布在中国、日本、韩国、朝鲜、越南北部、俄罗斯东部的少部分地区。我国除内蒙古、青海、宁夏、西藏未见华支睾吸虫病例报告外，其余地区都有该病流行或病例报告。据估算，我国华支睾吸虫感染人数为 1249 万。2001—2004 年，第二次全国人体寄生虫病调查结果显示，其感染率比 1990 年第一次全国调查的结果上升了 75%，全国平均感染率为 0.365%。广东为高发区，平均感染率为 1.824%，珠江三角洲有的流行区感染率高达 21.1%。

能排出华支睾吸虫卵的患者、带虫者和保虫宿主均为该病的传染源。华支睾吸虫病为人畜共患寄生虫病，保虫宿主的种类较多，分布范围更广，感染率与感染度动物多高于人体。国内已报道自然感染的有猫、犬、猪、鼠、貂、狐狸、獾、水獭等 33 种动物，最常见的为猫、犬、猪、鼠。人群感染率高的地区，保虫宿主的感染率也高，且感染度重，一只猫或犬体内可检获数千条虫体。

经口食入囊蚴是华支睾吸虫病的自然感染方式。流行的关键是当地人群有无吃生的或未煮熟鱼、虾的习惯。由于各地吃鱼方法不同，感染的方式和对象也不一样。在东北地区，人们喜欢捕食河(江)里的淡水鱼，然后直接烤着吃或伴作料生吃，亦以男性成年人较多。此外，一些地区如北京、山东、河北、四川等，多以从河沟、池塘捉的鱼烧或烤吃而感染，主要为 20 岁以下的青少年和儿童，还有一些少见的原因，如抓鱼后不洗手或用口叼鱼、使用切过生鱼的刀及砧板切熟食、用盛过生鱼的器皿盛熟食、直接饮用河水等，都有使人感染的可能。

(二) 防治

通过治疗减少传染源、消毒粪便、保护鱼塘不受粪便污染、控制螺类宿主、进行卫生宣传进行防治。但在我国，难以杜绝使用粪便作为肥料，很多储存宿主的粪便也容易污染水体，物理和化学灭螺难度大。因此，目前最有效的方法是加强健康教育宣传，提高人群尤其是流行区人群和餐饮从业人员的防治知识，不生食或半生食淡水鱼、虾，提倡科学卫生的烹调方法和食鱼习惯，注意将切生、熟食砧板、厨具等分开，忌用生鱼、生虾喂猫、犬等。

目前应用最多的药物是吡喹酮和阿苯达唑，治疗效果好。

第二节 布氏姜片吸虫

案例导入

患者，女性，45 岁，东北人，近年来出现间歇性腹痛、腹泻，伴体重减轻，近半年上述症状加重，一周以来出现恶心、呕吐、胀气。入院查体：心肺阴性，腹平坦，肝脾未触及，剑突下无压痛。患者喜食生荸荠。粪便常规检查示：生理盐水涂片可见红色长椭圆形虫体，体积较大，虫体肥厚,背腹扁平,前窄后宽,形似姜片,镜下可见多个体积较大的淡黄色虫卵,椭圆形,卵壳薄,卵盖不明显。初步诊断为姜片虫病。

1. 总结姜片虫病的临床表现。
2. 该疾病诊断是否准确?其诊断依据是什么?
3. 试述姜片虫的生活史。

布氏姜片吸虫[Fasciolopsis buski (Lankester, 1857) Odhner, 1902]简称姜片虫,主要寄生在小肠,引起姜片虫病(fasciolopsiasis)。我国早在1600多年前的东晋时期就有关于该虫的记载。姜片虫病是人畜共患病,主要流行于亚洲。在我国除东北三省、内蒙古、新疆、西藏、青海、宁夏外,其他地区均曾有本病的流行。近年来,由于一些生态环境及生活、生产习惯的改善,就全国而言,姜片虫病流行区在缩小,感染率也明显降低。

一、病原学

（一）形态

1. 成虫 成虫活虫呈肉红色,死后呈灰白色,呈长椭圆形,虫体肥厚,背腹扁平,前窄后宽,形似姜片。虫体长20~75 mm,宽8~20 mm,厚0.5~3 mm,体表有体棘,是寄生人体内最大的吸虫。口吸盘小,位于虫体亚前端,直径约0.5 mm;腹吸盘大,肌肉发达,呈漏斗状,位于口吸盘之后,肉眼可见。消化道有口、咽、食道和两肠支,咽和食管短,肠支呈波浪状弯曲,向后延伸至虫体末端。睾丸1对,呈珊瑚状分支,前后排列于虫体的后半部。卵巢1个,位于睾丸前,呈佛手状分支。子宫盘曲在卵巢与腹吸盘之间,充满虫卵。无受精囊。卵黄腺发达,分布于虫体的两侧。生殖孔位于腹吸盘的前缘（图18-3,彩图54）。

2. 虫卵 淡黄色,椭圆形,大小为(130~140)μm×(80~85)μm,是人体寄生虫卵中最大的蠕虫卵,卵壳薄,卵盖不明显,卵内含1个卵细胞和20~40个卵黄细胞（图18-4,彩图55）。

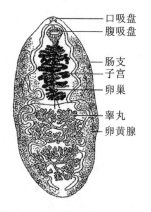

图18-3 布氏姜片吸虫成虫

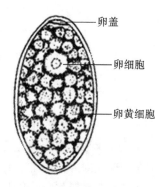

图18-4 布氏姜片吸虫卵

（二）生活史

生活史包括虫卵、毛蚴、胞蚴、母雷蚴、子雷蚴、尾蚴、囊蚴和成虫。姜片虫的终宿主是人和猪等,其中猪又称保虫宿主。中间宿主为扁卷螺。菱角、荸荠、茭白、水浮莲和浮萍等水生植物为传播媒介。成虫寄生在终宿主小肠上段。每条成虫日产卵15000~25000个。成虫在人体内的寿命一般认为是1~3年。虫卵随宿主粪便排出并进入水后,在适宜的温度(26~32 ℃)下经3~7周孵出毛蚴。毛蚴主动侵入扁卷螺。在螺体内经1~2个月的发育和无性增殖;先后经历胞蚴、母雷蚴、子雷蚴阶段最终形成大量尾蚴。成熟尾蚴逸出螺体后,附着在水生植物的表面形成囊蚴。人和猪生食含囊蚴的水生植物而感染,在终宿主上消化道,囊蚴受消化液作用后,囊壁破裂,尾蚴逸出,吸附在肠黏膜上,经1~3个月发育为成虫。成虫在人体内的寿命可达4年半,也有实验观察到尾蚴感染猪后可直接发育为成虫（图18-5）。

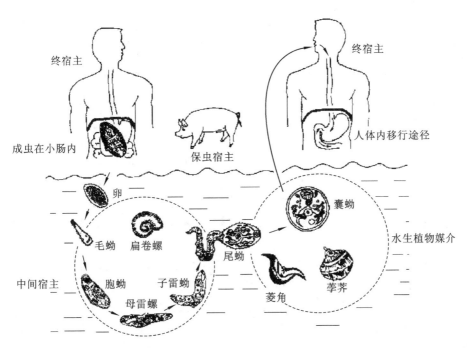

图 18-5　布氏姜片吸虫生活史

二、致病与临床

(一)致病机制

姜片虫的虫体大,吸盘肌肉发达,吸附力强,对宿主肠道造成机械性损伤如炎症、出血、水肿、坏死、脱落,甚至形成溃疡。病变部位可见中性粒细胞、淋巴细胞及嗜酸性粒细胞浸润,肠黏膜分泌物增多;虫体代谢产物和分泌物、死亡虫体分解产物可造成化学损害或变态反应;虫体吸附在小肠壁,争夺宿主营养,若感染虫数较多时还可覆盖肠壁,影响肠道消化与吸收功能,虫体数量较多时,可出现并发症及异位寄生。

(二)临床表现

一般轻度感染者,可无明显临床表现,或出现轻度腹痛、腹泻等症状,有些患者粪便性状可无异常,且虫卵数量较少不易检出;中度感染者,由于虫数较多,主要以消化道症状为主,表现为明显的消化功能紊乱、营养不良,并可有水肿和多种维生素缺乏的现象,有时还可发生肠梗阻,此时粪便中的虫卵数较多;重度感染者,上述症状加重,表现为营养不良及消化功能紊乱,出现消瘦、贫血、腹腔积液、智力减退、发育障碍,甚至衰竭而致死。

姜片虫感染引起的腹泻应注意与贾第虫病、消化道溃疡和其他肠功能障碍的症状区别。此外,虫体代谢产物和分泌物还可引起超敏反应和嗜酸性粒细胞增多。

三、实验室检验

(一)病原学诊断

1. 粪便检查　检查粪便中的虫卵为常用方法,也是诊断的主要依据,可用直接涂片法、集卵法。因虫卵较大,容易识别,涂片 3 张,即可做出明确诊断,但轻度感染者因虫卵数量较少容易漏检,采用离心沉淀法或水洗沉淀法可显著提高检出率,同时反复多次粪检或做粪便定量计数。定量透明法(即改良加藤法)的检出效果与沉淀法相仿,既可定性检查,又可进行虫卵计数,以便了解感染度。

2. 成虫鉴定　部分患者有自然排虫或偶尔呕出虫体现象,经鉴定虫体也可确诊。姜片虫卵与肝片形吸虫卵和棘口吸虫卵的形态相似,应注意鉴别。

(二)免疫学检验

免疫学方法对早期感染或大面积普查有较好的辅助诊断价值。采用的方法有姜片虫的纯化成虫抗原及排泄分泌物抗原做皮内试验(ID)、酶联免疫吸附试验(ELISA)和酶联免疫印迹试验(ELIB)等。

四、流行与防治

(一)流行

姜片虫是食源性寄生虫,其流行与保虫宿主、中间宿主和媒介分布区域及各地饮食习惯相关,主要分布在亚洲的温带及亚热带地区,但在苏联、古巴和南非等国家也有病例报道。姜片虫呈片状或点状分布于广种水生植物的地区。在我国,除东北和西北地区以外,其他地区均有流行。人群平均感染率为1%。人群的感染率与猪的感染率呈一定的相关性。随着经济发展,生态环境、猪饲养方式和卫生习惯改善,人体感染率呈明显下降趋势。

患者、带虫者和猪是本病的传染源,家猪是主要保虫宿主,野猪和狗也有自然感染的报道。用人和猪的新鲜粪便向藕田或茭白湖施肥,湖内中间宿主扁卷螺种类多、数量大、分布广,众多的水生植物均可作为姜片虫的传播媒介,不少地方的居民有生食菱角、荸荠、茭白和喝生水的不良惯,农民用新鲜水生植物作猪饲料等均为人和猪感染姜片虫的因素。

(二)防治

开展健康教育,加强粪便管理与水源管理,防止新鲜人粪、猪粪入水。注意饮食卫生,不生食水生植物,不喝生水,菱角、荸荠等要用沸水浸烫并去皮后再吃,这些是防治姜片虫病的关键。及时治疗患者和带虫者。吡喹酮是首选驱虫药,槟榔煎剂也有显著疗效。

第三节 肝片形吸虫

案例导入

患者,男,50岁,大理宾川人。2个月前无诱因出现肝区胀痛,伴发热入院,当地医院予抗感染后疼痛症状缓解,体温下降,但此后症状时有反复发作。入院1天前当地医院腹部CT平扫提示肝左叶低密度灶。转省级医院,入院查体:无肝掌、蜘蛛痣,皮肤巩膜无黄染,心肺听诊无异常,腹平软,无压痛及反跳痛,肝脾肋下未及,肝区叩痛阳性,墨菲征阳性,移动性浊音阴性,双下肢不肿。否认有肝病史。患者喜食凉拌鱼腥草、莴苣等。实验室检查:白细胞 $4.64\times10^9/L$,血红蛋白 119 g/L,血小板 $150\times10^9/L$,嗜酸性粒细胞绝对值 $1.34\times10^9/L$,嗜酸性粒细胞 0.246。肝功能:ALT 12.7 U/L,AST 15 U/L,TBil 14.9 μmol/L,Alb 43.8 g/L,GGT 40.1 U/L,ALP 81.9 U/L,CHE 5800 U/L。肿瘤标志物及肝炎病毒学检查未见异常。MRI示:肝左叶外侧段多发大小不等不规则病灶,增强扫描肝左叶外侧段多发病灶动脉期强化不显著,平衡期可见边缘强化及内部分隔样强化,动脉期肝左叶外侧段见楔形强化,较大病灶远端胆管扩张。肝左叶外侧段多发占位,并肝左叶灌注异常入院后行剖腹探查手术:肝脏左外叶可见多发占位性病变,胆囊壁充血水肿,囊内未见结石及占位性病变,胆总管明显扩张。术中对占位病变取病理,冰冻病理结果回报嗜酸性肉芽肿可能。行肝左外叶切除+胆囊切除+胆总管探查+T管引流术,于胆总管下端发现有一片形寄生虫,呈肉红色。初步诊断为肝片形吸虫病。

1. 分析该疾病诊断是否准确并简述其诊断依据。
2. 试述肝片形吸虫病的感染途径、传染源及肝片形吸虫生活史。
3. 如何防治肝片形吸虫病?

片形吸虫（Fasciola）俗称肝蛭，为肝脏片形吸虫病的病原体，主要包括肝片形吸虫（Fasciola hepatica）和巨片形吸虫（Fasciola gigantica），后者又称为大片形吸虫，主要寄生在牛、羊和其他食草类哺乳动物肝胆管内，人类偶可感染，引起肝片形吸虫病（fascioliasis）。肝片形吸虫病是一种畜主人次的人畜共患寄生虫病。

一、病原学

（一）形态

1. 成虫 肝片形吸虫与姜片虫的成虫和虫卵在形状、颜色和大小方面都十分相似。虫体活体呈棕红色，死后为灰白色，呈树叶状，背腹扁平。长 20~40 mm，宽 5~13 mm，虫体表面有细棘，前端突出明显，似圆锥，称头锥。头锥后部宽阔，似两肩。口吸盘在虫体腹面的顶前端，直径约 1 mm。腹吸盘较大，位于头锥基部，直径约 1.6 mm。口吸盘的底部为口，经咽通向食道和肠，肠分为 2 支，肠干外侧分出很多的侧支，呈树枝状，外侧分支多而长，内侧分支少而短。睾丸分成 2 个，呈树枝状前后排列于虫体中部。卵巢呈鹿角状分支，在睾丸的上方。劳氏管细小，无受精囊。卵黄腺发达，位于虫体的两侧和后端（图 18-6）。

2. 虫卵 椭圆形，黄褐色，卵壳薄，卵盖小，卵内充满许多卵黄细胞（图 18-6）。

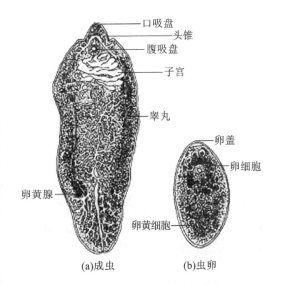

图 18-6 肝片形吸虫成虫和虫卵

肝片形吸虫和大片形吸虫各阶段虫体形态基本相似，略有不同，大片形吸虫成虫和卵略大。

（二）生活史

肝片形吸虫的生活史阶段包括虫卵、毛蚴、胞蚴、母雷蚴、子雷蚴、尾蚴、囊蚴和成虫，生活史有世代交替、更换寄主的现象，只有一个中间宿主，为椎实螺科淡水螺，终宿主非常广泛，主要是牛、羊及其他草食性哺乳动物，水生植物为传播媒介。

成虫寄生在终宿主的肝脏胆管内，偶可在猪和牛的肺内检出。胆管内的成虫排出虫卵，随胆汁入肠道，与粪便一起被排出体外。在适宜的条件下，经过 1~2 周发育成含毛蚴的卵。若虫卵进入水中，毛蚴从卵内孵出，在水中自由游动。一般在孵出后 1 h 内感染中间寄主椎实螺，迅速穿入其体内并侵入肝脏，脱去纤毛变成囊状的胞蚴，胞蚴再增殖发育为母雷蚴、子雷蚴，最后形成许多尾蚴。一只毛蚴可增殖到 600 条以上的尾蚴。成熟尾蚴离开螺体，在水中游动，遇水生植物，如水芹菜等，数分钟脱去尾部，形成囊蚴。3 天后囊蚴即具有感染性。终宿主饮水或吃水生植物时，可吞入囊蚴而感染。囊蚴在十二指肠内脱囊而出，约 2 h 后穿过肠壁进入腹腔，约 48 h，童虫穿入肝实质，并在肝组织内游走数周，最终进入肝胆管，约 4 周发育为成虫。在移行过程中，部分童虫可钻入肺、脑等部位，甚至可以钻出腹腔到皮肤表面。自宿主感染到虫卵排出，最短需要 11 周，成虫最长可在人体存活 12 年（图 18-7）。

二、致病与临床

（一）致病机制

1. 幼虫致病机制 童虫穿过肠壁，向肝实质移行过程中，常留有出血灶，并为细胞碎片填充。进入肝实质后，以肝细胞为食，对肝损伤较大，引起广泛的损伤性肝炎。随着童虫的成长，损伤逐渐加大。童虫在移行过程中，还可穿入或被血流带入肝脏以外的组织和器官。

2. 成虫致病机制 虫体移行造成的肝损伤中充满肝细胞碎片、红细胞、中性粒细胞、嗜酸性粒细胞

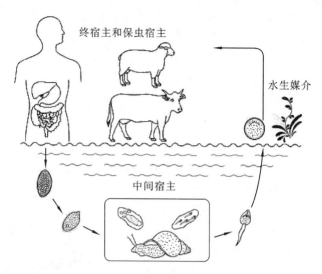

图 18-7 肝片形吸虫生活史

等。随病程发展，损伤处逐渐由巨噬细胞和成纤维细胞代替。肝脏中若有未到达胆管的虫体，则被包裹在纤维囊中。成虫主要引起肝胆管上皮细胞增生、管壁增厚和胆管扩张。胆管有肝片形吸虫寄生时，胆汁中脯氨酸的浓度可增高达数万倍，这可能是胆管上皮细胞增生的重要原因。另外，虫体吸盘和皮棘的机械性刺激可引起炎症性改变。感染轻时胆管呈局限性增大，感染重时胆管主要分支均可增厚，肝表面可见白色条索穿行于肝组织。有时还可见到增厚和钙化的胆管突出于肝表面。加上结缔组织增生，使肝表面粗糙不平。

（二）临床表现

主要表现为胃肠道症状，症状与童虫的移行和成虫的寄生部位有关。

1. 急性期 主要发生在童虫移行期，感染后 2~12 周不等。突发高热、腹痛，多数患者有胃肠道症状，如呕吐、胀气、腹泻等，也可见肝、脾肿大。白细胞总数、嗜酸性粒细胞明显增加。持续时间为 2~4 周。

2. 隐匿期 感染后 4 个月左右，急性期临床表现减退或消失，持续时间数月或数年。此时华支睾吸虫多在胆管中，开始产卵。胆管的病变随病程逐渐加重。

3. 慢性期 主要发生在胆道寄生期，以胆道感染症状为主。临床表现为胆管炎、胆囊炎，患者有右上腹疼痛或胆绞痛、恶心、呕吐、厌食、乏力、黄疸和肝肿大等表现。贫血是慢性期最常见的体征之一。

此外，童虫在腹腔移行时，还可穿入或随血流到达肺、胃、脑、眼眶及皮下等处形成异位寄生，表现为各种不同症状。在有生食牛、羊肝习惯的地区，虫体可寄生在咽部，引起咽肝片形吸虫病。

三、实验室检验

（一）病原学检查

粪便或十二指肠液中检获到肝片形吸虫卵是确诊本病的依据。其虫卵与姜片虫、大片形吸虫等虫卵很相似。

（二）免疫学检验

传统的粪便检查法在虫体移行的 2~4 个月期间查不到虫卵，须待虫体成熟后，才有虫卵随粪便排出体外，早期采用免疫学检查有助于本病的诊断。

用酶联免疫吸附试验（ELISA）、间接血凝试验（IHA）和间接荧光抗体试验（IFAT）等方法检测患者血清中的特异性抗体均有较高的敏感性。由于肝片形吸虫与其他吸虫有较多的共同抗原成分，对其检出的阳性结果应结合临床分析。用纯化的肝片形吸虫抗原和排泄分泌物抗原或提高被测血清的稀释度均有助于提高免疫诊断的特异性。

用肝片形吸虫排泄和分泌抗原检测患者抗体,在流行区已经广泛使用。采用成虫粗抗原检测,敏感性高,但特异性较差;虫体的代谢产物中半胱氨酸蛋白酶含量很高,纯化此抗原,进行 ELISA 或 dot-ELISA 检测,敏感性和特异性高。

四、流行与防治

(一)流行

肝片形吸虫呈世界性分布,可寄生于数十种哺乳动物,如牛、羊、马、骆驼、犬等。牛、羊肝片形吸虫病是畜牧区重要的寄生虫病。在春末夏初,雨水多且潮湿的地区,如低洼潮湿的沼泽地,牛、羊等畜粪中的虫卵容易被冲到水里,椎实螺大量繁殖,这种条件正适合肝片形吸虫卵的发育和毛蚴的孵出,到夏、秋两季,尾蚴大量逸出,同时囊蚴的抵抗力强,在潮湿无日照的条件下,6 个月还具有感染力,牛、羊吃草时较易感染。

人体感染率远低于动物,感染方式主要是生食水生植物,或直接饮用含囊蚴的生水。国外以法国、葡萄牙、西班牙、埃及、伊朗等地区为常见流行区,当地人们认为水芹(又名西洋菜、豆瓣菜、水田芥)是健康绿色食物,因此食用凉拌的水芹是人感染的主要方式。在中国,人群感染率为 0.002%～0.171%,散发于 15 个省区市,其中以甘肃省的感染率为最高,估计全国感染人数为 12 万。至 2007 年国内共报道 224 例片形吸虫病病例,多为散发,最近 1 次较严重的暴发发生于 2012 年 1 月云南省宾川县,共报告 26 例大片形吸虫感染病例。2012 年 4 月在后续调查中发现宾川县牛、羊片形吸虫感染率很高,且两种片形吸虫均有感染。

(二)防治

开展卫生教育宣传,不生吃水芹、莴苣等水生植物,不喝生水,不生吃牛、羊肝脏。在本病流行地区,每年春末、冬初进行预防性驱虫,减少传染源。建立安全牧地和池塘,供牛、羊放牧和饮水,将粪便等堆积发酵,改变椎实螺的生长环境,减少其数量。患者治疗可用三氯苯哒唑、硫双二氯酚(别丁)。

(张　慧　郭　翀)

第四节　并殖吸虫

一、卫氏并殖吸虫

案例导入

患者,男,18 岁。因咳嗽、胸痛,伴消瘦乏力、夜间发热、盗汗半年入院。查体:消瘦,右侧胸廓叩诊呈实音,双肺呼吸音低,以右肺明显。X 线胸片示右下肺炎、右侧胸膜炎伴少量积液。查血:白细胞 12.0×10^9/L,红细胞沉降率(ESR)80 mm/h,结核菌素纯蛋白衍生物(PPD)试验阴性。拟诊为右下肺炎伴右侧胸膜炎,予抗感染、止咳、化痰治疗 1 周后复查,X 线胸片示胸腔积液有所增加。详细询问病史得知,患者去年夏天有生吃河蟹史。
1. 根据上述病史、体检及化验结果,怀疑患者是什么病?
2. 还应当进行哪些检查及化验以便确诊?
3. 本病容易与哪些疾病相混淆?

卫氏并殖吸虫(*Paragonimus westermani* Kerbert,1878)又称肺吸虫,是一种成虫主要寄生于终宿主肺部的吸虫,引起并殖吸虫病(又称肺吸虫病),以在肺部形成囊肿为主要病变,以烂桃样血痰和咳血为主要症状。

NOTE

(一) 病原学

1. 形态

1) 成虫　虫体肥厚,腹面扁平,背面隆起,常伸缩活动,体型多变。活虫呈红褐色,死虫呈灰白色。固态标本呈椭圆形,长7.5~12 mm,宽4~6 mm。口吸盘位于虫体前端,腹吸盘位于虫体腹面中横线之前,两者大小相似(图18-8,彩图56)。

2) 虫卵　金黄色,形态多不规则,大小为(80~118)μm×(48~60)μm,卵壳厚薄不均,有大而扁平的卵盖,常倾斜,亦有卵盖丢失而缺卵盖者。卵内含有1个卵细胞和10余个卵黄细胞,卵细胞常位于虫卵中央略偏前部(图18-8,彩图57)。

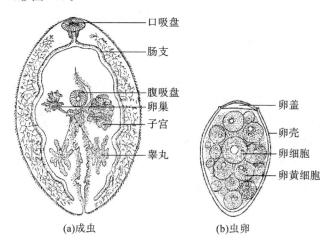

图18-8　卫氏并殖吸虫成虫和虫卵

2. 生活史　卫氏并殖吸虫的终宿主是人和多种肉食性哺乳动物。成虫多寄生于人或哺乳动物的肺部,产出的卵经气管、支气管随痰咳出,或痰咽下后随粪便排出。若虫卵入水,在适宜的温度下经3周孵出毛蚴,遇淡水螺类仍可主动侵入,经胞蚴、母雷蚴、子雷蚴发育成尾蚴。成熟的尾蚴从螺体逸出,侵入第二中间宿主淡水蟹或蝲蛄体内,在其鳃部或其他组织内形成囊蚴。囊蚴呈圆球形,乳白色,大小为300~400 μm,有外薄内厚的双层囊壁,囊内有卷曲的后尾蚴。当终宿主或人生食或半生食含有囊蚴的溪水蟹或蝲蛄而感染。在小肠上壁经消化液的作用,后尾蚴自体内逸出并发育为童虫。童虫穿过肠壁进入腹腔,在腹腔内和内脏入口间移行窜扰,1~3周后穿过膈肌经胸腔入肺,逐渐发育成熟并形成虫囊,童虫在囊内发育为成虫并产卵,以囊蚴进入体内至虫体发育成熟并产卵为2~3个月。成虫的寿命一般为5~6年,少数可达20年(图18-9)。

(二) 致病与临床

1. 致病机制　本病主要是卫氏并殖吸虫的童虫或成虫在器官组织内寄生、移行或窜扰造成的机械性损伤及其排泄物、分泌物等代谢物引起的免疫病理反应所致。

(1) 童虫致病机制:穿过肠黏膜时引起出血性或脓性窦道,在腹腔内游走,早期不引起浆液性腹膜炎,后期可致腹壁及大网膜等的粘连。

(2) 成虫致病机制:①当虫体进入腹壁时可致出血性化脓性肌炎,在腹腔内停留并可发育及形成囊肿;②在肝、脾、肺等处穿行,可致点状出血、炎症。

2. 临床表现　卫氏并殖吸虫除寄生于肺部,还可寄生于肝、脾、腹腔、皮下等组织器官,临床表现复杂多样。

1) 急性期　多数感染者在囊蚴侵入后数天至1个月出现急性期的临床表现。主要是童虫在内脏窜扰所致器官损害,表现为轻度低热、乏力、食欲不振等一般症状,重者出现高热、全身超敏反应、腹痛、胸痛症状。多数患者血中嗜酸性粒细胞增多。

2) 慢性期　发病缓慢,多在3~6个月出现症状,主要是虫体侵入器官或其他组织造成的损伤。临床表现分型见表18-2。

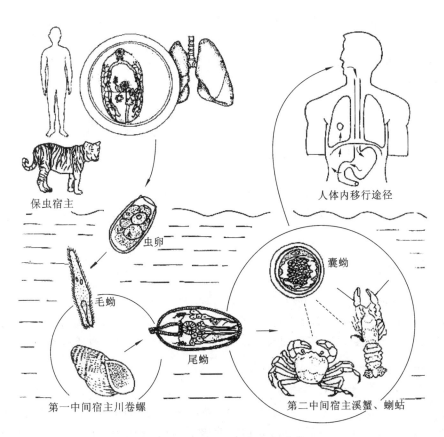

图 18-9 卫氏并殖吸虫生活史

表 18-2 慢性期临床表现的四种分型比较

型别	浸润部位	发病率	临床表现
胸肺型	胸腔、肺	最常见	胸膜炎、胸腔积液、心包积液等，常见咳嗽、咳痰、胸痛等症状
腹肝型	腹腔、肝脏	约占 1/3	腹痛、腹泻、大便带血等症状，可致腹部器官广泛炎症；粘连，偶可致腹膜炎及腹腔积液，侵入肝脏时可致肝损害或肝肿大
脑型	脑	占 10%～20%	常同时合并其他部位病变，可出现头痛、癫痫、瘫痪、视力障碍、脑膜炎、蛛网膜下腔出血等症状
皮下型	皮下组织	约占 10%	游走性皮下包块，包块大小不等，表面皮肤正常，触之可动，常见于腹壁、胸背部、头颈等处，可单个散发，也可多个成串出现，甚至遍布全身

(三) 实验室检验

1. 病原学检验

1) 痰和粪便检查　收集 24 h 痰液，加等量 10% NaOH 溶液，搅匀后置于 37 ℃温箱，经数小时后消化为稀液状，经 1500 r/min 离心 10 min 后吸取沉淀镜检。粪检虫卵以沉淀法较好。痰液或粪便中检出虫卵即可确诊。

2) 活体组织检查　对有皮下包块或结节者，可手术摘除或穿刺活检，若检获虫体或虫卵，或根据典型的病理变化即可做出诊断。

2. 免疫学检验　皮内试验常用于普查初筛，但假阳性和假阴性率均较高。检测抗体目前 ELISA

试验是普遍使用的方法;检测抗原以单克隆抗体或多克隆抗体夹心 ELISA 法较好,敏感性高,可用于早期诊断及疗效考核。

3. 分子生物学检验 PCR 或 DNA 探针等近年来也用于肺吸虫病的诊断,这些方法的应用使肺吸虫病的早期、快速、精确诊断成为可能。

(四)流行与防治

1. 流行 卫氏并殖吸虫分布广泛,已知亚洲、非洲、拉丁美洲和大洋洲 30 多个国家和地区有病例报道。我国 26 个省区市均有本虫分布,东北三省、安徽、浙江、福建、河南、四川等地的某些地区流行较为严重。

2. 防治 注重饮食教育和加强粪便、水源管理是控制本病流行的重要措施。改善饮食习惯,不生食或半生食溪水蟹、蝲蛄及不饮生水是预防本病的最有效方法。常用预防和治疗药物是吡喹酮,柳氯酚也有较好疗效。

二、斯氏狸殖吸虫

斯氏狸殖吸虫(*pagumogonimus skrjabini* Chen,1959)是我国独有的并殖吸虫,主要寄生于犬、猫、果子狸、野猪、黄鼬、狐等多种哺乳动物体内,也可寄生于人体内,但因人是非适宜宿主,所以很少发育为成虫,以童虫形式在皮下或各器官、组织间移行窜扰,主要引起皮下、内脏型幼虫移行症。

(一)病原学

1. 形态

1)成虫 雌雄同体,外形狭长,两端稍尖,大小为(11.0~18.5)mm×(3.5~6.0)mm,有口、腹吸盘,腹吸盘略大于口吸盘。虫体前宽后窄,最宽处在体前 1/3,腹吸盘稍后水平,体长与体宽之比为(2.4~3.2):1。卵巢位于腹吸盘后侧,细而多的分支与子宫左右并列,呈珊瑚状。睾丸有 2 个,有 4~6 个分支,长度可占体长的 1/7~1/4,左右并列,位于卵巢、子宫下方,虫体的中后段(图 18-10,彩图 58)。

2)虫卵 多呈椭圆形,不对称,金黄色,大小平均为 77 μm×48 μm,卵壳厚薄略不均匀,有卵盖,虫卵内含一个卵细胞和多个卵黄细胞。

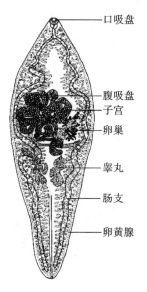

图 18-10 斯氏狸殖吸虫成虫

2. 生活史 与卫氏并殖吸虫相似。人为该虫的非适宜终宿主,在人体内维持童虫阶段,多停留在腹壁或深部肌肉组织内寄生,虫体发育较慢,极少发育为成虫产卵。第一中间宿主是泥泞拟钉螺、微小拟钉螺、中国小豆螺等几种淡水螺类。第二中间宿主为锯齿华溪蟹、灌县华溪蟹、雅安华溪蟹、福建马来溪蟹等淡水蟹类。终宿主为果子狸、犬、猫、小灵猫、豹猫、野猪、狐、黄鼬、大鼠等多种家养或野生动物。转续宿主有鸡、鸭、鹌鹑、鹦鹉等禽类及蛙、小鼠等。感染阶段为囊蚴。人因生食或半生食含有囊蚴的淡水蟹或未煮熟的受染转续宿主肉类,或用囊蚴污染的溪水洗手,经口感染。

(二)致病与临床

1. 致病机制 本虫是人畜共患、以畜为主的寄生虫。人是斯氏狸殖吸虫的非适宜宿主,囊蚴经口感染人体后在肠内脱囊,穿过肠壁进入腹腔后可在人体内到处游窜,累及多种脏器和组织,引起幼虫移行症,局部反应剧烈,虫体寄生部位往往形成嗜酸性粒细胞性肉芽肿。该虫比卫氏并殖吸虫更多地侵犯肝、脾。动物感染后,肝脏表面出现多数窦孔,内含坏死组织、血性或炎性渗出物,镜下所见脓肿中心为坏死腔。在人体内,虫体多数停留于童虫状态,童虫穿过横膈由腹腔进入胸腔,在胸膜表面造成大小不等的出血点、淤斑,侵入肺组织后,形成多个囊肿,囊内含黏稠的坏死组织,镜下所见为嗜酸性粒细胞性脓肿。而皮下结节镜检可见中心含有菱形结晶的坏死隧道,内无虫卵,可见童虫,周围常包绕肉芽组织并有大量的嗜酸性粒细胞浸润。

2. 临床表现 斯氏狸殖吸虫病的潜伏期一般为3～6个月,临床表现如下。

(1)皮肤型:主要形成皮下结节,常为游走性,胸、腹部多见,大小、数量不等,包块多紧靠皮下,与周围组织边界不清,其他常发部位有腰、腹股沟、臀部、阴囊、下肢、足背等。

(2)腹型:主要症状为腹痛、腹泻、腹内肿块等。

(3)胸肺型:以呼吸道症状及胸痛为主要表现。

(4)脑脊髓型:与脑膜炎、脑瘤或脑出血症状相似,患者可出现头痛、乏力、食欲不振、抽搐、发热、嗜睡等表现。

(5)眼型:因童虫寄生于眼部引起,可引起所寄生一侧眼球突出。

此外,还有心包型、亚临床型。除亚临床型外,其他型多伴有低热、乏力、食欲减退等症状。血液检查示嗜酸性粒细胞明显增多。本病临床表现多样,误诊率高,应注意与肺结核、肺炎、肝炎等鉴别。

(三)实验室检验

1. 病原学检验 形成皮下包块的患者可行活组织检查,若查见童虫即可确诊。

2. 免疫学检验 皮内试验阳性符合率较高,但与其他吸虫感染存在交叉反应。酶联免疫吸附试验(ELISA)阳性率高,交叉反应少。凝集试验可采用间接血凝试验或胶乳凝集试验,前者适用于现场调查,后者可作为血清学筛查试验。对流电泳和琼脂双向扩散试验,简便易行,敏感度不高,但特异性强。

(四)流行与防治

1. 流行 目前发现,斯氏狸殖吸虫在我国甘肃、山西、陕西、河南、四川、重庆、云南、贵州、湖北、湖南、浙江、江西、福建、广西和广东15个省区市有分布。一般认为分布于青海至山东连线的南部地区。

2. 防治 加强卫生宣传教育,不生食或半生食溪蟹、石蟹及转续宿主的肉,不饮生水。药物治疗可用吡喹酮,也可用阿苯达唑、硫氯酚等。形成皮下结节或包块者可经手术摘除治疗。

第五节 裂 体 吸 虫

案例导入

杨某,男,30岁,江苏省兴化市农民。今年夏天,杨某在湖南岳阳荣家湾县一渔村从事水上作业。一个月后杨某出现持续高热,伴有咳嗽、腹胀、腹泻等症状,体温最高时达到40℃。患者精神萎靡,反应迟钝,右肋下触及肝边缘,左肋下缘2 cm触及脾脏,质中等,无压痛。血中嗜酸性粒细胞增高,伴有淋巴结肿大与压痛;肥达反应:O凝集素1∶80,H凝集素1∶160;患者腹泻2～5次/天,三次粪便直接涂片检查均阴性。入院后给予抗生素治疗无效。改为吡喹酮治疗,用药后第4天发热缓解,出院。

1. 此患者可能患什么寄生虫病?试写出诊断依据。
2. 试分析此病应与其他哪些疾病相鉴别。
3. 试述该病免疫学诊断方法。

裂体吸虫又称血吸虫(schistosoma),是一类寄生于人体哺乳动物静脉血管内的吸虫,引起血吸虫病(schistosomiasis)。在人体内寄生的裂体吸虫主要有日本裂体吸虫($S.\,japonicum$,即日本血吸虫)、埃及裂体吸虫($S.\,haematobium$,即埃及血吸虫)、曼森氏裂体吸虫($S.\,mansoni$,即曼氏血吸虫)、湄公裂体吸虫($S.\,mekongi$,即湄公血吸虫)和间插裂体吸虫($S.\,intercalatum$,即间插血吸虫)。我国目前仅有日本血吸虫流行,现对日本血吸虫进行详细阐述。

一、病原学

(一) 形态

1. 成虫 雌雄异体，圆柱形，虫体外观似线虫，口、腹吸盘位于虫体前端；消化系统有口、食道、肠管；食道被食道腺围绕，肠管在腹吸盘背侧分为两支，延伸至虫体中部汇合成单一的盲管；排泄系统由焰细胞、毛血管、集合管、排泄管及排泄孔组成；神经系统由中枢神经节、两侧纵神经及延伸至口、腹吸盘和肌层的许多神经分支组成(图18-11)。

1) 雄虫　呈乳白色，大小为(10~22)mm×(0.5~0.55)mm。背腹扁平，腹吸盘以下两侧向腹面卷曲，外观呈圆柱形，形成抱雌沟(gynecophoral canal)。7个睾丸呈串珠状排列，每个睾丸发出一输出管，汇于输精管，向前通于贮精囊；生殖孔开口于腹吸盘后方。

2) 雌虫　雌虫前细后粗，较雄虫细长，大小为(12~28)mm×(0.1~0.3)mm。雌虫腹吸盘不明显，因肠管内含较多的红细胞消化后残留的物质，故虫体呈灰褐色。雌虫常居留于抱雌沟内，与雄虫呈合抱状态(彩图59)。卵巢位于虫体中部，呈长椭圆形；卵巢下部发出一个输卵管，绕过卵巢向前，与来自虫体后部的卵黄腺在卵巢前汇合于卵模；卵模为虫卵的成型器官，外侧为梅氏腺，并与子宫相接；子宫开口于腹吸盘下方的生殖孔，内含虫卵50~300个。一条雌虫每日产卵1000个左右。

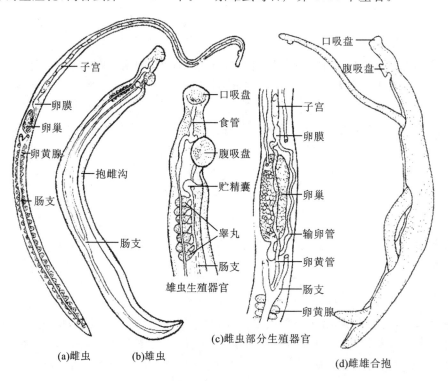

图18-11　日本血吸虫成虫

2. 虫卵 成熟虫卵呈椭圆形或类圆形，淡黄色，平均大小为89 μm×67 μm。卵壳厚薄均匀，无卵盖，侧位有一个逗点状棘突。卵壳内侧有一薄层的胚膜，内含一个成熟的毛蚴，毛蚴和卵壳间隙可见到大小不等的圆形或椭圆形的油滴状毛蚴分泌物(图18-12，彩图60)。

3. 毛蚴 从卵内孵出的毛蚴游动时呈长椭圆形，静止或固定后呈梨形，平均大小为90 μm×35 μm。前端有一个锥形的顶突，体内前部中央有一袋状的顶腺，开口于顶突，顶腺两侧稍后各有一个长梨形的单细胞侧腺，开口于顶腺开口两旁。体后部还有许多胚细胞。除顶突外，周身有纤毛，为其运动器官(图18-12)。

4. 母胞蚴 毛蚴侵入钉螺后，在血、淋巴中48 h内发育成母胞蚴。母胞蚴呈袋状，两端钝圆透明，含许多胚细胞和胚细胞增生的胚团，逐渐形成子胞蚴。一个母胞蚴可产出50个以上的子胞蚴。

5. 子胞蚴 子胞蚴长达300~3000 μm，前端突起。其体内生殖囊中的胚细胞发育成胚团和尾蚴，尾蚴分批逸出。

6. 尾蚴 尾蚴从中间宿主钉螺体内逸出,是感染人体的阶段。日本血吸虫尾蚴属叉尾型,长为280～360 μm,分体部和尾部,尾部又分尾干和尾叉。体部长100～150 μm,尾干长140～160 μm,尾叉长50～70 μm。体部前端为特化的头器,头器中央有一个大的单细胞腺体,即头腺。口孔位于虫体前端正腹面,腹吸盘位于体部后1/3处。体的中后部有5对单细胞穿刺腺。前、后穿刺腺分左右两束导管穿过头器,开口于体部前端(图18-12,彩图61)。

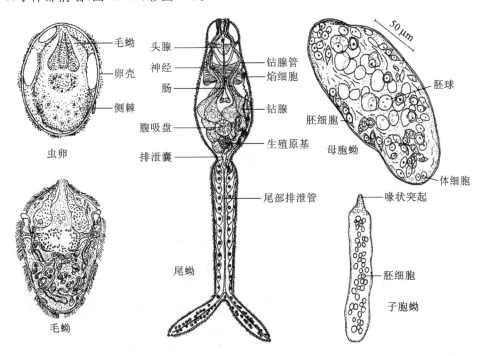

图18-12 日本血吸虫卵及各期幼虫

7. 童虫 尾蚴钻入宿主皮肤时脱去尾部,进入血液,在体内移行直至到达寄生部位,在发育为成虫之前均被称为童虫。童虫根据停留部位的不同可以分为三类:停留在皮肤的外形为曲颈瓶状;停留在肺部的为纤细型;停留在肝门的体形大小多样。在这个阶段,肠管中出现黑色颗粒,生殖系统逐渐发育成熟。

(二)生活史

日本血吸虫的生长发育经历虫卵、毛蚴、母胞蚴、子胞蚴、尾蚴、童虫和成虫。终宿主为人或其他多种哺乳类动物,唯一中间宿主是钉螺(图18-13)。

成虫寄生于人和多种哺乳动物的门脉-肠系膜静脉系统,合抱的雌雄成虫逆血流移行到肠黏膜下层静脉末梢内产卵。小部分虫卵随门脉系统血流至肝门静脉沉积在肝组织内,其他大部分虫卵沉积在肠壁的小血管中。肠组织内虫卵发育成熟后,毛蚴分泌物引起虫卵周围组织炎症、坏死。在腹内压力、血管压力及肠蠕动等作用下,肠黏膜内的毛蚴虫卵随破溃的坏死组织脱落入肠腔,随粪便排出体外。未排出的卵逐渐死亡、钙化。

成熟虫卵必须进入水中才能孵化,含虫卵的粪便污染水体,当外界条件适宜时(25～30 ℃、低渗透压、光照充足),卵内毛蚴孵出。毛蚴的孵出与渗透压、温度、光照及pH值等条件有关,其中水的渗透压被认为是孵化的主要条件。日本血吸虫毛蚴具有向光性和向上性,孵出后多分布于水体表层,利用其体表纤毛做直线游动。毛蚴在水中能存活15～94 h。当遇到适宜的中间宿主钉螺,即利用头腺分泌物的溶组织作用,并借助纤毛的摆动和虫体的收缩侵入螺体。在螺体内,袋形的母胞蚴的生殖胚团形成许多子胞蚴,子胞蚴体内胚团陆续分裂发育为大量尾蚴。尾蚴成熟后,溶解螺体组织,逸出到水中。

尾蚴逸出后有很强的活动力,静止时常倒悬于水面,当人或其他哺乳动物与含尾蚴的水(疫水)接触时,尾蚴利用其腹吸盘前后两组穿刺腺的分泌物和尾部摆动、体部伸缩的协同作用,迅速钻入宿主皮肤,

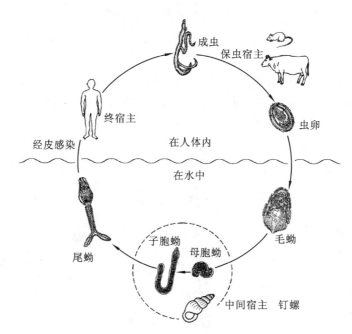

图 18-13 日本血吸虫生活史

脱去体部的皮层和尾部的糖萼,发育为童虫。童虫在皮下组织短暂停留后,侵入局部小血管、淋巴管,随血流或淋巴液经右心到肺,再由左心进入体循环。大部分童虫到达肠系膜上下动脉后,穿过毛细血管,经肠系膜静脉,再顺血流到肝门静脉,在此进一步发育。性器官初步分化后,雌雄成虫合抱。合抱虫体移行到肠系膜下静脉及直肠静脉内寄居、交配和产卵。从尾蚴侵入人体至成虫发育成熟并产卵,日本血吸虫约需要 24 天,成虫寿命一般为 4～5 年,最长可存活达 46 年之久。

二、致病与临床

日本血吸虫尾蚴、童虫、成虫和虫卵四个阶段均可对宿主造成损害,童虫和成虫可造成机械性损害,其他损害为日本血吸虫不同阶段的分泌物和代谢物所诱发的宿主的免疫应答造成的免疫病理损伤。因此,血吸虫病被普遍认为是一种免疫性疾病。

(一)致病机制

1. 虫卵所致的损害 血吸虫病的病变主要由虫卵引起,受累最严重的组织和器官是肠管和肝脏。当虫卵尚不成熟时,周围的宿主组织无反应或仅有轻微反应,当虫卵内毛蚴成熟后,分泌的可溶性虫卵抗原(soluble eggs antigen,SEA)经卵壳微孔释放到周围组织中,通过巨噬细胞递呈给辅助性 T 细胞,同时分泌白细胞介素-1(IL-1),致敏的 T 细胞在此受到同种抗原刺激后产生多种细胞因子,如 IL-2、γ-干扰素(IFN-γ)、IL-4、IL-5、IL-10、肿瘤坏死因子(TNF-α)等。除上述淋巴因子大量增殖外,还有嗜酸性粒细胞刺激素、粒细胞-巨噬细胞集落刺激因子(GM-CSF)和纤维生成因子等活性物质吸引嗜酸性粒细胞、中性粒细胞、成纤维细胞、巨噬细胞和浆细胞等炎症细胞趋向、聚集于虫卵周围,形成虫卵肉芽肿(egg granuloma),又称虫卵结节。虫卵肉芽肿及其引起的纤维化是慢性血吸虫病病变的主要病理变化,也是血吸虫病发生在肝、肠病变的根本原因。

2. 尾蚴所致损害 尾蚴入侵后,尾蚴的分泌物和排泄物及死亡虫体产物引起的尾蚴性皮炎兼有 I 型变态反应和 IV 型变态反应。

3. 童虫所致损害 童虫在宿主体内移行时可引起所经脏器的一过性血管炎,可穿透毛细血管壁,造成毛细血管破裂或栓塞、局部细胞浸润和点状出血,尤其以肺部损害最为严重,这种一过性童虫性肺炎与童虫引起的机械性损害和代谢产物引起的超敏反应有关。患者常出现发热、咳嗽、痰中带血及全身不适等临床表现。

4. 成虫所致的损害 成虫寄生于静脉血管内,一般无明显致病作用。口、腹吸盘的吸附作用及虫体移动时的机械性损害,可引起轻微的静脉内膜炎及静脉周围炎。成虫代谢产物及脱落的表膜等抗原物质进入血液,刺激宿主产生抗体形成抗原抗体免疫复合物,沉积在组织器官中,引起Ⅲ型变态反应。

5. 循环抗原及免疫复合物所致损害 血吸虫的童虫、成虫及虫卵的代谢产物、分泌物和排泄物等构成了血液中的循环抗原。循环抗原与宿主产生的相应抗体结合形成免疫复合物,当免疫复合物过多而不能及时清除时,可沉积在血管或关节等处引起组织损伤,即Ⅲ型变态反应。过多的免疫复合物沉积在血管内可激活补体造成血管通透性增加,沉积在肾小球毛细血管基底膜上可引起血吸虫性肾小球肾炎。

(二)临床表现

血吸虫病患者有多种临床表现,与其病程、感染度、免疫状态、虫卵沉积部位、病理损害程度和治疗是否及时等因素有关。根据临床表现及病理变化,可分为急性血吸虫病、慢性血吸虫病、晚期血吸虫病以及异位血吸虫病。

1. 急性血吸虫病 常发生于对血吸虫感染无免疫力,经40天潜伏期的初次感染者,亦可发生于再次感染大量尾蚴的慢性甚至晚期血吸虫病急性发作患者。主要症状以发热为主,还可以出现食欲减退、恶心、呕吐、腹泻、脓血便等消化道症状;90%以上患者伴有肝肿大,压痛明显;肺部表现大多轻微,主要为干咳、少痰。重症患者可有神志迟钝、黄疸、腹腔积液、高度贫血、消瘦等症状。除皮疹外,还可出现荨麻疹、神经血管性水肿、出血性紫癜、支气管哮喘等过敏反应。

2. 慢性血吸虫病 见于急性血吸虫病患者未予以治疗、治疗不愈,或有感染但未出现过急性发作表现,可演变为慢性血吸虫病,一般在急性感染后5年左右发生。在流行地区,90%的血吸虫病患者为慢性血吸虫病。根据临床表现可分为无症状型和有症状型,前者又称隐匿型或亚临床型。患者多无明显症状或为间断性腹泻、脓血便、肝脾肿大、贫血和消瘦等亚临床型。

3. 晚期血吸虫病 晚期血吸虫病为未经及时、彻底治疗的反复或重度感染者,经过5～15年较长时期的病理发展,在长期、广泛的肝纤维化病理基础上,演变为以肝脾肿大、门脉高压和食管下端及胃底静脉曲张为主的临床表现及并发症。根据其临床表现,可分为巨脾型、腹腔积液型、结肠增殖型和侏儒型,同一患者可兼有两种或两种以上类型的表现。

1)巨脾型 占晚期血吸虫病70%以上,患者脾肿大超过脐平线或横径超过腹中线,质地坚硬,表面光滑,多伴有食管下端静脉曲张,若曲张的静脉破裂,可发生上消化道出血,巨脾患者伴有脾功能亢进。肝功能可处在代偿期,一般情况尚佳,食欲良好,多数患者尚有部分劳动力。

2)腹腔积液型 门脉高压与肝功能失代偿的结果,常在呕血、感染、过度劳累后诱发。主要表现为腹腔积液、低蛋白血症和水钠代谢紊乱(低钠血症)。腹腔积液可反复消长或逐渐加剧,病程长者可达10～20年,某些患者的腹腔积液较明显或伴有下肢水肿,易出现黄疸。

3)结肠增殖型 也称结肠肉芽肿型,是一种以结肠病变为突出表现的临床类型。患者肠道症状较突出,如原因不明的腹痛、腹泻、便秘或腹泻与便秘交替出现、大便变细或不成形等,左下腹可扪及包块,严重者可出现不完全肠梗阻。现也有临床研究发现,肠癌发生部位与血吸虫卵沉积及息肉形成有关。

4)侏儒型 患者在儿童时期反复感染血吸虫,未获及时治疗,导致脑下垂体前叶和性腺等功能不全,严重影响生长发育和生殖功能。患儿面容苍老、无第二性征,但智力无减退。若身材呈比例性矮小、性器官不发育,男性睾丸细小,女性无月经来潮,则为垂体型侏儒。同时可伴有慢性血吸虫病的其他表现。

三、实验室检验

(一)病原学检验

1. 粪便检查 从粪便中检查血吸虫卵或孵化出的毛蚴,是确诊血吸虫病的主要依据,主要方法如下。

1)粪便直接涂片法 此法简便,但虫卵检出率较低,仅适用于急性感染或者重症感染患者。

2)改良加藤法 可用于虫卵计数、流行病学调查、常规诊断和防治效果考核。本法的一次检查粪便量是粪便直接涂片法的20倍以上,因此具有检出率高、简便、省时等优点。经透明处理的虫卵形态与直接在粪便中观察到的虫卵有较大差异,需掌握合适的粪膜厚度和透明时间。

3) 自然沉降法　血吸虫卵的比重较大,在水中自然下沉后浓集,可提高检出率,本法洗去了杂质,观察视野更清晰。同时,虫卵在沉淀中仍保持活性,有利于自然沉降法与毛蚴孵化检查法连用。但此法操作烦琐、费时、费水、污染环境,并受沉淀时间、过滤粪浆的质量等许多因素的影响。特别是夏天要掌握换水时间,需用1.2%的NaCl溶液或冰水进行沉淀,以抑制毛蚴孵出。

4) 尼龙筛集卵法　此法是诊断慢性血吸虫病的首选方法,可显著提高检出率。将较多量的粪便,经三个不同孔径筛处理,即第一个粗筛去除粗粪渣,第二个尼龙筛去除细粪渣。第三个尼龙筛收集虫卵。此法浓集速度快,虫卵散失少,并可避免在自然沉淀中血吸虫卵孵出的毛蚴因换水而丢失。同时,尼龙筛体积小、重量轻、便于携带,适用于大规模调查,该法应特别注意尼龙筛使用前后均应经来苏儿液浸泡,避免虫卵在筛孔中残留而引起交叉污染。

5) 毛蚴孵化法　对于早期血吸虫病患者,用直接涂片法不易检出虫卵,可以使用毛蚴孵化法。本法依据血吸虫卵内的毛蚴在适宜温度的清水中,短时间内可孵出的特性而设计。毛蚴孵化法最常与自然沉降法或尼龙筛集卵法联用,检出率显著提高。此法查到毛蚴表明患者体内有活的血吸虫,是血吸虫病原体检查最常用的方法。

2. 直肠黏膜活组织检查　慢性及晚期血吸虫病患者肠壁组织增厚,虫卵排出受阻,粪便中不易查获虫卵,此法有助于发现沉积于肠黏膜内的虫卵。用直肠镜或乙状结肠镜在病变部位钳取直肠黏膜一小块,置于两玻片间,制成压片镜检。对未治疗患者检出的虫卵,不论虫卵死活均有参考价值,对有治疗史的患者,如有活卵或近期变性卵,表明受检者体内有成虫寄生;若为远期变性卵或死卵,则提示受检者曾经有过血吸虫感染史。流行区血吸虫病患者检查到活卵的病例很少,且此法有一定的危险性,不适合大规模应用。

(二) 免疫学检验

免疫学检验对血吸虫病的诊断效果较好,而且方法学上的敏感性与特异性很高,但由于患者血清中抗体持续时间很长,以往的免疫学检测患者抗体的方法不能进行现症感染与既往感染的鉴别诊断,也不易于评价疗效。宿主体内的循环抗原是由活虫产生的,感染一旦终止或治疗有效,宿主体液中的循环抗原也会很快消失或减少。因此,检测患者循环抗原的方法不仅能诊断活动性感染,而且能考核疗效和估计虫荷,是目前研究和发展的方向。

1. 检测患者血清抗体的实验

1) 皮内试验(intradermal test,IDT)　此法简便、快速,但可出现假阳性或假阴性反应,与其他吸虫病可产生较高的交叉反应,并且患者治愈后多年仍可为阳性反应。故该法已经很少现场使用。

2) 环卵沉淀试验(circunoval precipitin test,COPT)　在毛蚴未孵出前,毛蚴分泌的SEA可经卵壳的微管道释出,与患者血清内相应抗体结合后,低倍镜下可见在虫卵周围形成球状、指状、泡状或细长的带状特异性沉淀物(彩图62)。通常观察100个虫卵,计算沉淀物中大于10 μm 的虫卵数所占的百分数,5%以上者为阳性。COPT敏感性高,阳性率平均为97.3%(94.1%～100%),假阳性率低,平均为3.1%,且具有操作简单、经济等优点,适合诊断患者及疗效考核。COPT不但可作为临床治疗患者的依据,还可用于考核治疗效果、流行病学调查及监测疫情。常规COPT方法由于操作步骤烦琐,不易于标准化,因而发展出了许多改进的方法,包括塑料管法COPT、双面胶纸条法COPT(DGS-COPT)、PVF抗原片法、血凝板法、组织内环卵沉淀反应(IOP)、酶联环卵沉淀反应(ELCOPT)等等。这些方法或者易于标准化,或者便于携带和保存实验结果,或者可以缩短实验所用的时间,因此,目前COPT仍是国内诊断血吸虫病最常用的方法之一。在基本消灭血吸虫病地区,COPT也是综合查病方法之一。

3) 免疫酶染色试验(immunoenzymic staining test,IEST)　该法是COPT的改进方法。采用血吸虫各个生活史时期,如成虫、幼虫和虫卵等制片作为固相抗原,切片使抗原暴露,从而更易和血清中抗体反应,故其检测的敏感性要显著高于常规的COPT。该法简单,抗原制备好后可长期保存,抗原性稳定,光镜即可判定结果,无需特殊仪器,因此是一种实用的诊断方法。但此法在实际应用中,所用抗原和操作过程尚难以标准化。

4) 间接血凝试验(indirect hemagglutination test,IHA)　当受检血清含有相应抗体时,抗原抗体反应,出现肉眼可见红细胞凝集的阳性反应。IHA 与粪检虫卵的阳性符合率达 92.3%～100%,假阳性率为 2.5%。该法特异性与敏感性均高,用血量少,操作简便,在流行区可作为过筛或综合查病的方法。但本法使用的抗原致敏的红细胞难以标准化,以致重复性差。同时结果判读存在主观性,限制了该方法的推广应用。

5) 胶乳凝集试验(latex agglutination test,LA)　该法原理与 IHA 相似,不同的是采用聚苯乙烯胶乳颗粒替代红细胞。化学交联法制成的胶乳试剂很稳定,更易标准化。

6) 酶联免疫吸附试验　此法具有较高敏感性和特异性,且可半定量检测相应抗体水平。阳性检出率达 95% 以上,可用作诊断及考核疗效的依据。本法广泛地应用于检测患者体内抗体,近年来已研制出若干改良方法及其诊断试剂盒。如聚氯乙烯(PVC)薄膜快速 ELISA、硝酸纤维素薄膜斑点 ELISA 等,操作相对简便、快捷,有利于在疫区现场应用。本法与肺吸虫病和华支睾吸虫病有一定的交叉反应。

7) 免疫印迹法(western blot)　血吸虫抗原经 SDS-PAGE 后,蛋白质可按其相对分子质量大小分离成不同的条带,经电转印到硝酸纤维素薄膜上后,显示出与血清中相应抗体发生特异性结合的抗原组分。该法不但能对血吸虫的特定组分蛋白进行分析和鉴定,而且能通过检测抗原、抗体表达谱来鉴别诊断患者和区分不同病期。该法敏感性和特异性均较高,但仅适用于有条件的实验室。

8) 金标免疫渗滤法　近几年来从固相免疫测定法发展起来的新技术。阳性反应肉眼清晰可见,操作简便快速,不需任何仪器,反应快速,且试剂稳定、易长期保存。此法适合现场查病时使用,但结果的敏感性和特异性取决于标记的抗原或抗体的质量。

9) 胶体染料试纸条法(dipstick dye immunoassay,DDIA)　DDIA 是近年研制的用染料标记的日本血吸虫可溶性虫卵抗原检测患者血清抗体的方法,其操作简单、快速,价格低廉,不需要专门设备,并且具有较高的敏感性和特异性。因此,该法适合进行大规模的血吸虫病患者群普查。

此外,还有间接荧光抗体试验(indirect fluorescent antibody test,IFAT)、酶标记抗原对流免疫电泳(ELICIEP)等,各具优缺点。目前,对短程抗体(治疗后转阴较快的抗体)的检测研究方面,如用抗独特型抗体、重组抗原或用血吸虫抗原组分对 IgG 亚类进行检测,从而判断受检者是否为现症患者,这有较大的诊断价值。

2. 检测循环抗原的实验　在感染血吸虫的宿主体液内可检出 3 种血吸虫循环抗原,即肠相关抗原(gut-associated antigens,GAA)、膜相关抗原(membrane-associated antigens,MAA)和卵相关抗原(egg-associated antigens,EAA)。通常在感染后 1～4 周,血清中 GAA 最先出现,然后是 MAA,最后是 EAA。由于循环抗原的含量通常很低,一般方法难以检出。因此以检测循环抗原为目的的实验对灵敏度和特异性要求较高。

目前检测血吸虫循环抗原的方法有间接红细胞凝集试验、时间分辨免疫荧光分析方法、磁珠抗原捕获酶联免疫试验、杂交瘤细胞凝集试验、试纸条法和酶联免疫吸附试验等。有报道免疫磁珠酶联免疫法(immunomagnetic bead ELISA,IMB-ELISA)以高度均一的纳米磁性微球为固相支持物检出血吸虫病患者尿液中的循环抗原。由于纳米磁珠颗粒小、表面积大,可结合更多的诊断分子,因此可提高 Ig 分子的 Fab 与抗原结合的机会,使蛋白吸附能力超出酶标板载体的 1000 倍以上,具有良好的应用前景。但迄今为止,敏感、特异并广泛应用于现场的检测方法不多。

3. 检测循环免疫复合物(CIC)的实验　血吸虫病患者血清中存在 CIC,CIC 水平与病情有相关性。由于检测 CIC 相当于检测到结合的抗原,因而具有与 CAg 检测相同的检测意义。CIC 经酶解后用双向酶标对流检测特异性抗体和抗原,对晚期血吸虫病的诊断具有较好的效果。除了可以使用前述的双抗体夹心 ELISA 法和免疫印迹法外,还有使用抗钥孔蓝蛋白 ELISA 和 ^{125}ICIq 法检测循环免疫复合物。

(三) 分子生物学检验

1. 血吸虫 DNA 检测技术　在血吸虫病核酸诊断中,合理选择 DNA 靶片段是核酸诊断的关键环节。目前,所采用的靶片段主要来自死亡的成虫、虫卵及虫体生长发育过程中脱落物的崩解所释放的核酸片段。用于核酸检测的目标片段应该是血吸虫所特有的,即在进化上高度保守的序列,比如核糖体DNA、基因组DNA中的重复序列和线粒体DNA都常被用作血吸虫核酸诊断的靶片段。这些检测方法中大致都需经过样本采集、DNA提取、对序列的检测及结果进行判读等一系列过程,需要独立的实验场所和特殊仪器保证检测结果的可靠性。因此,虽然多种核酸检测的方法陆续被报道,但目前这些方法还未能够真正用于血吸虫病流行区的现场诊断。

1) PCR 检测　由普通 PCR 发展起来的多重 PCR、巢式 PCR、PCR-ELISA 及环介导等温扩增技术等多种 PCR 技术检测血吸虫 DNA 片段的特异性和灵敏度都有不同程度的提高。

2) DNA 探针检测　其特异性和敏感性高,并且 DNA 探针直接检测血吸虫的基因,比血清学方法可靠;探针 DNA 较稳定,在合适条件下可较长期保存,试验结果的重现性较好。

2. 血吸虫 RNA 检测技术　有报道使用实时荧光定量 PCR 来检测血液中和水源中的血吸虫尾蚴 RNA 的微量检测方法。该法的检测灵敏度高于 DNA 检测技术,与光镜检测的结果显著相关。

四、流行与防治

(一)流行

我国长江流域及其以南的湖南、湖北、江西、安徽、江苏、云南、四川、浙江、广东、广西、上海、福建、重庆 13 个省区市曾经是血吸虫病严重流行区。目前,我国血吸虫病流行区主要在湖北、湖南、江西、安徽的江湖洲滩地区以及四川、云南的部分山区,共 90 多个县或农场有血吸虫病流行,钉螺面积约 35 亿平方米。我国现有血吸虫病患者约 36 万。近几年患病人数进一步下降,说明防治工作取得了显著的效果,但急性感染仍时有发生。

(二)防治

1984 年 WHO 提出了人畜化疗结合健康教育,辅以局部或季节性灭螺的血吸虫病防治策略。针对我国血吸虫病流行范围广、地理环境复杂、钉螺分布广泛等特点,我国提出了"综合治理、科学防治、因地制宜、分类指导"的防治血吸虫病的指导思想。其中,控制和消灭钉螺是控制血吸虫病传播的重要环节。常用的灭螺药物有氯硝柳胺、溴乙酰胺、四聚乙醛等。除了消灭钉螺,在切断血吸虫病的传播中还应做好粪便管理、保证安全供水和做好个人防护等工作。当前治疗血吸虫病的首选药物是吡喹酮,该药高效、安全且成本低廉,不良反应较轻,适用于各期血吸虫病和夹杂症患者。由我国学者自行研发的青蒿素衍生物蒿甲醚、青蒿琥酯对血吸虫童虫有很好的杀灭作用,可达到早期治疗的目的。

附　尾蚴性皮炎

裂体科下分 9 个属,其中只有裂体属的虫种能在人体寄生,其他属的虫种寄生于鸟类或哺乳动物。这些非人体血吸虫尾蚴侵入人体皮肤后不能发育为成虫,但其尾蚴可钻入人体,引起皮肤变态反应。由禽类或畜类血吸虫尾蚴侵入人体皮肤引起的变态反应称尾蚴性皮炎(cercarial dermatitis)。尾蚴性皮炎在不少国家都有流行或病例报道,如美国称为游泳瘙痒(swimmer's itch)、日本称为湖岸病等。在我国的稻田区,尾蚴性皮炎又称稻田性皮炎。

迄今国内外已证实可引起尾蚴性皮炎的致病虫种近 70 种,在我国,主要是寄生于禽类的毛毕吸虫属(trichobilharzia)和寄生于畜类的东毕吸虫属(orientobilharzia)。这两类虫种的终宿主为鸭或牛等动物,中间宿主是淡水螺类(椎实螺科),分布于稻田、水沟和池塘,人因接触疫水而感染。禽、畜类的粪便入水,孵出毛蚴,感染中间宿主椎实螺,约经 1 个月,成熟尾蚴从螺体逸出,在水中游动,遇到禽或畜类经皮肤侵入,随血液循环到达门静脉和肠系膜静脉内发育为成虫。另外,还有一种海鸟类血吸虫尾蚴引起的海水皮炎,见于我国沿海如福建省等地。病原体为鸟血吸虫属(ornithobilharzia),寄生在各种灰背鸥肠系膜静脉中。美国也有报告在太平洋地区由微血吸虫(microbilharzia)与巨血吸虫(gigantbilharzia)引起尾蚴性皮炎者。因此,海水浴与从事海产养殖业者易感染。

人因接触疫水而感染尾蚴,尾蚴的分泌物和死亡虫体的崩解产物可作为变应原引起 I 型和 IV 型超敏反应。患者接触尾蚴后 5 min 至 1 h 即可感觉刺痒，出现点状红斑和丘疹，丘疹周围可有红晕，丘疹数量增加或逐渐扩大融合成风疹块，如搔破皮肤，可出现继发性感染。有些患者可出现荨麻疹和水疱。皮肤反应一般在 3～4 天达到高峰，1 周左右消退而自愈。可伴有发热、局部淋巴结肿大及局部皮肤水肿等症状和体征，甚至局部淋巴管、淋巴结炎。疫区患者常重复感染，感染次数越多，皮炎显现越早，疹块越大，消退越慢。

尾蚴性皮炎属自限性疾病，若无继发感染，一般几天后即可自愈。治疗主要是消炎、止痒和预防继发感染。局部止痒可用 1‰～5‰ 的樟脑酒精、鱼黄软膏或复方炉甘石洗剂，中药如五倍子、蛇床子等煎水洗浴也有止痒作用。症状严重的可用抗过敏药。局部皮肤有继发感染者可涂搽龙胆紫或碘伏。

本病的预防应注意个人防护，应尽量避免接触养鸭池塘及沟渠水。在生产活动中必须接触疫水时，可在皮肤上涂搽防护剂，或穿长筒胶靴、戴胶手套等。流行区结合农田水利建设需采用多种方法消灭钉螺，禽畜粪便要经无害化处理后才施于水田。

第六节 其他吸虫

一、异形吸虫

异形吸虫（*Heterophyids trematodes* Odher,1914）是指属于异形科的一类小型吸虫。成虫寄生于鸟类和哺乳动物的小肠，偶尔也可以寄生于人体，引起异形吸虫病（heterophydiasis）。我国常见的异形吸虫有 10 多种，其中有人体感染报告的 9 种，即异形异形吸虫（*Heterophyes heterophyes* V. Siebold,1852）、横川后殖吸虫（*Metagonimus yokogawai* Katsurada,1912）、钩棘单睾吸虫（*Haplorchis pumilio* Looss,1899）、多棘单睾吸虫（*Haplorchis yokogawai* Katsurada,1932）、台湾棘带吸虫（*Centrocestus formosanus* Nishigori,1924）、哥氏原角囊吸虫（*Procerovum calderoni* Africa & Garcia,1935）、扇棘单睾吸虫（*Haplorchis taichui* Katsurada,1932）、施氏原角囊吸虫（*Procerovum sisoni* Africa,1938）、镰刀星隙吸虫（*Stellanctchasmus falcatus* Onji & Nishio,1924）。

（一）病原学

1. 形态

1）成虫　成虫体微小，体长为 0.3～0.5 mm，最大者 2～3 mm，多呈长梨形，前半略扁，后半较肥大，体表具有鳞棘。除口、腹吸盘外，很多种类还有生殖吸盘。前咽明显，食管细长，肠支长短不一。睾丸 1～2 个，多不分支。卵巢位于睾丸之前，紧接卵模，受精囊和贮精囊明显（图 18-14，彩图 63）。

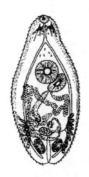 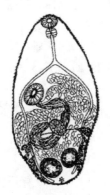

异形吸虫　　　横川后殖吸虫

图 18-14　异形吸虫成虫

2）虫卵　虫卵小，各种异形吸虫的卵形态相似。除台湾棘带吸虫的卵壳表面有格子状花纹外，其他异形吸虫卵与华支睾吸虫卵在形态上难以鉴别。

2. 生活史

各种异形吸虫的生活史与华支睾吸虫的相似,成虫寄生于鸟类及哺乳动物的肠道。虫卵随终宿主粪便入水,被第一中间宿主淡水螺类吞食,毛蚴在螺体孵出,经胞蚴、子雷蚴、尾蚴的发育繁殖,尾蚴从螺体逸出,侵入第二中间宿主淡水鱼或蛙体内,发育为囊蚴。人体因误食生或半生含囊蚴的淡水鱼或蛙而受感染。囊蚴在肠道内脱囊而出,在小肠发育为成虫。

(二)致病与临床

成虫的寄生主要引起肠壁的炎症,但因虫体小,一般临床症状较轻,重度感染者可出现消瘦及腹痛、腹泻等消化道症状。成虫也可钻入肠壁,其虫卵可随血液到达肠外的其他组织器官,如心、脑、脊髓、肝、脾、肺等处,导致复杂多样的临床症状,例如,虫卵沉积在脑组织则可形成血栓、脑组织退化,甚至血管破裂,造成患者死亡;虫卵沉积在心脏,可导致心力衰竭。

(三)实验室检验

粪便生理盐水直接涂片法及沉渣镜检虫卵是常规的病原学检查方法,但因各种异形吸虫卵形态相似,而且与华支睾吸虫卵难以区别,所以虫卵检查只能对疾病做初步判断,成虫鉴定为确诊的依据。若能检获成虫,对鉴别虫种有重要意义。

(四)流行与防治

分布广泛,在日本、韩国、朝鲜、菲律宾、泰国、印度尼西亚、澳大利亚、埃及、西班牙、希腊等国都有流行。我国主要分布在东部和南部。异形吸虫囊蚴在酱油、醋和5%的盐水中可分别存活13 h、24 h和4天。50 ℃水中7 min,80 ℃水中3 min,开水中20 s,囊蚴即可被杀死。注意饮食卫生,不吃生的或未煮熟的淡水鱼肉和蛙肉,是预防感染的关键。治疗药物可用吡喹酮。

二、棘口吸虫

棘口吸虫(echinostome)是一类属于棘口科(Echinostomatidae)的中、小型吸虫,种类繁多,全世界已报告600多种,主要见于鸟类、禽类,其次是哺乳类、爬行类,少数见于鱼类。也可寄生于人体引起棘口吸虫病(echinostomiasis)。寄生于人体的棘口吸虫主要分布于东南亚地区,我国已报告有如下16种:日本棘隙吸虫(*Echinochasmus japonicus* Tanabe,1926)、藐小棘隙吸虫(*Echinochasmus liliputanus* Looss,1896)、抱茎棘隙吸虫(*Echinochasmus perfoliatus* Dietz,1910)、九佛棘隙吸虫(*Echinochasmus jiufoensis* liang & Ke,1988)、福建棘隙吸虫(*Echinochasmus fujianensis* Cheng,1992)、曲领棘隙吸虫(*Echinoparyphium recurvatum* Linstow,1973)、狭睾棘口吸虫(*Echinostoma angustiteretis* Wang,1977)、卷棘口吸虫(*Echinostoma revolutum* Dietz,1909)、宫川棘口吸虫(*Echinostoma miyagawai* Vkurisa,1932)、接睾棘口吸虫(*Echinostoma paraulum* Dietz,1909)、马来棘口吸虫(*Echinostoma malayanum* leiper,1911)、圆圃棘口吸虫(*Echinostoma hortense* Asada,1926)、埃及棘口吸虫(*Echinostoma aegyptica* Khalil,1924)、雅西真缘吸虫(*Euparyphium jassyense* Leon,1916)、伊族真缘吸虫(*Euparyphium ilocanum* Garrison,1907)和台湾棘带吸虫(*Centrocestus formosanus* Nishigoti,1924)。这其中以日本棘隙吸虫、卷棘口吸虫、藐小棘隙吸虫及抱茎棘隙吸虫最为重要。

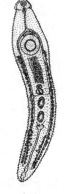

图18-15 卷棘口吸虫成虫

(一)病原学

1. 形态

1)成虫 棘口吸虫为长条形,大小不一,有体棘,前端似瓶状,口吸盘位于体前端亚腹面,具头冠或环口圈,头冠或环口圈之上有1~2圈头棘。腹吸盘发达,大于口吸盘,位于体前部或中部的腹面。两个圆形的睾丸前后排列或斜排列在虫体后半部。卵巢位于睾丸之前(图18-15)。

2)虫卵 虫卵较大,大小为109.85 μm×67.65 μm,椭圆形,淡黄色或金黄色,壳薄,有卵盖,内含一个卵细胞或若干个卵黄细胞,外观似姜片虫卵,应注意鉴别。

2. 生活史 成虫寄生于小肠上段,偶尔也可侵入胆管。产出的虫卵随粪便进入水体后直接发育为毛蚴。毛蚴侵入第一中间宿主淡水螺体内后经胞蚴、母雷蚴、子雷蚴等期发育为尾蚴。尾蚴逸出后侵入第二中间宿主淡水鱼类、蛙或蝌蚪体内形成囊蚴,也可不逸出就在原来的螺体内形成囊蚴,或侵入其他螺体内形成囊蚴,或附在水生植物上结囊。人或动物因食入生或半生第二中间宿主或水生植物而感染。

(二)致病与临床

成虫主要寄生在终宿主小肠上段。虫体的体棘、头棘及吸盘的机械性刺激引起肠壁卡他性炎症和浅表黏膜上皮脱落、充血与炎症细胞浸润。轻度感染者常无明显症状,或仅出现乏力、腹痛、腹泻等胃肠道症状。严重感染者可有厌食、贫血、消瘦、发育不良,甚至并发其他疾病,最终导致死亡。

(三)实验室检验

实验室检验常用检查方法是粪便生理盐水直接涂片法及多种沉淀法检查虫卵,但因多种棘口吸虫的虫卵在形态上都很相似,因此不易区分,若能获得成虫,则有助于鉴定虫种。

(四)流行与防治

人体感染主要分布于亚洲东部和东南亚,其中日本、朝鲜和我国报道的病例较多。我国主要见于广东、福建、海南、江西、安徽、湖南、湖北、云南、新疆等地,多数是散发病例。棘口吸虫病是人畜共患病,动物感染极常见。人体感染主要是因为吃未煮熟的淡水鱼、蛙及螺类或吞食生的蝌蚪等,因此改变不良的饮食习惯是重要的预防措施。吡喹酮是治疗的首选药物,可用硫氯酚驱虫。

本章小结

主要虫种	与诊断、传播相关的时期形态	生活史特点	主要临床表现	主要病原学检验
华支睾吸虫	成虫:雌雄同体,虫体狭长,大小一般为(10~25)mm×(3~5)mm。背腹扁平,前端稍窄,后端钝圆,似葵花子仁。虫卵:形似芝麻,黄褐色,一端较窄且有卵盖,盖周围的卵壳增厚形成肩峰,另一端有疣状突起,卵内含成熟的毛蚴。	感染阶段:囊蚴。感染途径:经口。寄生部位:肝胆管内。离体方式及时期:虫卵随粪便排出体外。	轻度偶有上腹饱胀、腹泻;中度表现为消化道症状,如食欲欠佳、腹胀、腹泻、肝区隐痛或胀痛、肝肿大等;重型表现为以胆汁性肝硬化为主的综合症状,如肝硬化、腹腔积液、贫血、低蛋白血症、发育障碍、阻塞性黄疸等。	检验取材:粪便、十二指肠引流液。检验时期:虫卵、成虫。检验方法:用直接涂片法、自然沉淀法、饱和盐水浮聚法。
布氏姜片吸虫	成虫:活虫肉红色,死后灰白色,长椭圆形,虫体肥厚,背腹扁平,前窄后宽,形似姜片,是寄生人体内最大的吸虫。虫卵:淡黄色,椭圆形,大小为(130~140)μm×(80~85)μm,是人体寄生虫卵中最大的蠕虫卵,卵壳薄,卵盖不明显,卵内含1个卵细胞和20~40个卵黄细胞。	感染阶段:囊蚴。感染途径:经口。寄生部位:小肠。离体方式及时期:虫卵随粪便排出体外。	轻度感染者多无明显表现,虫荷较大时常出现消化系统的症状和体征,如腹痛、腹泻、排便量多、粪便稀薄而臭,重症患者因虫数多,可堆积成团,阻塞肠腔致肠梗阻。	检验取材:粪便。检验时期:虫卵、成虫。检验方法:用直接涂片法、自然沉淀法、饱和盐水浮聚法。

续表

主要虫种	与诊断、传播相关的时期形态	生活史特点	主要临床表现	主要病原学检验
肝片形吸虫	成虫：活体呈棕红色，死后为灰白色，树叶状，背腹扁平。长20～40 mm，宽5～13 mm，前端有头锥。 虫卵：椭圆形，黄褐色，卵壳薄，卵盖小，卵内充满许多卵黄细胞。	感染阶段：囊蚴。 感染途径：经口。 寄生部位：肝胆管内。 离体方式及时期：虫卵随胆汁入肠道，随粪便排出体外。	急性期表现为突发性高热、肝区痛、腹痛，常伴有胃肠功能紊乱、贫血、肝脾肿大、腹腔积液等；隐匿期持续数月或数年无明显症状；慢性期表现为胆管炎、胆囊炎等。	检验取材：粪便、十二指肠引流液。 检验时期：虫卵。 检验方法：直接涂片法、自然沉淀法、饱和盐水浮聚法。
卫氏并殖吸虫病	成虫：肥厚，椭圆形，背面隆起，腹面扁平，活体暗红色，死后灰白色，体长7.5～12 mm，宽4～6 mm，厚3.5～5.0 mm。外形似半个花生米。 虫卵：金黄色，大小为(80～118)μm×(48～60)μm，卵盖大，常倾斜，卵壳厚薄不匀，卵内有1个卵细胞及10余个卵黄细胞。	感染阶段：囊蚴。 感染途径：经口。 寄生部位：肺。 离体方式及时期：虫卵随痰排出体外或随痰咽入消化道，随粪便排出体外。	胸肺型肺吸虫病最常见，以咳嗽、胸痛、咯铁锈色痰为主。此外，还可有腹肝型、皮下型、脑型卫氏并殖吸虫病，其临床表现因受损部位不同而不同。	检验取材：痰液、粪便。 检验时期：虫卵。 检验方法：痰液直接涂片法、痰液10%氢氧化钠消化、离心沉淀、涂片镜检。
日本血吸虫	成虫：雌雄异体，雌虫圆柱形，大小为(12～28)mm×(0.1～0.3)mm；雄虫粗短，大小为(10～20)mm×(0.5～0.55)mm，自腹吸盘后虫体向两侧略延伸并向腹面卷曲，形成抱雌沟。通常雌虫居于抱雌沟中，以合抱状态存在。 虫卵：淡黄色，椭圆形，卵壳薄，无卵盖。大小为(70～100)μm×(50～80)μm。卵壳一侧偏下方有一小棘。卵内含一个毛蚴。	感染阶段：尾蚴。 感染途径：经皮肤。 寄生部位：门脉-肠系膜静脉系统。 离体方式及时期：虫卵随粪便排出体外。	急性血吸虫病主要为发热，还可出现食欲减退、恶心、呕吐、腹泻、脓血便等；慢性血吸虫病多无明显症状，或表现为间断性腹泻、脓血便、肝脾肿大、贫血和消瘦等；晚期血吸虫病以肝脾肿大、门脉高压和食管下端及胃底静脉曲张为主，分为巨脾型、腹腔积液型、结肠增殖型和侏儒型。	检验取材：粪便。 检验时期：虫卵。 检验方法：直接涂片法、改良加藤法、毛蚴孵化法、直肠黏膜活组织检查。

思 考 题

1. 试述吸虫的生活史。
2. 试述华支睾吸虫成虫及虫卵的形态结构特点。
3. 华支睾吸虫对人体的危害有哪些？
4. 试述布氏姜片吸虫成虫及虫卵的形态结构特点。
5. 试述肝片形吸虫与布氏姜片吸虫在形态和生活史上有哪些异同点。
6. 如何鉴别布氏姜片吸虫与肝片形吸虫？
7. 卫氏并殖吸虫的终宿主、中间宿主和转续宿主各是什么？

8. 卫氏并殖吸虫病有哪些临床类型及表现?
9. 卫氏并殖吸虫病的病原学诊断方法有哪些?
10. 血吸虫是如何感染人体的?
11. 日本血吸虫成虫寄生于门脉-肠系膜静脉系统,为何能在患者粪便中查到虫卵?但晚期血吸虫患者的粪便中为什么又不易检出虫卵?
13. 试述日本血吸虫卵肉芽肿的形成机制。

(张 慧 郭 翀 闫海润)

第十九章 绦　　虫

> **学习目标**
>
> 1. 掌握：链状带绦虫与肥胖带绦虫的成虫、虫卵及囊尾蚴的形态特征及鉴别要点、生活史过程、致病及实验室检查方法；细粒棘球绦虫棘球蚴的形态特征、生活史过程、致病机制与实验室检查方法。
> 2. 熟悉：链状带绦虫、肥胖带绦虫、细粒棘球绦虫的流行分布特点与防治原则；微小膜壳绦虫、缩小膜壳绦虫成虫与虫卵的形态特征及鉴别要点、生活史特点、对人体的危害及实验室检查方法；多房棘球绦虫泡球蚴的形态特征、生活史特点、致病机制与实验室检查方法；曼氏迭宫绦虫裂头蚴的形态特征、生活史特点、对人体的危害与实验室检查方法。
> 3. 了解：微小膜壳绦虫、缩小膜壳绦虫、多房棘球绦虫及曼氏迭宫绦虫的流行因素与防治原则；阔节裂头绦虫、犬复孔绦虫及西里伯瑞列绦虫的形态与生活史特点、对人体的危害、实验诊断、流行因素及防治原则。

绦虫（cestode）属扁形动物门的绦虫纲（Class Cestoda）。成虫多寄生于脊椎动物的消化道内，生活史多需 1～2 个中间宿主。寄生于人体的绦虫有 30 余种，分属于圆叶目（Cyclophyllidea）和假叶目（Pseudophyllidea）。

绦虫成虫呈白色或乳白色，背腹扁平，如带状，体长因虫种不同可从数毫米至数米不等。虫体大多分节，两侧对称，多为雌雄同体，无消化道和体腔。虫体可分为头节、颈部和链体。头节细小，上有固着器官。圆叶目绦虫头节多呈球形，顶端有 4 个吸盘，有的有顶突和小钩。假叶目绦虫头节通常呈梭形，上有 2 条吸槽。颈部纤细，不分节，具有生发功能，由此长出链体的节片。靠近颈部的节片较小，其内的生殖器官尚未发育成熟，称为未成熟节片或幼节。向后至链体中部的节片较大，内部的生殖器官已发育成熟，称为成熟节片或成节。链体后部的节片最大，节片中除了子宫外，其他生殖器官均已退化，子宫内储满虫卵，称为妊娠节片或孕节。末端的孕节可从链体上脱落，新的节片不断从颈部长出，使虫体保持一定的长度。绦虫体壁由皮层和皮下层组成。皮层无细胞核，具有无数微小指状的微毛，微毛末端呈尖棘状。皮层的内层有基膜，与皮下层分开。皮下层主要由表层肌组成，包括环肌、纵肌及少量斜肌。肌层下的实质组织中散在分布许多石灰小体，可能有缓冲酸碱平衡的作用。神经系统包括头节中的 1 神经节和由此发出的 6 根纵行的神经干，神经干贯穿整个链体。在头节和每个链体的节片中还有横向的连接支。感觉末梢分布于皮层，与触觉和化学感受器相连。排泄系统由若干焰细胞、毛细管、集合管及 4 根纵行的排泄管组成，排泄管贯穿链体，在每一节片后部有横支相连。排泄系统有排出代谢产物和调节体液平衡的作用。生殖系统结构复杂，每个成熟节片内均有雌、雄生殖器官各一套。雄性生殖系统有数个至数百个圆球形的睾丸，散布于节片实质中。每个睾丸发出一根输出管，汇成输精管，延伸入阴茎囊，与贮精囊、射精管相连，射精管的末端是阴茎。雌性生殖系统有一个卵巢，多分为左右两叶，位于节片中后部的腹面。有些绦虫的卵黄腺呈滤泡状，数量众多，均匀分散于节片中。有些绦虫的卵黄腺聚集成一致密实体，位于卵巢后方。卵黄腺发出卵黄小管汇成卵黄总管。输卵管自卵巢发出后，依次与阴道、卵黄总管连接，膨大成卵模，与子宫相通。子宫呈管状或囊状，管状者开口于腹面的子宫孔；囊状者无子宫孔，子宫随虫卵的增多和发育而膨大，或向两侧分支。阴道多与输精管平行，开口于生殖孔。

假叶目和圆叶目绦虫的虫卵形态不同。假叶目绦虫卵为椭圆形，卵壳较薄，一端有小盖，卵内含一个卵细胞和若干个卵黄细胞。圆叶目绦虫卵多呈圆球形，卵壳薄，内有一厚的胚膜，卵内含一幼虫，具有

3对小钩,称六钩蚴(onchosphere)。

绦虫在中间宿主体内的发育阶段称为中绦期(metacestode),常见的中绦期幼虫如下。①囊尾蚴(cysticercus):俗称囊虫(bladder worm),为半透明的囊状体,囊内充满囊液,囊壁上有一向内翻转卷曲的头节。②棘球蚴(hydatid cyst):为球形的囊状体,囊内含大量原头蚴或称原头节(protoscolex)和许多生发囊,生发囊可附着于囊壁上或悬浮于囊液中,其内又可有许多原头蚴或更小的生发囊。③泡球蚴(alveolar hydatid cyst):或称多房棘球蚴(multilocular hydatid cyst),属棘球蚴型,囊较小,可不断向囊内和囊外芽生若干小囊,囊内充满胶状物,原头节较少。④似囊尾蚴(cysticercoid):囊腔较小,有一相对较大的内缩头节,后接实心带小钩的尾状结构。⑤原尾蚴(procercoid):假叶目绦虫在第一中间宿主体内发育的幼虫。为实体结构,未分化出头节,一端有一小突,称为小尾,上有6个小钩。⑥裂头蚴(plerocercoid):假叶目绦虫原尾蚴在第二中间宿主体内发育而成。无小尾和小钩,开始形成附着器并分化出头节。

绦虫成虫寄生于脊椎动物的消化道中,虫卵自子宫孔或随孕节脱落而排出,假叶目和圆叶目绦虫在外界的发育不同。假叶目绦虫生活史需要2个中间宿主。排出的虫卵必须进入水中才能继续发育,孵出钩球蚴(coracidium),钩球蚴具有3对小钩,外被纤毛,能在水中运动,当遇到第一中间宿主剑水蚤时,钩球蚴侵入其体内发育为原尾蚴,然后进入第二中间宿主鱼或蛙等体内发育为裂头蚴,裂头蚴须进入终宿主肠道后才能发育为成虫。圆叶目绦虫生活史需要1个中间宿主,有的虫种甚至无需中间宿主。虫卵在子宫内已开始发育,内含六钩蚴。虫卵随孕节脱落排出,孕节活动挤压或自身破裂致虫卵散出,被中间宿主吞食后六钩蚴孵出,钻入宿主肠壁,随血流到达组织内,发育为中绦期幼虫。中绦期幼虫被终宿主吞食后,在肠道胆汁的作用下脱囊或翻出头节,逐渐发育为成虫。

绦虫成虫和幼虫对人体均有致病性。成虫寄生于肠道,致病主要因为虫体固着器官吸盘和小钩以及微毛对宿主肠道的机械性损伤,加上虫体释出的代谢产物的刺激。成虫引起的症状通常不严重。幼虫在人体组织器官寄生时可导致严重病变,其危害性较成虫大。

寄生于人体的绦虫隶属于多节绦虫亚纲的假叶目和圆叶目,我国常见的虫种有链状带绦虫、肥胖带绦虫、细粒棘球绦虫、微小膜壳绦虫和曼氏迭宫绦虫等。

第一节 带 绦 虫

案例导入

患者,男,30岁,云南某地农民。因脐周持续性钝痛,食欲下降,粪便中有时有白色物体2个月来诊。体格检查:体温、脉搏、血压、心率均正常。营养中等,神清,精神可。全身皮肤未见皮疹、出血点及皮下结节,无黄染,浅表淋巴结无肿大。胸廓对称,无畸形,心肺(一)。腹部及脊柱四肢(一)。生理反射存在,病理反射未引出。询问病史,患者有食"生皮"的习惯。粪便检查见带绦虫卵。患者粪便中白色物体呈扁平状,薄而略透明,子宫分支排列不整齐,每侧分支数为10支。诊断为猪带绦虫病。给予槟榔、南瓜子驱虫治疗,排出一条完整虫体,长约3.5m,乳白色、带状,其头节近似球形,直径约1 mm,有吸盘4个,头顶有顶突,其上有小钩。5个月后,患者因颈部、后背及右腰部皮下结节,以"囊虫病"再次入院。右腰部皮下结节活检为半透明囊状物,直径0.6 cm。病理诊断为猪囊尾蚴病。实验室检查:①血常规:嗜酸性粒细胞为0.7×10^9/L,单克隆抗体检测血清囊虫循环抗原(+)。②影像学检查:胸部X片无异常,头颅CT及眼科检查无异常。诊断为皮下肌肉囊虫病。给予吡喹酮服药治疗两个疗程后皮下结节消失。

1. 该患者所患的囊虫病与之前所患的绦虫病有何关联?
2. 为什么说猪带绦虫比牛带绦虫对人体的危害大?
3. 试述人体感染囊虫病的方式。

一、链状带绦虫

链状带绦虫(*Taenia solium* Linnaeus,1758)又称猪肉绦虫、猪带绦虫或有钩绦虫,成虫寄生于人体肠道,引起猪带绦虫病(taeniasis suis),幼虫(囊尾蚴)寄生于人或猪的组织器官内,引起猪囊尾蚴病(cysticercosis),又称囊虫病。人是猪带绦虫的终宿主,也可作为其中间宿主。我国古代医书中称为"寸白虫"或"白虫",并将绦虫病的传播与吃生肉和未熟的肉联系起来,说明了疾病的传播来源。

(一)病原学

1. 形态

1)成虫 虫体乳白色,背腹扁平,带状,分节,长2~4 m,前端较细,向后渐扁阔,节片较薄,略透明。分为头节、颈部及链体三部分(图19-1,彩图64)。

(1)头节:近似球形,直径0.6~1 mm,有4个杯状吸盘和能伸缩的顶突,顶突上有排列成内外两圈的小钩,有25~50个(彩图65)。

(2)颈部:纤细,宽约为头节的一半,长5~10 mm,有生发功能,由此向后不断长出链体的节片。

(3)链体:由700~1000个节片组成。根据生殖器官的发育程度不同,分为幼节、成节和孕节。近颈部的幼节短而宽,生殖器官发育不成熟,结构不明显;中部的成节近方形,每一节片中均有雌、雄生殖器官各一套。睾丸呈滤泡状,有150~200个,分布在节片的两侧。卵巢在节片后1/3的中央,分为3叶,即左右两大叶和中央一小叶。卵黄腺呈块状,位于卵巢之后(彩图66)。孕节为长方形,仅有充满虫卵的子宫,其余生殖器官均退化,子宫向两侧呈不规则的树状分支,每侧7~13支,每一孕节内含虫卵约4万个(彩图67)。

2)虫卵 呈球形或近似球形,棕黄色,直径31~43 μm。卵壳较薄,易破裂,虫卵自孕节散出后卵壳多数已脱落,镜检时一般难以见到。胚膜较厚,其上具有放射状的条纹。卵内含一发育成熟、呈球形、具有3对小钩的六钩蚴(图19-1,彩图68)。

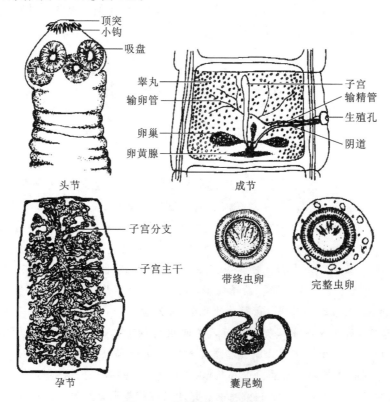

图 19-1 猪带绦虫各期形态

3)囊尾蚴 又称囊虫,为白色半透明、卵圆形的囊状体,黄豆大小,长8~10 mm,囊内充满透明的囊液。囊壁分两层,外为皮层,内为间质层,含有一米粒大小、向内翻卷收缩的头节,其形态结构和成虫头节相同(图 19-1,彩图 69)。

2. 生活史 人是猪带绦虫的终宿主,也可作为其中间宿主;猪和野猪是主要的中间宿主。研究表明,猪囊尾蚴可感染实验动物白掌长臂猿和大猩猩;犬食入猪带绦虫卵后可自然感染猪囊尾蚴,提示某些灵长类动物可作为猪带绦虫的终宿主,犬可作为其中间宿主。

成虫寄生于人体小肠上段,头节固着于肠壁。孕节常单独或 5~6 节相连地从链体上脱落,随粪便排出体外,脱离虫体的孕节仍具有一定的活动力,可因受挤压破裂而使虫卵散出。当虫卵或孕节被中间宿主猪食入后,在小肠内经消化液的作用,胚膜破裂,六钩蚴逸出,钻入肠壁,进入血管或淋巴管,随血液或淋巴循环到达猪的全身各处,约经 10 周发育为囊尾蚴。囊尾蚴在猪体内可存活数年,含囊尾蚴的猪肉俗称"米猪肉"或"豆猪肉"。人因食入生的或未熟的"米猪肉"而感染。囊尾蚴到达小肠,在胆汁的作用下,囊内头节翻出,以小钩或吸盘附着于肠壁,经 2~3 个月发育为成虫(图 19-2)。成虫在人体内寿命可达 25 年之久。

人若误食虫卵,虫卵可在人体内发育为囊尾蚴,但不能继续发育为成虫,此时,人为猪带绦虫的中间宿主。人误食虫卵的方式有 3 种:①自体内重复感染:当猪带绦虫病患者恶心、呕吐时,脱落的孕节随肠的逆蠕动反流入胃,经消化液作用,释放出大量虫卵,引起自身囊尾蚴病。②自体外重复感染:患者误食自己排出的虫卵而造成的感染。③异体感染:误食他人排出的虫卵而感染。

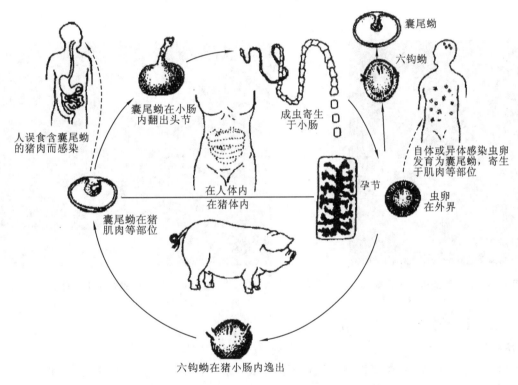

图 19-2 猪带绦虫生活史

(二)致病与临床

猪带绦虫的成虫和囊尾蚴均可寄生于人体,分别引起猪带绦虫病和猪囊尾蚴病。

1. 成虫致病 寄生在人体小肠的成虫多为 1 条,也有多条寄生者,国内报道感染最多的一例为 19 条。感染者一般无明显症状,多因在粪便中发现节片而求医。少数患者有腹部不适或隐痛、消化不良、腹泻、体重减轻等症状。偶可引起肠穿孔或肠梗阻。亦有成虫在大腿皮下和甲状腺组织内异位寄生的病例报告。

2. 囊尾蚴致病 猪囊尾蚴病俗称囊虫病,因误食虫卵所致,是严重危害人体健康的寄生虫病之一。可单独发生,也可与猪带绦虫病同时存在,其危害性远大于猪带绦虫病。报告有 16%~25% 的猪带绦虫病患者伴有猪囊尾蚴病,而猪囊尾蚴病患者中约 55.6% 有猪带绦虫寄生。猪囊尾蚴的危害程度视其数量和寄生部位而定。人体寄生的猪囊尾蚴可由 1 个至成千上万个不等。寄生部位广,好发于皮下、肌肉、脑和眼,其次为心、舌、口腔、肝、肺、腹膜、上唇、乳房、子宫、神经鞘及骨等。依猪囊尾蚴寄生部位不同主要将其分为三类。

(1) 皮下、肌肉猪囊尾蚴病:猪囊尾蚴寄生于皮下、黏膜下或肌肉中,形成结节,以躯干和头部较多,四肢较少。结节呈圆形或椭圆形,大小为0.5~1.5 cm,硬度似软骨,与皮下组织无粘连,无压痛。轻度感染者可无症状,寄生数量多时,可出现肌肉酸痛无力、发胀、麻木或呈假性肌肥大症等。

(2) 脑猪囊尾蚴病:由于猪囊尾蚴在脑内的寄生部位、数量和发育程度及宿主的反应不同,脑猪囊尾蚴病的临床症状复杂多样,有的可无症状,有的可引起猝死,多数病程缓慢,发病时间以1个月至1年多见,最长可达30年。主要表现为癫痫发作、颅内压增高和神经精神症状,其中以癫痫发作最为常见。此外,可有头痛、头晕、呕吐、神志不清、痴呆、精神障碍、失语、听力障碍、肢麻、抽搐、偏瘫以及失明等。依据主要临床特征,脑猪囊尾蚴病可分为6型:①癫痫型;②脑实质型;③蛛网膜下腔型;④脑室型;⑤混合型;⑥亚临床型,其中以癫痫型最为多见(图19-3)。

(3) 眼猪囊尾蚴病:猪囊尾蚴多寄生在眼球深部的玻璃体和视网膜下,也可寄生于结膜下、眼前房、眼眶、眼睑及眼肌等处,常累及单眼,病变可由炎症反应演变为退行性变(图19-4)。猪囊尾蚴活时患者症状较轻,表现为轻度视力下降,自感虫体蠕动。当猪囊尾蚴死亡时,虫体分解物可产生强烈刺激,导致玻璃体混浊、视网膜脉络膜炎等,或并发白内障、继发青光眼等,严重者可致眼球萎缩而失明。

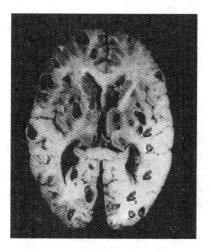

图19-3 猪囊尾蚴寄生于人脑部

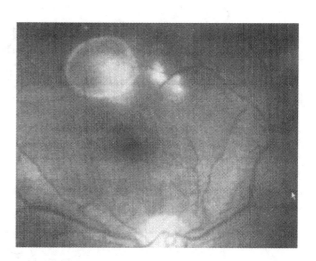

图19-4 猪囊尾蚴寄生于人眼部

(三) 实验室检验

1. 病原学检验

(1) 猪带绦虫病的检验:粪便检查可能查到虫卵或孕节。常用生理盐水涂片法、饱和盐水浮聚法或沉淀法查虫卵,对可疑者应连续检查数天。用肛门拭子法或透明胶纸法可提高虫卵检出率。因该虫卵与牛带绦虫卵难以鉴别,因此查到虫卵只能报告有带绦虫卵。若能获得孕节,则可根据子宫分支情况和数目确定虫种。必要时可试验性驱虫,淘洗粪便,将检获的头节或孕节夹在两张载玻片之间轻压,观察头节上的吸盘和顶突小钩或孕节特征即可确诊。

(2) 猪囊尾蚴病的检查:皮下结节和浅部肌肉内的包块可手术摘除活检;眼部的猪囊尾蚴可用眼底镜检查。

2. 免疫学检验 对侵入深部组织尤其是无明显临床体征的猪囊尾蚴病,免疫学诊断具有重要的临床参考价值。多用猪囊尾蚴囊液作抗原,进行皮内试验(ID)、间接血凝试验(IHA)、酶联免疫吸附试验(ELISA)等,检测患者体内特异性抗体,阳性率可达90%左右。或采用单克隆抗体抑制性酶联免疫吸附试验、单克隆抗体胶乳凝集试验、斑点免疫金银染色法等检测患者体内的循环抗原。免疫学诊断最常用的检测样品为血清,用脑脊液检测抗体或抗原对脑猪囊尾蚴病患者有重要意义。用唾液检测抗囊尾蚴IgG的方法在墨西哥已经标准化。

(1) 循环抗体检测：用已知抗原检测患者体内特异性抗体。由于猪囊尾蚴抗原成分复杂，且与多种寄生虫存在共同抗原，所以提高猪囊尾蚴病免疫诊断的特异性关键在于抗原的筛选和提取。免疫所用抗原有猪囊尾蚴粗抗原、初步纯化抗原及重组抗原。检测的抗体有特异性IgG和IgE。

(2) 循环抗原检测：人体感染猪囊尾蚴后产生相应的抗体，检测抗体阳性只能说明机体感染过猪囊尾蚴，而循环抗原检测阳性则提示体内有活猪囊尾蚴的存在，可用于现症患者的诊断和疗效考核。

此外，询问患者有无吃生猪肉和排节片史有助于疾病的诊断。X线、B超、CT和MRI等影像学检查对脑猪囊尾蚴病的诊断有辅助意义，结合临床症状如癫痫、颅内压增高和精神症状等做出诊断。

(四) 流行与防治

1. 流行　猪带绦虫呈世界性分布，除禁食猪肉的地区外，其他地区均有散发病例报道，主要流行于欧洲、中南美洲及东南亚等一些国家。猪带绦虫在我国分布广泛，呈地方性流行，近年来各地感染人数呈增加趋势，华北、东北、西北、广西、云南等地为主要流行区。患者以青壮年为主，男性多于女性，农村多于城市。

流行因素主要如下：①猪的饲养方式不当，猪散养或连茅圈饲养，造成了猪的感染；②肉类检疫不严格，使"米猪肉"流入市场；③居民饮食习惯不良，这是本病流行的关键。流行区居民喜食的食物，如云南的"生皮"、"过桥米线"，福建的"沙茶面"等均为生的或未熟的猪肉制作。非流行区居民感染多因使用同一刀具和砧板切生肉与熟食所致。

2. 防治　除加强卫生教育外，要做好"驱、管、检、改"的综合防治措施。

(1) "驱"即驱虫治疗患者，开展普查普治，尽早为患者彻底驱虫。多采用槟榔-南瓜子合剂，其疗效高，副反应小。服药后应留取24 h粪便，仔细淘洗查找有无头节，此可用于考核驱虫疗效。如未找到头节，应加强随访，若3~4个月内未再发现节片和虫卵则可视为治愈。此外，吡喹酮、阿苯达唑、甲苯咪唑等均有较好疗效。

治疗猪囊尾蚴病以手术摘除为主，特别对眼猪囊尾蚴病，这是唯一合理的方法。不宜施行手术的部位可用吡喹酮、阿苯达唑和甲苯咪唑驱虫，同时对症治疗。

(2) "管"即加强厕所、猪圈的管理，对猪施行圈养，与人厕分开。不随地大便，并对粪便进行无害化处理。

(3) "检"即加强肉类检疫，抓好肉类食品的卫生检疫，肉类上市前必须经过严格的检查。

(4) "改"即改变不良的饮食习惯，注意个人卫生和饮食卫生，不吃生的或半生的猪肉，这是预防本病的关键。烹调务必将肉煮熟，肉中的猪囊尾蚴在54 ℃经5 min即可被杀死。切生肉和熟食的菜刀、砧板要分开使用。

二、肥胖带绦虫

肥胖带绦虫（*Taenia saginata* Goeze，1782）又称牛带绦虫、牛肉绦虫或无钩绦虫，在我国古籍中又称为"白虫"或"寸白虫"，属带科、带属。成虫寄生于人体小肠，引起牛带绦虫病（taeniasis saginata）。

(一) 病原学

1. 形态

(1) 成虫：形态似猪带绦虫，两者在大小和结构等方面有差异（图19-5，彩图70至彩图73），其主要形态区别见表19-1。

(2) 虫卵：与猪带绦虫卵形态相似，光镜下不易鉴别，故统称为带绦虫卵。

(3) 囊尾蚴：囊内凹陷的头节与成虫头节相似，有4个吸盘，无顶突和小钩。幼虫略大于猪囊尾蚴。牛带绦虫囊尾蚴不寄生于人体。

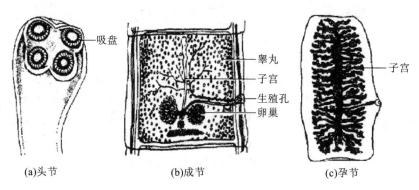

图 19-5　牛带绦虫头节、成节及孕节形态

表 19-1　猪带绦虫与牛带绦虫的主要区别

区别点	猪带绦虫	牛带绦虫
体长	2～4 m	4～8 m
节片	700～1000 节,薄,略透明	1000～2000 节,较厚,不透明
头节	球形,直径 1 mm,有顶突和 2 圈小钩	略呈方形,直径 1.5～2.0 mm,无顶突和小钩
成节	卵巢分左右两大叶和中央一小叶,子宫前端呈棒状,睾丸 150～200 个	卵巢分左右两叶,子宫前端常见短小的分支,睾丸 300～400 个
孕节	子宫分支不整齐,每侧 7～13 支,单节或多节脱落	子宫分支较整齐,每侧 15～30 支,多单节脱落
囊尾蚴	头节具顶突和小钩,可寄生于人体引起猪囊尾蚴病	头节无顶突和小钩,不寄生于人体
终宿主	人	人
中间宿主	猪、人	牛、羊等
感染阶段	囊尾蚴、虫卵	囊尾蚴
致病阶段	成虫、囊尾蚴	成虫
虫卵的检查	粪检虫卵为主	肛周查卵为主

2. 生活史　牛带绦虫生活史与猪带绦虫相似。人是牛带绦虫唯一的终宿主。成虫寄生于小肠上段,以吸盘附着于肠壁,末端孕节常单节脱落,脱落的孕节因节片肥厚,蠕动力强,可自行从肛门逸出或随宿主粪便排出体外。每一孕节内含虫卵 8 万～10 万个,孕节破裂后虫卵散出,污染周围牧场等环境。当中间宿主牛吞食虫卵或孕节后,卵内的六钩蚴在其小肠内孵出,钻入肠壁,随血液循环到达牛体各部位,尤其是运动较多的股、肩、心、舌和颈部等肌肉中,经 60～70 天发育为牛囊尾蚴。除牛之外,羊、长颈鹿、野猪等也可被牛囊尾蚴寄生。人食入生的或未煮熟的含活囊尾蚴的牛肉而感染,在消化液的作用下,囊尾蚴头节翻出,并附着于肠壁,经 8～10 周发育为成虫(图 19-6)。成虫寿命可达 20～30 年或更长。

（二）致病与临床

人感染牛带绦虫多为 1 条,但某些流行区患者可感染 2～8 条,国内感染最多者为 31 条。牛带绦虫病的临床表现与猪带绦虫病相似,感染后一般无明显症状,重度感染者可有腹部不适、消化不良、腹痛、腹泻、恶心、呕吐、体重减轻、贫血、头昏及荨麻疹等。此外,脱落的孕节从肛门逸出时可引起肛门或会阴部瘙痒感,偶可引起肠梗阻或阑尾炎。牛囊尾蚴不寄生于人体,故牛带绦虫不导致人体囊尾蚴病。

（三）实验室检验

由于牛带绦虫的孕节活动力强,可自行逸出肛门,患者常自带节片就诊,观察孕节的方法与猪带绦虫相同,根据子宫分支的排列与数量可将两者区别。因牛带绦虫孕节较肥厚,不易破裂,故粪便中虫卵

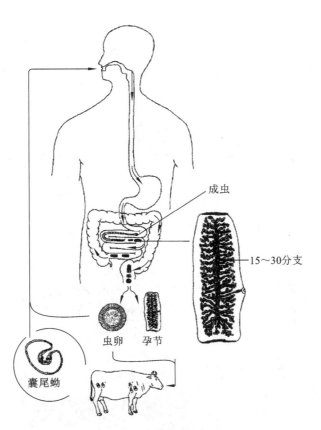

图 19-6　牛带绦虫生活史

较少。孕节逸出肛门时常受挤压破裂使虫卵黏附在肛周皮肤上,因此可采用透明胶纸法或肛门拭子法检查虫卵,但需进一步检查头节或孕节加以判断。

(四)流行与防治

1. 流行　牛带绦虫呈世界性分布,我国 20 多个省区市有散在感染,但在牧区或一些少数民族地区可呈地方性流行,感染率最高可达 70% 以上。患者多为青壮年,男性感染率稍高于女性。

牛带绦虫病的流行主要与粪便管理不当和居民食用牛肉的方法不当有关。此外,使用切过生牛肉的刀和砧板再切熟食也可使人感染。

2. 防治　防治原则同猪带绦虫病。

第二节　膜壳绦虫

一、微小膜壳绦虫

微小膜壳绦虫[*Hymenolepis nana* (v. Siebold,1852)Blanchard,1891]又称短膜壳绦虫,属膜壳科、膜壳属。成虫寄生于鼠类和人体小肠,引起微小膜壳绦虫病(hymenolepiasis nana)。

(一)病原学

1. 形态

(1) 成虫:一种小型绦虫,体长 5~80 mm,宽 0.5~1 mm(彩图 74)。头节呈球形,直径 0.13~0.4 mm,具有 4 个吸盘和 1 个可自由伸缩的顶突。顶突上有 20~30 个小钩,排成一圈(彩图 75)。颈部长而纤细。链体节片有 100~200 个,多者可达 1000 节,所有节片均宽大于长,由前向后逐渐增大。生殖孔位于节片同侧。成节中有 3 个圆球形睾丸,横列在节片中部,贮精囊发达。卵巢呈分叶状,位于节片中央,后方有球形卵黄腺。孕节大小为(0.15~0.3)mm×(0.8~1.0)mm,子宫呈袋状,其内充满虫卵

(图19-7)。

(2)虫卵:圆形或椭圆形,大小为(48~60)μm×(36~48)μm,无色透明。卵壳很薄,其内有较厚的胚膜,胚膜两端略凸起,由此各发出4~8根丝状物,延伸在卵壳和胚膜之间,卵内含1个六钩蚴(图19-7,彩图76)。

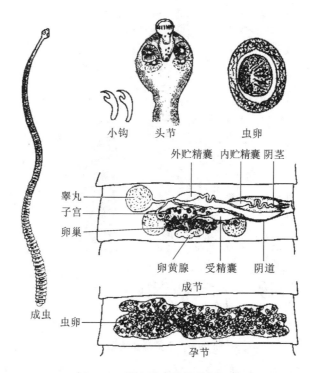

图19-7 微小膜壳绦虫各期形态

2. 生活史 微小膜壳绦虫完成生活史过程可需要中间宿主,也可不需要中间宿主(图19-8)。

(1)直接感染和发育:成虫寄生于鼠或人的小肠,脱落的孕节或虫卵随宿主粪便排出体外,被其他宿主食入,在小肠内孵出六钩蚴,并钻入肠绒毛,经3~4天发育为似囊尾蚴,感染6~7天后,似囊尾蚴返回肠腔,移行至小肠下段,以头节吸盘和小钩固着于肠壁,逐渐发育为成虫。从吞食虫卵至发育为成虫产卵需2~4周,成虫寿命仅数周。此外,当孕节在宿主肠内被消化而释出虫卵时,亦可孵出六钩蚴,即在同一宿主肠道内完成其整个生活史,并不断繁殖,造成严重的自体内重复感染,引起虫体的顽固性寄生。

(2)经中间宿主发育:当虫卵被蚤类、面粉甲虫和赤拟谷盗等中间宿主吞食后,可在其体内发育为似囊尾蚴,鼠和人因误食此类昆虫而感染。

(二)致病与临床

微小膜壳绦虫的致病作用主要由成虫头部的吸盘、小钩和体表的微毛对宿主肠壁的机械性损伤及虫体的毒性分泌物所致。在虫体附着部位,肠黏膜发生坏死,有时可形成深达肌层的溃疡,并伴有淋巴细胞和中性粒细胞浸润。

轻度感染者一般无明显症状。感染严重者多为自体内重复感染,特别是儿童患者,可出现胃肠道和神经系统症状,如恶心、呕吐、食欲减退、腹痛、腹泻,以及头痛、头晕、烦躁和失眠,甚至惊厥、贫血或恶病质等。少数患者还可出现皮肤瘙痒和荨麻疹等过敏症状。伴有红细胞、白细胞减少,嗜酸性粒细胞增多,可达5%~20%。微小膜壳绦虫还可异位寄生于其他组织,如曾在胸部肿块和阴道内检获到虫体。

宿主免疫状态可影响本虫的感染和发育。使用类固醇激素等免疫抑制剂可引起内脏中似囊尾蚴的异常增生和播散。因此,在临床进行免疫抑制治疗前应先驱除该虫。

(三)实验室检验

从患者粪便中检到虫卵或孕节即可确诊。采用水洗沉淀法或饱和盐水浮聚法可提高虫卵检出率。

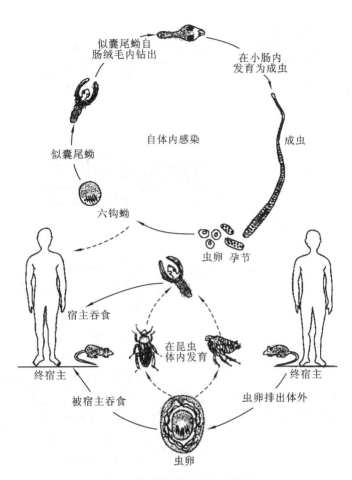

图 19-8　微小膜壳绦虫生活史

该虫卵可直接感染人体,在检查过程中应注意小心操作。

(四)流行与防治

1. 流行　微小膜壳绦虫呈世界性分布,以热带和温带地区较为多见。我国各地的感染率一般低于1%,但新疆伊宁地区感染率可高达11.38%。各年龄组均可感染,以儿童感染率较高。由于存在自体内重复感染,有的患者感染度很高,如国内某患者经3次驱虫共排出37482条虫体。

微小膜壳绦虫生活史可不需要中间宿主,虫卵可直接感染人体,人体感染主要通过手-口途径。因此,本虫的流行主要与个人卫生习惯有关,在儿童聚集场所更易传播。此外,偶因误食含有似囊尾蚴的昆虫亦可造成感染。自体内重复感染也具有一定的流行病学意义。

2. 防治　要彻底治疗患者,防止传播和自体内重复感染;注意个人卫生,饭前便后洗手;注意环境卫生,消灭鼠类;加强粪便管理,防止虫卵污染;注意营养、提高机体抵抗力也是预防本病的重要措施。驱虫治疗可用吡喹酮,治愈率为90%~98%,亦可用阿苯达唑等。槟榔-南瓜子合剂也有驱虫效果。

二、缩小膜壳绦虫

缩小膜壳绦虫[*Hymenolepis diminuta* (Rudolphi,1819)Blanchard,1891]又称长膜壳绦虫,属膜壳科、膜壳属,是鼠类常见的肠道寄生虫,偶可寄生于人体,引起缩小膜壳绦虫病(hymenolepiasis diminuta)。

(一)病原学

1. 形态　与微小膜壳绦虫相似(图 19-9),但虫体稍大,两者主要区别见表 19-2。

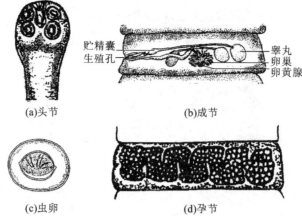

图 19-9 缩小膜壳绦虫各期形态

表 19-2 微小膜壳绦虫与缩小膜壳绦虫的主要区别

区别点	微小膜壳绦虫	缩小膜壳绦虫
大小	(5～80)mm×(0.5～1)mm,属小型绦虫	(200～600)mm×(3.5～4.0)mm,属中型绦虫
链体	100～200 节	800～1000 节
头节	顶突可伸缩,上有 20～30 个小钩	顶突不能伸缩,上无小钩
孕节	子宫呈袋状	子宫袋状,边缘向内凹陷呈瓣状
虫卵	大小为(48～60)μm×(36～48)μm,圆形或椭圆形,无色透明,卵壳很薄,胚膜两端有 4～8 根丝状物	大小为(60～79)μm×(72～86)μm,圆形或稍呈椭圆形,黄褐色,卵壳较厚,胚膜两端无丝状物,卵壳与胚膜间有胶状物
生活史	可无中间宿主	需要中间宿主
危害程度	较重	较轻

2. 生活史 缩小膜壳绦虫的生活史与微小膜壳绦虫相似,但其发育过程需要中间宿主。蚤类、甲虫、蟑螂、倍足类和鳞翅目等 20 余种昆虫可作为其中间宿主,其中以面粉甲虫、谷蛾、具带病蚤和印鼠客蚤多见。成虫寄生在终宿主小肠,脱落的孕节和虫卵随粪便排出体外,被中间宿主吞食,在其消化道内孵出六钩蚴,然后穿过肠壁至血腔内,经 7～10 天发育为似囊尾蚴。鼠类或人因误食含似囊尾蚴的中间宿主而感染,似囊尾蚴在肠腔内经 12～13 天发育为成虫。

(二)致病与临床

缩小膜壳绦虫对人的危害较微小膜壳绦虫小。因无体内重复感染情况,感染后一般无明显临床症状,或有轻微的神经和消化道症状,如头晕、头痛、失眠、恶心、腹胀、腹痛、腹泻及大便带血等。重者可出现眩晕、痴呆或恶病质。

(三)实验室检验

检查方法与微小膜壳绦虫相同。

(四)流行与防治

1. 流行 缩小膜壳绦虫在鼠类感染较为广泛,人体感染较少,国内仅报道百余例,多数为散发的儿童病例,也有家庭聚集性感染的报告。人主要因误食了含有似囊尾蚴的中间宿主污染的食物而感染。由于该虫的中间宿主种类多、分布广,多数与家鼠共同生活在仓库、商店和家庭的粮食中,易造成鼠类的高度感染,亦可导致人的感染。儿童因不良卫生习惯更易误食昆虫,故感染率高于成人。

2. 防治 与微小膜壳绦虫的防治原则相同,特别要注意消灭仓库害虫和鼠类,注意饮食卫生,防止误食各类昆虫。

(全 芯 李士根)

第三节 棘球绦虫

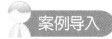

患者,女,13岁,藏族。近三年来腹部进行性增大,食欲减退,体重减轻,以至呼吸困难。入院后查体:腹部隆起,触及质韧囊性包块,包块界线清楚、活动度好,压之有弹性,叩诊有震颤感。经 CT 检查提示腹腔巨大囊肿,行手术治疗。术中抽取囊肿囊液近 3500 mL,肉眼可见囊肿中有大小不等的乳白色、半透明囊状物多个,其外部形态与细粒棘球绦虫的幼虫棘球蚴相符,诊断为棘球蚴病。

1. 棘球蚴病的临床表现有哪些?
2. 本病要确诊为棘球蚴病,还应该进行哪些实验室检查?
3. 我国哪些地方为棘球蚴病的流行区?如何进行棘球蚴病的预防?

棘球绦虫属于圆叶目(Cyclophyllidea)、带科(Taeniidae)。目前已知与人类疾病有关的棘球属绦虫主要有细粒棘球绦虫(*Echinococcus granulosus*)、多房棘球绦虫(*Echinococcus multilocularis*)、少节棘球绦虫(*Echinococcus oligarthrus*)、福氏棘球绦虫(*Echinococcus vogeli*)。细粒棘球绦虫和多房棘球绦虫的幼虫在人、畜体内分别引起囊型包虫病(cystic echinococcosis)和泡型包虫病(alveolar echinococcosis),后者又称泡球蚴病(alveococosis)。少节棘球绦虫和福氏棘球绦虫主要分布于中南美洲的部分地区,国内尚未发现。

一、细粒棘球绦虫

细粒棘球绦虫(*Echinococcus granulosus*)又称包生绦虫。成虫寄生于犬科食肉动物的小肠,幼虫(棘球蚴)寄生于人和多种草食动物(牛、羊、马、骆驼等)的组织器官内,引起棘球蚴病(echinococcosis),又称包虫病(hydatid disease 或 hydatidosis)。棘球蚴病是一种严重危害人类健康和畜牧业生产的人畜共患病,已成为全球性的公共卫生问题。在我国,该病被列为重点防治的寄生虫病之一。

(一)病原学

1. 形态

1) 成虫 绦虫中最小的虫种之一。长 2~7 mm,平均 3.6 mm。由头节、颈部、成节、孕节各一节组成,或多 1 节。头节略呈梨形,其上有顶突和 4 个肌性吸盘。顶突上有小钩 28~48 个,内外两圈呈放射状排列。顶突顶端有一群梭形细胞组成的顶突腺,其分泌物具有抗原性。成节内含雌雄生殖器官各 1 套。睾丸 45~65 个,分布于生殖孔水平线的前后方。生殖孔位于节片一侧的中部偏后。子宫呈袋状,位于节片中央。孕节较长,可超过虫体全长的一半,子宫向两侧突出形成不规则侧囊,含虫卵 200~800 个(图 19-10,彩图 77)。

2) 虫卵 与猪带绦虫卵、牛带绦虫卵相似,在光镜下难以区别,统称带绦虫卵。

3) 棘球蚴 圆形或近似圆形囊状体,大小因寄生的宿主、时间及部位而异(彩图 78)。小者直径不足 1 cm,大者可至 40 cm。棘球蚴由囊壁及囊内容物构成。囊壁分两层,外层为角皮层,乳白色,厚 1~4 mm,无细胞结构,较脆弱,易破裂,似粉皮状。内层为生发层,又称胚层,厚 22~25 μm,具有许多细胞核,紧贴于角皮层的内层。生发层向内长出椭圆形或圆形的原头蚴(protoscolex),大小为 170 μm×122 μm,为向内翻卷的头节,故又称原头节(彩图 79)。其顶突和吸盘内陷以保护小钩免受损害;此外,还可见石灰小体或钙颗粒。生发层也可向囊内长出育囊,又称生发囊,直径约 1 mm,囊壁仅为单一生发层,向囊内可长出 5~40 个原头蚴,也可向囊外生长。子囊除可由母囊的生发层形成,还可由原头蚴或生发囊进一步发育而成。子囊结构与母囊相似,亦可长出原头蚴、育囊以及与子囊结构相似的孙

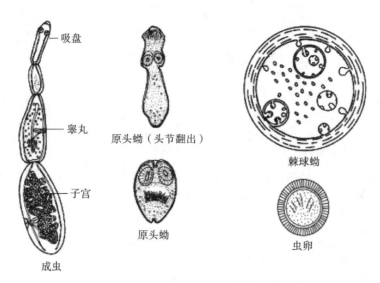

图 19-10 细粒棘球绦虫各阶段形态

囊。因此,一个棘球蚴可包含几百个甚至几千个原头蚴。囊液又称棘球蚴液,无色透亮或微带黄色,内含多种蛋白、肌醇、卵磷脂、尿素及少量糖、无机盐和酶,对人体有抗原性。囊液中漂浮着许多由囊壁脱落的游离的原头蚴、生发囊、子囊、孙囊,统称棘球蚴砂。

2. 生活史　成虫寄生于犬、狼等食肉动物的小肠上段,以顶突上的小钩和吸盘附着在肠绒毛基部隐窝内。孕节脱落或破裂后虫卵随粪便排出体外,污染牧场、畜舍、土壤、蔬菜及水源等,若被人、牛、羊、马、骆驼等中间宿主吞食后,卵内的六钩蚴在十二指肠内孵出,钻入肠壁,随血液循环到达身体各部。大部分停留在肝、肺等器官,经 3~5 个月后,发育为棘球蚴。棘球蚴在人体内可存活 40 年,甚至更久。

含有棘球蚴的牛、羊、马等动物的内脏或组织,若被终宿主犬科动物吞食后,囊内原头蚴在胆汁刺激下,顶突翻出,附着于小肠壁,约经 8 周发育为成虫(图 19-11)。由于棘球蚴中含大量的原头蚴,故犬、狼等动物肠道中寄生的成虫可达数百至数千条。成虫寿命为 5~6 个月。

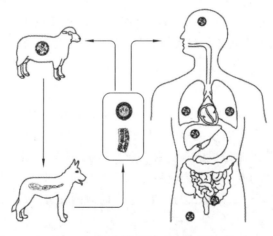

图 19-11 细粒棘球绦虫生活史

(二)致病与临床

1. 致病机制　棘球蚴寄生人体所产生的直接危害主要是机械性损害和毒性作用。严重程度取决于棘球蚴的体积、数量、寄生时间和部位以及人体的免疫力。棘球蚴生长缓慢,需 5~20 年达到较大的程度,并压迫邻近的器官组织使患者出现明显的临床症状和体征。被寄生的器官和组织的周围,常有炎性和纤维组织反应。棘球蚴可在人体各器官寄生,若寄生于重要器官,使其受压迫,影响其功能,损害其组织,严重时可导致死亡。若寄生于不受器官组织限制的部位,可长成巨大型,除了对患者造成负重外,一旦破裂,囊液溢出,可诱发过敏性休克,而引起死亡。

2. 临床表现

(1) 局部压迫和刺激症状：由于棘球蚴不断增大，挤压寄生的器官及邻近器官而引起。若棘球蚴寄生于肝脏，则出现肝肿大、肝区隐痛、食欲减退、恶心、呕吐、消瘦等症状；若压迫胆管，可致阻塞性黄疸、胆囊炎等；若寄生于肺脏，可引起干咳、咯血、呼吸急促、胸痛等呼吸道症状；脑部受累则出现颅内压增高症状，如头痛、恶心、呕吐、视乳头水肿，甚至偏瘫等；寄生于骨，可破坏骨质，使之疏松，易造成骨折或骨碎裂；包块若压迫门静脉可致腹腔积液。

(2) 过敏反应和中毒症状：过敏反应主要有荨麻疹、哮喘、血管神经性水肿等。若大量囊液外流可导致过敏性休克，甚至死亡。中毒和胃肠道功能紊乱患者可有食欲减退、消瘦、贫血、儿童发育障碍、恶病质等症状。

(3) 继发性感染：棘球蚴一旦破裂，囊内容物进入人体体腔或其他组织可引起继发性棘球蚴病或急性炎性反应。若肝棘球蚴囊破入胆道造成胆道阻塞，可出现胆绞痛、寒战、高热、黄疸等。破入胸腔、腹腔可致急性弥漫性胸膜炎或腹膜炎。原头蚴、生发囊、子囊及生发层碎片进入腹腔（或胸腔）可致继发性囊肿。若肺棘球蚴囊破入支气管，可致剧烈咳嗽，咳出小的生发囊、子囊和粉皮样角皮层碎片等。

(三) 实验室检验

1. 病原学检查 若能从手术取出物或痰、胸腔积液、腹腔积液、尿液等检获棘球蚴碎片、原头蚴或生发囊即可确诊。对疑似患者禁止做诊断性穿刺以免造成继发性棘球蚴病或超敏反应。棘球蚴病的病程缓慢，症状复杂。询问病史，了解患者是否来自流行区或有无流行区居住史，是否与犬、羊等动物或皮毛接触，对临床诊断有重要的参考价值。

2. 免疫学检查 常用于辅助诊断和流行病学调查。早年常用卡松尼试验（Casoni test）做流行区患者的筛查。酶联免疫吸附试验（ELISA）敏感性高，特异性强，已有商品试剂盒供应；间接血凝试验（IHA）阳性率高，但敏感性低于 ELISA。对流免疫电泳（counter immunoelectrophoresis, CIEP）特异性强，但敏感性较低。抗生物素-亲和素-酶复合物酶联免疫吸附试验（ABC-ELISA）敏感性比 ELISA 高 4～6 倍，且假阳性率较低。斑点酶联免疫吸附试验（dot-ELISA）简便、易观察，适于基层医疗单位使用。目前认为棘球蚴病的诊断，应先经皮内试验筛查，阳性者再加 2～3 项血清学试验以提高其准确性。

3. 影像学检查 应用 X 线、B 超、CT、MRI 及同位素扫描等方法对棘球蚴病的诊断和定位有重要价值，尤其是超声诊断极为普遍。

(四) 流行与防治

1. 流行 棘球蚴病呈世界性分布，牧区为该病的主要流行区。澳大利亚、新西兰、阿根廷、乌拉圭、南非及亚洲均有流行。我国 23 个省区市均有病例报道，以新疆、青海、甘肃、西藏和内蒙古等流行最为严重，其次为陕西、河北、山西及四川西部，其他地区散在分布。

在自然界，棘球蚴病在野生的食肉动物狼、犬与反刍动物之间相互传播，具有自然疫源性。牧区犬感染较严重，犬粪中虫卵广泛污染牧草、水源、食物及牲畜皮毛等。人因与这些动物密切接触而误食虫卵造成感染。儿童因喜与家犬亲昵而感染；成人因剪羊毛、挤奶、宰羊、加工皮毛等方式与家畜密切接触而致感染。流行区牧民常用病畜内脏喂犬或将其抛于野外，被犬、狼吞食，造成成虫感染率增高，加重了牛、羊的感染，使流行更为严重。

2. 防治 在流行区应采用以预防为主的综合防治措施，主要包括以下四方面。

1) 加强卫生宣传教育 普及防治棘球蚴病知识，养成良好的个人卫生和生活习惯。不喝生水、生奶，不玩狗。增强防病意识，加强个人防护和水源管理，杜绝虫卵污染。

2) 结合法规，加强行业管理 严格、无害化处理病畜及其内脏，严禁乱扔，提倡深埋或焚烧。加强对屠宰场和个体屠宰点的检疫。

3) 严格控制传染源 捕杀牧场周围野生食肉动物（野犬），加强牧羊犬管理，定期为感染犬驱虫。

4) 治疗患者 目前仍以外科手术为主。随着手术方法的改进，如内囊摘除术和新的残腔处理办法已使手术治愈率明显提高，并发症减少。术中应注意务必将棘球蚴囊取尽，并避免囊液外溢，防止引发过敏性休克和继发感染。对于难以手术或早期较小的棘球蚴可用大剂量阿苯达唑、吡喹酮等药物治疗，

NOTE

疗程至少 3 个月。

二、多房棘球绦虫

多房棘球绦虫（*Echinococcus multilocularis* Leuckart）成虫寄生于狐、犬等小肠内，幼虫称多房棘球蚴（multilocular echinococcus）或泡状棘球蚴（alveolar echinococcus），寄生于啮齿类或食虫类动物，亦可寄生于人体，引起多房棘球蚴病，又称多房性包虫病或泡型包虫病。泡球蚴病曾被误认为是一种胶样癌，后发现多由多房棘球蚴感染所致，但晚期患者尚无有效疗法。

（一）病原学

1. 形态

1）成虫 同细粒棘球绦虫，但虫体较纤细，体长 1.2～3.7 mm，平均 2.3 mm，两者的形态特征区别见表 19-3。

表 19-3 两种棘球绦虫形态特征的区别

鉴别要点	细粒棘球绦虫	多房棘球绦虫
体长	2～7 mm	1.2～3.7 mm
节片	3～4 节	4～5 节
头节	顶突伸缩能力强，28～48 个小钩	顶突小，13～34 个小钩
成节	睾丸 45～65 个	睾丸 26～36 个
孕节	生殖孔位于节片侧缘中部稍偏后，子宫具有不规则的分支和侧囊，内含 200～800 个虫卵	生殖孔位于节片侧缘中部稍偏前，子宫无侧囊，内含 187～404 个虫卵

2）虫卵 形态和大小与细粒棘球绦虫卵相似，光镜下难以区别。

3）泡球蚴 淡黄色或白色的囊泡状团块，由无数小囊泡相互连接而成。囊泡为圆形或椭圆形，直径 0.1～5 mm，内含少量透明稀薄液体或胶状物，原头蚴少见。囊泡壁角皮层薄且不完整，常呈弥漫性芽生蔓延，多以外生性出芽生殖不断产生新囊泡，与周围组织间无纤维组织被膜分隔。少数也可向内芽生形成隔膜而分离出新囊泡。

2. 生活史 多房棘球绦虫终宿主主要是狐，其次是犬、狼、獾和猫。在寄生有多房棘球绦虫的终宿主体内也可同时有细粒棘球绦虫寄生。中间宿主主要是野生啮齿类动物，如田鼠、麝鼠、仓鼠、沙鼠、小家鼠以及褐家鼠等。当终宿主吞食体内带有泡球蚴的鼠或动物脏器，囊内原头蚴逸出，约经 45 天，原头蚴发育为成虫并排出虫卵和孕节。鼠类因觅食终宿主粪便而受感染。地甲虫喜食狐粪，因此在其消化道和体表携带有虫卵。麝鼠又喜捕食地甲虫而受感染，因此，地甲虫可起到转运虫卵的作用。人因误食虫卵而感染。由于人是多房棘球蚴的非适应宿主，故人体感染后囊泡内只含胶状物而无原头蚴（图 19-12）。

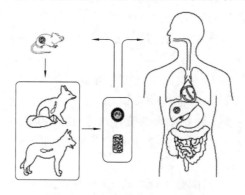

图 19-12 多房棘球绦虫生活史

（二）致病与临床

1. 致病机制 泡球蚴生长缓慢，潜伏期长。泡球蚴病对人体的危害比细粒棘球蚴病更大，病死率更高。原发病灶几乎100%在肝脏。依据病理学将其分为巨块型、弥漫结节型和混合型三种类型。致病机制如下：①直接侵蚀：泡球蚴在肝实质内呈浸入性生长，不断向周围组织间芽生出新的囊泡；若侵入肝门静脉，则沿血流在肝内广泛播散；若侵入肝静脉，可随血液循环转移至全身各部位，如肺、脑等脏器，继而出现相应的症状和体征；囊泡群还可向器官表面蔓延至体腔；亦可发生淋巴转移和种植转移，酷似恶性肿瘤。②机械性压迫：周围组织因受到囊泡的压迫而萎缩、变性甚至坏死；若肝内、外胆管受压迫可引起黄疸。③毒性损害：毒素可损害肝实质，引起肝功能衰竭或诱发肝硬化。

2. 临床表现 泡球蚴病病程长，具隐袭进行性特点。临床表现最常见的症状是右上腹有缓慢增长的肿块，肝肿大、肝区疼痛，有压迫和坠胀感，另有腹腔积液、黄疸及门脉高压等。体检触诊时可触及肿块较坚硬并有结节感。大多数患者有肝功能损害的表现，如食欲不振、消化不良等症状。晚期患者有恶病质现象，症状类似肝癌，但其病程通常较长，多在1～5年。另外，若泡球蚴转移到肺、脑组织可引起相应症状，如咯血、胸痛、气胸和癫痫、偏瘫等。

（三）实验室检验

用于棘球蚴病的各种实验室检测方法均适用于泡球蚴病。由于泡球蚴周围缺少纤维组织被膜，虫体抗原容易进入血液，因此免疫学诊断具有重要的辅助诊断价值。

询问病史，了解患者是否来自流行区，有无流行区旅居史及与狐、犬接触史对诊断该病有一定参考价值。此外，注意泡球蚴病与肝癌、肝硬化、肝脓肿、肝海绵状血管瘤、肺癌、脑瘤等疾病的鉴别。

（四）流行与防治

1. 流行 多房棘球蚴分布较局限，主要流行于北半球高纬度地区及冻土地带，遍及北美、欧洲和亚洲。在我国，主要分布于宁夏、新疆、青海、甘肃、黑龙江、西藏、北京、陕西、内蒙古和四川等省区市的69个县、市。该病已成为我国西部地区严重危害农牧民健康的疾病之一。

多房棘球蚴属动物源性寄生虫，终宿主、中间宿主广泛，通过啮齿类在野生动物之间传播，形成自然疫源地。人进入该地区误食虫卵污染的食物和水源而受到感染。流行区居民生产、生活活动的特殊性，如猎狐、饲养狐及收购、加工、贩运毛皮制品等，是该病流行扩散的原因之一。虫卵有很强的抵抗力，在严冬的冻土、冰雪中仍保持活力。因此冬季牧民以融化的冰雪作为饮用水也成为该病流行的原因之一。

2. 防治

1）加强卫生宣教 注意个人卫生和饮食卫生，养成良好的饮食习惯。生产和生活中防止虫卵污染，减少感染的机会。

2）控制传染源 消灭野鼠和带虫的狐狸及野犬是减少传染源的重要措施。

3）加强法规建设和卫生检疫 病死的动物尸体，应彻底焚烧或深埋，严禁用内脏喂犬，家犬应定期检查驱虫。

4）人群普查，早诊断，早治疗 以手术治疗为主，对早期患者可行病变组织和少量正常组织一并切除的根治性手术，同时使用阿苯达唑、甲苯达唑和吡喹酮等药物治疗，疗效较好。中晚期患者由于泡球蚴与正常组织无明显界限，手术不易切除干净，故常以药物治疗为主。

第四节 其他绦虫

一、曼氏迭宫绦虫

曼氏迭宫绦虫（*Spirometra mansoni*）又称曼氏裂头绦虫，属假叶目绦虫。成虫主要寄生于猫、犬科动物体小肠内，偶可寄生于人体。其幼虫（裂头蚴）可寄生于人体组织、器官内，引起曼氏裂头蚴病（sparganosis mansoni）。

(一)病原学

1. 形态

1) 成虫　白色,带状,长 60~100 cm,宽 0.5~0.6 cm。头节细小,长 1~1.5 mm,宽 0.4~0.8 mm,外形呈指状,背腹面各有一条纵行的吸槽。颈节细长且有生发功能。链体节片约有 1000 个,节片一般宽大于长,随节片的逐渐成熟渐增,其后段节片长宽几乎相等。成节和孕节形态结构上区别不明显,每节都有发育成熟的雌雄生殖器官各一套,节片中央为凸起的子宫,在孕节中更为明显(图 19-13,彩图 80)。

2) 虫卵　两端稍尖,似橄榄形,浅灰褐色,大小为(52~76)μm×(31~44)μm,一端有卵盖,卵壳较薄,卵内含一个卵细胞和若干个卵黄细胞(图 19-13,彩图 81)。

3) 裂头蚴　乳白色,长带状,大小约 300 mm×0.7 mm,头端稍膨大,末端较细,体前端无吸槽,中央有一明显凹陷。虫体不分节,但体表有不规则横褶,活动时伸缩能力强,在宿主组织中常收缩成团(彩图 82)。

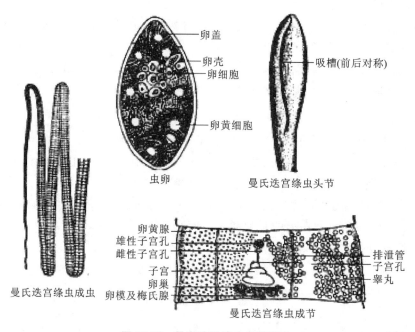

图 19-13　曼氏迭宫绦虫各期形态

2. 生活史　曼氏迭宫绦虫完成生活史需多个宿主。终宿主为猫、犬科动物,第一中间宿主为剑水蚤,第二中间宿主为蛙,蛇、鸟、猪等多种脊椎动物可作为其转续宿主。人可作为该虫的第二中间宿主、转续宿主甚至终宿主。成虫寄生于终宿主的小肠内,虫卵随粪便排出,在水中适宜的温度下经 3~5 周发育,孵出钩球蚴。钩球蚴圆形或椭圆形,直径 80~90 μm,外被一层具有纤毛的胚膜,内为六钩蚴。当钩球蚴被剑水蚤吞食后,脱去纤毛,穿过肠壁,进入血腔,发育为原尾蚴。原尾蚴呈长椭圆形,大小为 260 μm×(44~100)μm,前端略凹,移动时伸出如吻状。体后有圆形或椭圆形的小尾球。带原尾蚴的剑水蚤被蝌蚪吞食后,脱去小尾球,随蝌蚪发育成蛙,原尾蚴发育为裂头蚴。裂头蚴具很强的收缩和移动能力,常迁移到蛙的肌肉特别是大腿和小腿的肌肉中寄居,或游移于皮下。当蛙被蛇、鸟、猪等捕食,裂头蚴不能在其肠内发育,而是穿过肠壁在腹腔、肌肉、皮下组织等处寄生。猫、犬等吞食了蛙或蛇、鸟等后,裂头蚴在其肠内约经 3 周,发育为成虫(图 19-14)。

(二)致病与临床

1. 致病机制

1) 成虫致病机制　曼氏迭宫绦虫的成虫和裂头蚴均可寄生于人体,但成虫寄生于人体的较少,致病力较弱,多无明显临床症状。因虫体机械和化学刺激可引起腹部不适、恶心、呕吐等轻微消化道症状。

2) 幼虫致病机制　裂头蚴寄生于人体引起曼氏裂头蚴病,其危害远较成虫大。裂头蚴在人体的寄生部位广泛,几乎可遍及全身各种组织。较多见于眼部、四肢躯体皮下、口腔颌面部和内脏。在这些部

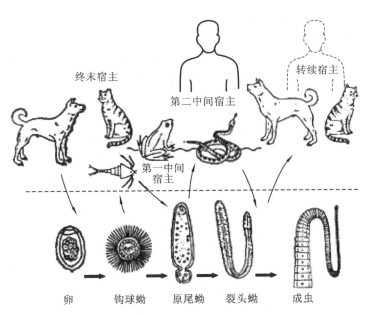

图 19-14 曼氏迭宫绦虫生活史

位可形成嗜酸性肉芽肿囊包,使局部肿胀,甚至发生脓肿。囊包直径为 1~6 cm,具有囊腔,腔内盘曲的裂头蚴可为一条至十余条不等。临床表现因裂头蚴移行和寄居部位不同而异。

2. 临床表现

1) 眼裂头蚴病　最常见,多累及单侧眼睑或眼球,主要表现为眼睑红肿、眼睑下垂、结膜充血、畏光、流泪、奇痒、异物感和虫爬感等。在红肿的眼睑和结膜下,可有游走性、硬度不等的肿块或条索状物,直径约 1 cm。严重者可出现角膜溃疡、穿孔、玻璃体混浊、虹膜粘连、白内障,继发性青光眼,最终导致视力严重减退甚至失明。

2) 皮下裂头蚴病　发病部位可涉及体表各处,按发生率排序依次为四肢、胸壁、乳房、腹壁、外生殖器或全身其他各处。主要表现为局部游走性皮下结节,可呈圆形、柱形或条索状,大小不一,直径为 0.5~5.0 cm,伴瘙痒或虫爬感。如合并炎症时,可出现间歇性疼痛或触痛,或引起荨麻疹。

3) 口腔颌面部裂头蚴病　以颊部及口腔(包括齿龈)为最多见,也可发生于颌下、唇、舌、鼻侧、颜面或咀嚼肌。患者有红、肿、热、痛、发痒或虫爬感。皮下或黏膜下有硬结或条索状肿物,直径0.5~3.0 cm。患者常自述有"小白虫"(裂头蚴)逸出史。

4) 脑裂头蚴病　较少见,但病情严重,危害较大。以侵犯额叶、顶叶最为多见,也有侵犯颞叶、外囊、内囊、小脑者。临床症状与各种脑肿瘤如脑膜瘤、胶质瘤及转移行脑瘤等难以区别,视其侵犯部位而异。主要症状有阵发性头痛、癫痫样发作、肢体发作性不自主抽搐、肢体麻木无力、进行性肌无力或偏瘫等。

5) 内脏裂头蚴病　罕见。临床表现因裂头蚴移行位置不同而异。若侵入腹膜,导致炎症反应;侵入肺,可经呼吸道咳出裂头蚴,伴少量咯血;有的可寄生于脊髓、椎管、尿道、膀胱等处,引起较严重的后果。

(三) 实验室检验

曼氏迭宫绦虫病的诊断,可通过粪检查获节片或虫卵确诊。裂头蚴病主要通过手术摘除虫体予以确诊,影像学、免疫学检查可辅助诊断。

(四) 流行与防治

1. 流行　曼氏迭宫绦虫分布很广,但成虫感染较少见。国外仅见于日本、俄罗斯等少数国家。国内上海、江西、广东、四川、福建、台湾等地报道了 20 余例。患者最小 3 岁,最大 58 岁。

曼氏裂头蚴病多见于亚洲国家,美洲、欧洲、非洲、澳洲等地也有报道。迄今我国有 23 个省(自治区、直辖市)已报道近千例,以南方多见。感染率以 10~30 岁为最高。人体感染裂头蚴的主要方式是局部敷贴生蛙肉;其次是生食或半生食蛙、蛇或猪肉;此外,饮用生水或游泳时误吞湖水,使感染的剑水蚤有机会进入人体,原尾蚴在人体内发育为裂头蚴。

2. 防治 加强卫生宣教,不用生蛙肉贴敷创口,不食生的或未煮熟的蛙肉、蛇肉和猪肉,不饮生水。积极治疗患者。成虫感染可用吡喹酮、阿苯达唑等药驱除;裂头蚴需手术摘除,术中应注意将虫体特别是头部取尽,以防再发。也可用40%酒精和2%普鲁卡因2 mL局部封闭杀虫。

二、阔节裂头绦虫

阔节裂头绦虫(*Diphyllobothrium Latum* Linn)又称鱼绦虫。成虫寄生于多种犬科动物,也可寄生于人体,引起阔节裂头绦虫病(diphyllobothrium latum)。其幼虫(裂头蚴)寄生于各种鱼类。

(一)病原学

1. 形态

1)成虫 成虫属大型绦虫,长可达3~10 m。虫体扁平,白色或淡黄色,节片为3000~4000节。头节细小,呈匙形,背、腹面各有1条向内凹的吸槽。颈部细长。成节为宽扁的矩形,内含雌雄生殖器官。睾丸数量较多,750~800个,呈腺泡状。卵巢分两叶,位于虫体后1/3处腹侧。子宫呈玫瑰花样,位于体节中央(图19-15)。孕节较大,结构与成节基本相同。

2)虫卵 浅灰褐色,橄榄形,两端稍尖,大小为(55~76)μm×(41~56)μm,卵壳较薄,前端有一明显的卵盖,后端有一小棘,卵内含1个卵细胞和若干个卵黄细胞。虫卵排出时,卵内胚胎已开始发育(图19-15)。

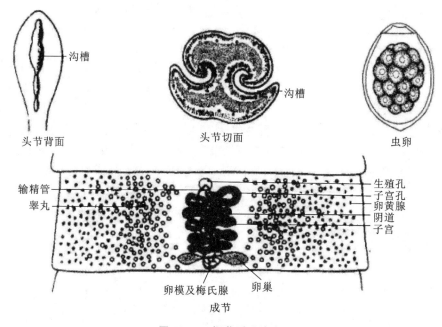

图19-15 阔节裂头绦虫

2. 生活史 阔节裂头绦虫的生活史与曼氏迭宫绦虫相似,不同之处在于其第二中间宿主为鱼类,人是其主要终宿主。

成虫寄生于人及食肉动物(犬、猫、熊、狐等)的小肠。虫卵随终宿主粪便排出,在水中适宜的温度下,经1~2周孵出钩球蚴。钩球蚴在水中存活数日,被剑水蚤吞食,在其血腔内发育为原尾蚴。当含有原尾蚴的剑水蚤被鱼吞食,原尾蚴在鱼的肌肉、内脏等处发育为裂头蚴。终宿主食入感染裂头蚴的鱼,裂头蚴在其肠内经5~6周发育为成虫。该虫完成整个生活史需2~3个月。成虫寿命为5~15年。

(二)致病与临床

1. 致病机制 成虫寄生于人体小肠,一般不引起特殊的病理变化。

2. 临床表现 多数感染者无明显症状,少数人有疲乏、无力、四肢麻木、腹泻与便秘交替、饥饿感等轻微症状。因虫体较大,偶可扭结成团,导致肠道、胆管阻塞,甚至出现肠穿孔等。少数患者因虫体大量摄取宿主的维生素B_{12},可并发恶性贫血。此外,患者还可出现运动失调、感觉异常和深部感觉缺失等神经紊乱现象,严重者甚至失去工作能力。另外,还有阔节裂头蚴在人肺部和腹膜外寄生的报道。

(三)实验室检验

实验诊断主要依据是从患者粪便中检获节片或虫卵。

(四)流行与防治

1. 流行 阔节裂头绦虫主要分布在北欧、中欧、美洲和亚洲的亚寒带和温带地区。俄罗斯患者最多,占全世界该病患者人数的一半以上。我国仅黑龙江和台湾省有数例报道。

人体感染是由于误食生的或未熟的含裂头蚴的鱼所致。流行区人、畜粪污染河、湖等水源也是一重要原因。

2. 防治 防治关键在于健康教育,改变不卫生的食鱼习惯,加强对犬、猫等动物的管理,避免粪便污染水源。

驱虫方法同其他绦虫,对伴有恶性贫血患者应补充维生素 B_{12} 和适量的硫酸亚铁。

三、犬复孔绦虫

犬复孔绦虫[*Dipylidium caninum*(Linnaeus,1758)]是犬和猫的常见肠道寄生虫,经蚤类传播,偶可寄生于人体,引起犬复孔绦虫病。

(一)病原学

1. 形态

1)成虫 一种小型绦虫,长 10~15 cm,宽 0.3~0.4 cm,约有 200 个节片。头节近似菱形,横径约 0.4 mm,具有 4 个吸盘,顶突发达并可伸缩,其上有 1~7 圈小钩,小钩圈数决定于虫龄和顶突受损伤程度和次数。颈节细短。成节和孕节均为长方形,孕节子宫呈网状,内有若干个储卵囊,每个储卵囊内含 20~40 个虫卵(图 19-16)。

2)虫卵 圆球形,透明,直径 35~50 μm,卵壳两层,均较薄,内含 1 个六钩蚴。

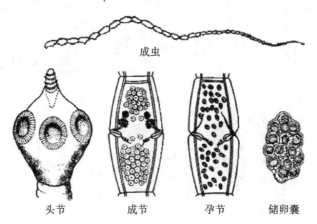

图 19-16 犬复孔绦虫

2. 生活史 成虫寄生于犬、猫的小肠。孕节自链体脱落,逸出宿主肛门或随粪便排出体外,并沿地面蠕动。节片破裂后虫卵散出,被中间宿主蚤类的幼虫食入,六钩蚴在其肠内孵出,穿过肠壁,移行至血腔内发育。约在感染后 30 天,发育为似囊尾蚴。此时蚤类幼虫也羽化为成虫。被感染的蚤活动迟缓,易被犬、猫吞食;犬、猫因舔毛吞入病蚤而受染。似囊尾蚴进入犬、猫小肠后,以头节附于肠黏膜上,经 2~3 周发育为成虫。人常因与猫、犬接触时误食含有似囊尾蚴的病蚤而感染。

(二)致病与临床

人体感染犬复孔绦虫后的临床表现主要与感染的数量有关,轻者可无症状;重者,尤其是儿童则有食欲不振、消化不良和不同程度的腹痛、腹泻等症状。因孕节自动从肛门逸出而引起肛门瘙痒和烦躁不安等。

(三)实验室检验

诊断主要依靠粪便检查,发现虫卵或孕节即可确诊。询问病史有助于犬复孔绦虫病的诊断。

(四)流行与防治

1. 流行 犬复孔绦虫广泛分布于全球。犬和猫的感染率很高,狐和狼等也可感染。但人体感染病例比较少见。至今全世界报道达 200 例左右。我国共报道 26 例,分布于北京、辽宁、山西、山东、河南、河北、四川、湖南、福建、广东、广西等地。除 2 例为成人外,其余均为 9 个月~2 岁的婴幼儿,这可能是因为儿童喜与犬、猫玩耍的缘故。

2. 防治 防治措施同膜壳绦虫。主要为及时治疗患者、灭蚤和讲究卫生。家庭饲养犬、猫的尤应注意定期灭蚤和驱虫,尽量避免与这些宠物密切接触,以减少感染机会。

四、西里伯瑞列绦虫

西里伯瑞列绦虫[*Raillietina celebensis*(Janicki,1902)、Fuhrmann,1920]属于圆叶目、代凡科。成虫主要寄生于鼠的肠道,人体偶然受到感染。

(一)病原学

1. 形态

1)成虫 长约 32 cm,宽 2 mm,有 185 个节片。头节钝圆,横径为 0.46 mm,顶突缩在顶部微凸的浅窝内,其上有两排长短相间的斧形小钩,约 72 个。头节具杯状吸盘 4 个,其上缀有小刺。成节略呈方形,每节生殖孔都开口在虫体同侧,睾丸 48~67 个,分散在两侧排泄管的中间部分。输精管长而弯曲,接于阴茎袋。卵巢分两叶,呈蝴蝶状,位于节片中央。卵黄腺在卵巢后方,略呈三角形。孕节彼此连接,呈念珠状,各节充满圆形或椭圆形储卵囊 300~400 个,每个储卵囊含 1~4 个虫卵(图 19-17)。

2)虫卵 呈橄榄形,大小为 45 μm×27 μm,具有内膜和外膜,其内为一个圆形的六钩蚴(图19-17)。

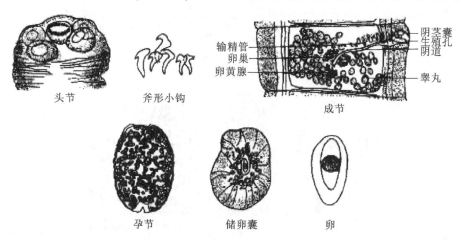

图 19-17 西里伯瑞列绦虫

2. 生活史 成虫寄生于鼠类的肠道,主要是黑家鼠、褐家鼠和小板齿鼠。孕节脱落随粪便排出体外。唐仲璋等证明其卵内的六钩蚴能在 Cardiocondyla 属的蚂蚁体内发育为似囊尾蚴,认为该属蚂蚁为本虫的中间宿主和传播媒介。鼠因吞食带似囊尾蚴的蚂蚁而受染。人体感染可能因误食感染的蚂蚁而致。

(二)致病与临床

1. 致病机制 成虫寄生于鼠类的肠道内,孕节随粪便排出体外,虫卵被 Cardiocondyla 属的蚂蚁食入,在其体内发育为似囊尾蚴,含有似囊尾蚴的蚂蚁被鼠吞食而完成生活史。若这种蚂蚁被人误食,则导致人的感染。

2. 临床表现 本虫致病力轻微。患者可有腹痛、腹泻、夜间磨牙、食欲不振、日渐消瘦、流涎、肛门瘙痒等症状,或有贫血、白细胞增多等现象。患者粪便中常有白色、能伸缩活动的米粒大小的孕节检出。

(三) 实验室检验

诊断主要靠粪检查到虫卵和孕节,孕节白色呈米粒样。询问病史也可辅助诊断。

(四) 流行与防治

1. 流行　西里伯瑞列绦虫广泛分布于热带和亚热带,如越南、缅甸、泰国、日本、马达加斯加和澳大利亚等国家。我国台湾、福建、广东等地先后发现过20余例。患者多为1～7岁的幼儿,Cardiocondyla属的蚂蚁常在厨房或居室内营巢,与家鼠接触机会较多,而幼儿喜于地上嬉戏,容易误食蚂蚁而受感染。

2. 防治

(1) 预防需大力灭鼠,杀灭居室和厨房的蚂蚁,防止鼠类和蚂蚁污染餐具和食物,注意食品及个人卫生,教育儿童养成良好的卫生习惯,不要让婴儿在地上玩耍,不要随意捡吃被污染的食物。

(2) 治疗以驱虫药物为主,以槟榔、仙鹤草及灭绦灵联合用药。

本章小结

虫种	与诊断、传播相关的时期形态	生活史特点	主要临床表现	主要病原学检验
链状带绦虫	成虫:乳白色,扁平带状,分节,长2～4 m,节片较薄,略透明。头节近似球形,有顶突和2圈小钩。成节卵巢分3叶,睾丸150～200个。孕节子宫分支不整齐,每侧7～13支。 虫卵:球形或近似球形,棕黄色。卵壳易破裂,胚膜较厚,具有放射状条纹。卵内含1个六钩蚴。 囊尾蚴:白色半透明囊状体、卵圆形,黄豆大小,内含一米粒大小的头节。	感染阶段:虫卵、囊尾蚴。 感染途径:经口、虫卵亦可自体内重复感染。 寄生部位:成虫寄生于人的小肠;幼虫寄生于人或猪的组织器官内。 离体方式及时期:虫卵或孕节随粪便排出体外。	成虫:可有排节片史。感染后多无症状,少数患者以消化道症状为主。 幼虫:皮下、肌肉囊尾蚴病;眼猪囊尾蚴病;脑猪囊尾蚴病。	检验取材:粪便、肛周附着物、组织。 检验时期:虫卵、成虫、囊尾蚴。 检验方法:用直接涂片法、自然沉淀法、饱和盐水浮聚法查粪便中虫卵,肛门拭子法或透明胶纸法可提高虫卵检出率。成虫检查可直接压片检查头节或孕节。皮下、肌肉猪囊尾蚴可取活组织检查。眼猪囊尾蚴用眼底镜检查。
肥胖带绦虫	成虫:似猪带绦虫,长4～8 m,节片较厚,不透明。头节略呈方形,无顶突和小钩。成节卵巢分2叶,睾丸300～400个。孕节子宫分支较整齐,每侧15～30支。 虫卵:同猪带绦虫卵。	感染阶段:囊尾蚴。 感染途径:经口。 寄生部位:小肠。 离体方式及时期:孕节主动从肛门逸出或随粪便排出体外。	成虫:多有排节片史。轻者无症状,重者以消化道症状为主。可有肛门或会阴部瘙痒等。	检验取材:肛周附着物、粪便。 检验时期:虫卵、成虫。 检验方法:用肛门拭子法或透明胶纸法查肛周虫卵。成虫检查方法同猪带绦虫。
微小膜壳绦虫	成虫:小型绦虫,头节呈球形,顶突可伸缩,上有一圈小钩。链体节片宽均大于长。成节有3个圆球形睾丸,卵巢呈分叶状,卵黄腺呈球形。孕节的子宫呈袋状。 虫卵:圆形或椭圆形,无色透明,卵壳很薄,胚膜两端有4～8根丝状物,卵内含1个六钩蚴。	感染阶段:虫卵、似囊尾蚴。 感染途径:经口、自体内重复感染。 寄生部位:小肠。 离体方式及时期:虫卵或孕节随粪便排出体外。	成虫:轻者无症状,重者有胃肠道和神经系统症状。少数可有皮肤瘙痒和荨麻疹等过敏症状。	检验取材:粪便。 检验时期:虫卵、成虫(孕节)。 检验方法:虫卵检查用直接涂片法、自然沉淀法、饱和盐水浮聚法。孕节检查可直接压片镜检。

续表

虫种	与诊断、传播相关的时期形态	生活史特点	主要临床表现	主要病原学检验
缩小膜壳绦虫	成虫:似微小膜壳绦虫,中型绦虫,顶突不能伸缩,上无小钩。孕节子宫边缘向内凹陷呈瓣状。 虫卵:圆形或稍呈椭圆形,黄褐色,卵壳较厚,卵壳与胚膜间有胶状物,卵内含1个六钩蚴。	感染阶段:似囊尾蚴。 感染途径:经口。 寄生部位:小肠。 离体方式及时期:虫卵或孕节随粪便排出体外。	成虫:轻者无明显症状或轻微的神经和消化道症状,重者可有眩晕、精神痴呆或恶病质。	同微小膜壳绦虫。
细粒棘球绦虫	成虫:小型绦虫。头节略呈梨形,其上有顶突和4个吸盘。成节含雌雄生殖器官各1套。孕节内子宫向两侧突出形成不规则侧囊。 虫卵:同带绦虫卵。 棘球蚴:为圆形或近似圆形囊状体。由囊壁及囊内容物构成。囊壁分角皮层和生发层,内容物包括:生发囊、子囊、孙囊、原头蚴。囊液含多种成分,具有抗原性。	感染阶段:虫卵。 感染途径:经口。 寄生部位:犬科动物小肠。 离体方式及时期:虫卵随宿主粪便排出。	幼虫:棘球蚴病,临床症状复杂。主要有局部压迫和刺激症状、过敏反应、继发感染。	检验取材:手术取出物或痰、胸腔积液、腹腔积液等。 检验时期:棘球蚴碎片或原头蚴。 检验方法:确诊以病原学为依据;免疫学检测用于辅助诊断和流行病学调查;应X线、B超、CT、MRI对棘球蚴病的诊断和定位有重要价值。
多房棘球绦虫	成虫:同细粒棘球绦虫,区别点:①虫体较短,头钩和睾丸数较少;②生殖孔居体节中线偏前;③孕节子宫呈囊状,无侧囊形成。 虫卵:同细粒棘球绦虫。 泡球蚴:淡黄色或白色的囊泡状团块,由无数小囊泡相互连接聚集而成。囊泡为圆形或椭圆形,内含少量透明稀薄液体或胶状物,原头蚴少见。泡球蚴与宿主组织间无纤维组织被膜分隔。	感染阶段:虫卵。 感染途径:经口。 寄生部位:狐、犬、狼、猫等的小肠。 离体方式及时期:虫卵随宿主粪便排出。	幼虫:泡球蚴病,原发寄生部位几乎100%在肝脏,对人体的危害比细粒棘球绦虫严重,病死率较高。	同细粒棘球绦虫;血清学方法效果尤佳。
曼氏迭宫绦虫	成虫:白色,带状。头节呈指状,背腹面各有一纵行吸槽。链体约1000节。成节和孕节都有雌雄生殖器官各一套。 虫卵:橄榄形,浅灰褐色,一端有卵盖,卵壳较薄,卵内一个卵细胞和多个卵黄细胞。 裂头蚴:乳白色,长带状,头端稍膨大,末端较细,体前端无吸槽,中央有一明显凹陷。虫体不分节,体表具不规则横皱褶。	感染阶段:虫卵。 感染途径:经口。 寄生部位:猫、犬等的小肠。 离体方式及时期:虫卵随宿主粪便排出。	幼虫:裂头蚴病,常见寄生人体的部位依次是:眼部、四肢躯体皮下、口腔颌面部和内脏。 成虫:偶可寄生于人体,对人体的致病力不强,一般无明显症状。	检验取材:粪便或局部组织。 检验时期:虫卵或裂头蚴。 检验方法:粪便直接涂片法镜检发现虫卵或局部检查虫体进行鉴定;CT或MRI有助于脑裂头蚴病的诊断。
阔节裂头绦虫	成虫:大型绦虫,长3~10 m。头节细小,匙形,背、腹面各有1条向内凹的吸槽。成节为宽扁的矩形,内含雌雄生殖器官。子宫位于体节中央,呈玫瑰花样。 虫卵:浅灰褐色,橄榄形,两端稍尖,卵壳较薄,一端有卵盖,另一端有一小棘,内含1个卵细胞和若干个卵黄细胞。	感染阶段:虫卵。 感染途径:经口。 寄生部位:小肠。 离体方式及时期:虫卵随宿主粪便排出。	成虫寄生在人的小肠,多数感染者无明显症状,少数有疲乏、无力、四肢麻木、腹泻与便秘交替等轻微症状。	检验取材:粪便。 检验时期:虫卵。 检验方法:直接涂片法等。

续表

虫种	与诊断、传播相关的时期形态	生活史特点	主要临床表现	主要病原学检验
犬复孔绦虫	成虫:小型绦虫,约有200个节片。头节近菱形,有4个吸盘和1个顶突,其上有约60个小钩。虫卵:圆球形,有两层较薄的卵壳,内含1个六钩蚴。	感染阶段:虫卵。感染途径:经口。寄生部位:小肠。离体方式及时期:虫卵随粪便排出。	临床表现与感染虫数有关,部分患儿可出现食欲不振、消化不良、腹部不适或不同程度的腹痛、腹泻、肛门瘙痒及烦躁不安等。	检验取材:粪便。检验时期:虫卵。检验方法:粪便检查,发现孕卵节片或虫卵即可诊断。
西里伯瑞列绦虫	成虫:长约32 cm,宽0.2 cm,有185个节片。头节钝圆,其上有两排小钩,杯状吸盘4个。孕节近椭圆形,各节彼此连接呈念珠状,每节充满圆形或椭圆形储卵囊,每个储卵囊含1~4个虫卵。虫卵:橄榄形,大小为45 $\mu m \times$ 27 μm,两层膜,内含1个六钩蚴。	感染阶段:虫卵。感染途径:经口。寄生部位:小肠。离体方式及时期:虫卵随粪便排出。	致病力轻微。一般无明显临床症状,有的可表现腹痛、腹泻、胀气、流涎、夜间磨牙或啼哭、食欲不振、荨麻疹等。患者粪便中常有白色、能伸缩活动的米粒大小的孕节检出。	检验取材:粪便。检验时期:虫卵或节片。检验方法:粪检查到虫卵或节片,孕节白色,呈米粒样,询问病史可辅助诊断。

思 考 题

1. 简述带绦虫卵的形态特点。
2. 猪带绦虫的感染阶段有哪些?人体感染后可造成哪些危害?
3. 如何防治猪带绦虫病和猪囊尾蚴病?
4. 试述猪带绦虫和牛带绦虫的形态区别。
5. 比较猪带绦虫和牛带绦虫生活史的异同点。
6. 微小膜壳绦虫感染人体的途径有哪些?
7. 怎样鉴别微小膜壳绦虫和缩小膜壳绦虫?
8. 简述细粒棘球绦虫的生活史。
9. 名词解释:棘球蚴砂。
10. 人是怎样感染棘球蚴病的?其对人体的危害有哪些?如何诊断棘球蚴病?
11. 结合细粒棘球绦虫形态特征,谈谈其致病特点。
12. 多房棘球绦虫与细粒棘球绦虫的生活史有什么异同点?
13. 泡球蚴病对人的危害比棘球蚴大么?为什么?
14. 简述曼氏迭宫绦虫生活史。
15. 裂头蚴侵入人体的途径有哪些?裂头蚴病的临床表现有哪些?如何诊断裂头蚴病?

(全 芯 李士根 丁淑琴)

第五篇

医学节肢动物

节肢动物(Arthropod)属无脊椎动物的节肢动物门,种类繁多,分布广泛。其中把通过叮咬、吸血、寄生以及传播病原生物体等方式直接或间接地危害人类健康的节肢动物称为医学节肢动物(Medical arthropod)。

第二十章 与医学检验有关的节肢动物

学习目标

1. 掌握：医学节肢动物的概念、生活史发育类型及对人体危害的方式；疥螨、蠕形螨、蝇蛆的形态特征、生长发育过程、生活习性、致病特点及实验室诊断方法。
2. 熟悉：医学节肢动物的分类；软蜱、硬蜱对人体的危害；尘螨对人体的危害。
3. 了解：其他医学节肢动物的形态、生活史、生活习性、致病、实验室诊断方法及防治原则。

与医学有关的节肢动物分为五个纲，分别为昆虫纲、蛛形纲、甲壳纲、唇足纲、倍足纲，本章只提及一些临床常见的节肢动物，分属于昆虫纲与蛛形纲。这些节肢动物可侵犯人体多个部位，引起机体的损伤，如蝇蛆病、潜蚤病、疥疮等。

一、形态特征及分类

节肢动物的形态特征：①虫体躯体分节，两侧对称。②体壁是由醌单宁蛋白及几丁质组成的坚硬外骨骼。③有成对分节的附肢（如触角、触须及足等）。④循环系统开放式，整个循环系统的主体称为血腔，其内充满血淋巴。⑤发育过程大多数经历蜕皮和变态。与医学密切有关的节肢动物为昆虫纲和蛛形纲。

（一）昆虫纲（Insecta）

虫体分头、胸、腹三部分。头部有1对触角，为感觉器官，主司嗅觉和触觉。头部两侧有1对复眼，某些昆虫还有单眼。昆虫的口器复杂，由上唇、上颚、舌、下颚及下唇组成，并根据其结构和功能的不同分为咀嚼式（如蜚蠊）、刺吸式（如蚊）、舐吸式（如蝇）三种。胸部分为前胸、中胸、后胸3节，胸部附翅和足。腹部由11节组成，第1~2腹节多退化，最后2节衍化为外生殖器。本纲重要虫种为蚊、蝇、蚤等。

（二）蛛形纲（Arachnida）

虫体分头、胸、腹部；或头、胸、腹愈合成一个整体，称为躯体。无触角，头上有螯肢和须肢，有4对足，无翅，以气门呼吸。本纲重要虫种为蜱、螨等。

二、生活史

（一）发育（growth）

节肢动物的个体发育经历从卵到成虫的过程，生活史可分为卵期、幼期（包括幼虫、若虫、蛹等）、成虫三个阶段。

（二）变态（metamorphosis）

节肢动物从幼虫变为成虫要经过外部形态结构、生理特征、生活习性以及行为等一系列变化，这些有一定规律的变化称为变态。变态分完全变态和不完全变态。

1. 完全变态（全变态） 生活史包括卵、幼虫、蛹和成虫四个时期，各期的外部形态、生活习性均不相同，这种变态称为完全变态，如蚊、蝇、蚤等。

2. 不完全变态（半变态） 生活史过程包括卵、若虫、成虫三个时期或卵、幼虫、若虫、成虫四个时期。若虫在外形和生活习性方面与成虫相似，只是若虫体积较小，生殖器官尚未发育成熟，如蜱、螨类。

三、对人体的危害

医学节肢动物对人体的危害是多方面的,可分为直接危害和间接危害。

(一)直接危害

1. 骚扰和吸血 吸血昆虫常会因袭击、叮咬、吸血而骚扰人们的正常工作和休息,如蚊、蚤、虱等。

2. 螫刺和毒害 部分节肢动物有毒腺,当叮刺宿主时将毒液注入人体内,会致局部红、肿、疼痛,甚至引起全身中毒症状,重者可致死亡。如:蜱类刺叮人体时分泌毒液注入,黄蜂的特化的结构螫器螫刺人体后注入毒液而引起中毒,毒隐翅虫的毒液接触人体引起皮炎。

3. 寄生 有些节肢动物通过寄生人体引起疾病,如疥螨寄生于人体皮内可引起疥疮。

4. 过敏反应 节肢动物的涎腺、分泌物、排泄物和脱落的表皮都是异源性蛋白,可致宿主过敏,引起变态反应,如尘螨、粉螨可引起哮喘、鼻炎、螨性皮炎等。

(二)间接危害(传播疾病)

由节肢动物携带病原体作为媒介而传播的各种疾病称为虫媒病。其传播方式分为机械性传播和生物性传播两大类。我国主要医学节肢动物与虫媒病见表 20-1。

表 20-1 我国主要医学节肢动物与虫媒病

虫种	虫媒病	病原体	传播途径
中华按蚊	疟疾	疟原虫	叮咬
淡色库蚊、致倦库蚊	班氏丝虫病	班氏丝虫	叮咬
中华按蚊、嗜人按蚊	马来丝虫病	马来丝虫	叮咬
埃及伊蚊、白纹伊蚊	登革热	登革热病毒	叮咬
三带喙库蚊	流行性乙型脑炎	流行性乙型脑炎病毒	叮咬
非吸血蝇	细菌性痢疾	痢疾杆菌	携带
非吸血蝇	阿米巴痢疾	痢疾内阿米巴	携带
非吸血蝇	蠕虫病	蠕虫卵或幼虫	携带
非吸血蝇	霍乱	霍乱弧菌	携带
吸血蝇	炭疽病	炭疽杆菌	吸血
吸血蝇或非吸血蝇	脊髓灰质炎	脊髓灰质炎病毒	吸血或携带
中华白蛉	黑热病	杜氏利什曼原虫	叮咬吸血
人体虱	流行性斑疹伤寒	普氏立克次体	叮咬
人体虱	虱媒回归热	俄拜氏疏螺旋体	叮咬
革螨	流行性出血热	汉坦病毒	叮刺
恙螨	恙虫病	恙虫病立克次体	叮咬

1. 机械性传播(mechanical transmission) 通过医学节肢动物的体表或体内携带病原体,使病原体从一个宿主传给另一个宿主或通过污染食物、膳具而传播疾病,且在此过程中没有明显的形态、数量及生物学的变化,如蝇传播蛔虫卵、阿米巴包囊等而致相应的疾病。

2. 生物性传播(biological transmission) 病原体在节肢动物体内必须经过发育或繁殖进入感染阶段,并随节肢动物吸血、摄食、排泄等活动而传播疾病。

根据病原体在节肢动物体内的发育与繁殖情况,可将病原体与节肢动物媒介的关系分为 4 类。

1) 发育式 病原体在媒介体内仅有形态结构、生理特征的发育,而没有繁殖和数量的增加,如丝虫的微丝蚴在蚊体内的发育。

2) 繁殖式 病原体在节肢动物体内通过繁殖而增加数量,但没有形态的改变,如鼠疫杆菌在蚤体内有数量的增加。

3) 发育繁殖式　病原体在节肢动物体内既有发育又有繁殖,不仅形态发生了改变,而且数量也有增加,并且通过发育和繁殖获得了感染性,如疟原虫在按蚊体内的发育。

4) 经卵传递式　某些病原体不仅在节肢动物体内繁殖,而且侵入卵巢经卵传递给下一代,使其后代具有传染性。这种传递方式多见于蜱、螨类。例如,恙螨幼虫叮刺宿主感染了恙虫病立克次体后,病原体经成虫产卵传递给下一代并使其具有感染性。

四、防治

节肢动物的防治应根据环境治理、化学防治、生物防治、物理防治、遗传防治及法规防治六个方面的原则制定综合措施。环境治理是治理和改造环境,消除病媒节肢动物滋生、栖息的环境和条件;化学防治是用药物驱避或毒杀医学节肢动物;生物防治是利用生物及其代谢产物进行防治;物理防治是通过机械、光、热、声、电等捕杀、隔离、驱走节肢动物;遗传防治是用辐射、化学、杂交不育等方法改变或交换遗传物质,降低繁殖能力;法规防治是指利用法律法规,做好检疫、卫生监督和强制防治三方面工作。预防和控制虫媒病需有选择地或联合采用上述方法。

第一节　蜱

蜱属于寄螨目、蜱总科。成虫在躯体背面有壳质化较强的盾板,通称为硬蜱,属硬蜱科;无盾板者,通称为软蜱,属软蜱科。全世界已发现的约800种,硬蜱科约700种,软蜱科约150种,纳蜱科1种。我国已记录的硬蜱科约100种,软蜱科10种。蜱是许多种脊椎动物体表的暂时性寄生虫,是一些人畜共患病的传播媒介和储存宿主。

一、硬蜱

案例导入

某患者,女性,34岁,河南人,以脖颈处有硬结并持续瘙痒就诊。自述1个月前于郊区游玩,与野草等有接触史;就诊前20天左右发现脖颈处有硬结,14天前发现从身体掉下一只成虫,踩死后在虫内发现血性不凝溶液。经查脖颈处的硬结直径约3 cm,红色,边界清楚,伤口又少许脓性分泌物,硬结有挤压痛。无发热、头痛、呕吐等症状;也无疲劳、发热、肌肉酸痛等症状。来医院检查当日,患者再次收集脱落成虫一只,吸饱血后约1.6 cm大小,圆鼓形,淡青色,显微镜下可见颚体、须肢、背板等结构。患者硬结掉出成虫处有明显伤口。

1. 该患者可能感染的是哪种节肢动物?为什么?
2. 该节肢动物可能会传播哪些疾病?
3. 该节肢动物的防治措施有哪些?

(一) 病原学

1. 形态　虫体椭圆形,未吸血时腹背扁平,背面稍隆起,成虫体长2～10 mm,吸饱血后胀大如赤豆或蓖麻子状,大者可长达30 mm。表皮革质,背面或具壳质化盾板。虫体分颚体和躯体两部分(彩图83(a))。

颚体也称假头,位于躯体前端,从背面可见到,由颚基、螯肢、口下板及须肢组成。颚基与躯体的前端相连接,是一个界限分明的骨化区,呈六角形、矩形或方形;雌蜱的颚基背面有1对孔区,有感觉及分泌体液帮助产卵的功能。螯肢1对,从颚基背面中央伸出,是重要的刺割器。口下板1块,位于螯肢腹面,与螯肢合拢时形成口腔。口下板腹面有倒齿,为吸血时固定于宿主皮肤内的附着器官。螯肢的两侧为须肢,由4节组成,第4节短小,嵌出于第3节端部腹面小凹陷内(图20-1)。

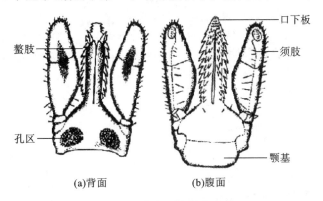

图20-1 全沟硬蜱雌虫颚体

躯体呈袋状,大多褐色,两侧对称。雄蜱背面的盾板几乎覆盖着整个背面。全沟硬蜱成虫雌蜱背面的盾板仅占体背前部的一部分,有的蜱在盾板后缘形成不同花饰,称为缘垛(图20-2)。腹面有4对足,每足6节,即基节、转节、股节、胫节、后跗节和跗节。基节上通常有距。足Ⅰ跗节背缘近端部具哈氏器,有嗅觉功能,末端有爪1对及垫状爪间突1个。生殖孔位于腹面的前半,常在第Ⅱ、Ⅲ对足基节的水平线上。肛门位于躯体的后部,常有肛沟。有1对气门,位于足Ⅳ基节的后外侧,气门板宽阔。硬蜱雄虫腹面有几丁质板,基数目因蜱的属种而不同(图20-3)。

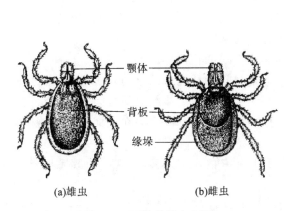

图20-2 硬蜱雌雄虫背面

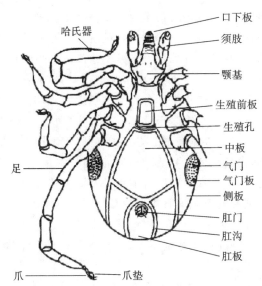

图20-3 硬蜱雄虫腹面

2. 生活史 发育过程分卵、幼虫、若虫和成虫四个时期。卵呈球形或椭圆形,大小为0.5~1 mm,色淡黄至褐色,常堆集成团。在适宜条件下卵可在2~4周内孵出幼虫。幼虫形似若虫,但体小,有足3对,幼虫经1~4周蜕皮为若虫。硬蜱若虫只一期,若虫有足4对,无生殖孔。到宿主身上吸血,落地后再经1~4周蜕皮而成为成虫。硬蜱完成一代生活史所需时间由2个月至3年不等;滋生环境不利时,硬蜱可出现滞育现象,生活周期可延长至数年,但在自然条件下硬蜱寿命自1个月到数十个月不等(图20-4)。

3. 生态

1) 产卵和滋生地 硬蜱多生活在森林、灌木丛、开阔的牧场、草原、山地的泥土中。雌蜱受精吸血后产卵,产卵后干瘪死亡;吸饱血后在4~40天内将卵全部产出,可产数百至数千个,因种而异。硬蜱一生产卵一次,雄蜱一般存活一个月左右,可交配数次。

2) 吸血习性与宿主关系 蜱的幼虫、若虫、雌雄成虫都吸血。宿主包括陆生哺乳类、鸟类、爬行类和两栖类,有些种类侵袭人体。多数蜱种的宿主很广泛,例如,全沟硬蜱的宿主包括200种哺乳类、120

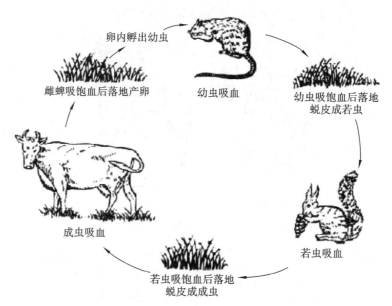

图 20-4 全沟硬蜱发育过程

种鸟类和少数爬行类,并可侵袭人体。这在流行病学上有重要意义。硬蜱多在白天侵袭宿主,吸血时间较长,一般需要数天。硬蜱的吸血量很大,幼虫、若虫、雌雄成虫均吸血;各发育期吸饱血后可胀大几倍至几十倍,雌硬蜱甚至可达 100 多倍。蜱在宿主寄生的部位常有一定的选择性,一般在皮肤较薄、不易被搔动的部位。例如:全沟硬蜱寄生在动物或人的颈部、耳后、腋窝、大腿内侧、阴部和腹股沟等处。

3) 分布与活动　硬蜱多分布在开阔的自然界,如森林、灌木丛、草原、半荒漠地带。而不同蜱种的分布又与气候、土壤、植被和宿主有关,如:全沟蜱多见于高纬度针阔混交林带,而草原革蜱则生活在半荒漠草原,微小牛蜱分布于农耕地区。在同一地带的不同蜱种,其适应的环境有所不同,如黑龙江林区的蜱类:全沟蜱多于针阔混交林带,而嗜群血蜱则多见于林区的草甸。

蜱类寻觅宿主的方式:蜱的嗅觉敏锐,对动物的汗臭和 CO_2 很敏感,当与宿主相距 15 m 时,即可感知,由被动等待到活动等待,一旦接触宿主即攀登而上。如栖息在森林地带的全沟硬蜱,成虫寻觅宿主时,多聚集在小路两旁的草尖及灌木枝叶的顶端等候,当宿主经过并与之接触时即爬附宿主;栖息在荒漠地带的亚东璃眼蜱,多在地面活动,主动寻觅宿主;栖息在牲畜圈舍的蜱种,多在地面或爬上墙壁、木柱寻觅宿主。

蜱的活动范围不大,一般为数十米。宿主的活动,特别是候鸟的季节迁移,对蜱类的散播起着重要作用。

4) 季节消长和越冬　气温、湿度、土壤、光周期、植被、宿主等都可影响蜱类的季节消长及活动。在温暖地区多数种类的蜱在春、夏、秋季活动,如:全沟硬蜱成虫活动期在 4—8 月,高峰在 5—6 月初;幼虫和若虫的活动季节较长,从早春 4 月持续至 9—10 月间,一般有两个高峰,主峰常在 6—7 月,次峰在 8—9 月间。蜱多数在栖息场所越冬,硬蜱可在动物的洞穴、土块、枯枝落叶层中或宿主体上越冬,如硬蜱属中的多数种类;有的以成虫越冬,如革蜱属中的所有种类;有的以若虫和成虫越冬,如血蜱属和软蜱中的一些种;有的以若虫越冬,如残缘璃眼蜱;有的以幼虫越冬,如微小牛蜱。

4. 重要种类

1) 全沟硬蜱(Ixodes persulcatus)　盾板呈褐色,须肢为细长圆筒状,颚基的耳状突呈钝齿状。肛沟在肛门之前,呈倒"U"字形,足 I 基节具一细长内距。全沟硬蜱是典型的森林蜱种,是针阔混交林优势种。成虫在 4—6 月活动,幼虫和若虫在 4—10 月出现。全沟硬蜱为三宿主蜱,三年完成一世代发育。以未吸血的幼虫、若虫和成虫越冬。成虫寄生于大型哺乳动物,经常侵袭人;幼虫和若虫寄生于小型哺乳动物及鸟类。全沟硬蜱分布于东北和内蒙古、甘肃、新疆、西藏等地。全沟硬蜱是我国森林脑炎的主要媒介,并能传播 Q 热和北亚蜱传立克次体病(又称西伯利亚蜱传斑疹伤寒)。

2) 草原革蜱(Dermacentor nuttalli)　盾板有珐琅样斑,有眼和缘垛;须肢宽短,颚基矩形,足 I 转节的背距短而圆钝。草原革蜱是典型的草原种类,多栖息于干旱的半荒漠草原地带。成蜱春季活动,幼蜱、若蜱夏秋季出现。草原革蜱属三宿主蜱,一年一世代,以成虫越冬。成虫寄生于大型哺乳类,有时侵袭人;幼虫和若虫寄生于各种啮齿动物。草原革蜱分布于东北、华北、西北和西藏等地区。草原革蜱是北亚蜱传立克次体病的主要媒介,也可传播布氏杆菌病。

3) 亚东璃眼蜱(Hyalomma asiaticum kozlovi) 盾板红褐色,有眼和缘垛,须肢为长圆筒状,第二节显著伸长;足淡黄色,各关节处有明显的淡色环;雄虫颈沟明显,呈深沟状,气门板呈烟斗状。亚东璃眼蜱栖息于荒漠或半荒漠地带。成虫出现在春夏季。亚东璃眼蜱属三宿主蜱,一年大约发育一代,主要以成虫越冬。成虫主要寄生于骆驼和其他牲畜,也能侵袭人,幼虫和若虫寄生于小型野生动物。亚东璃眼蜱分布于吉林、内蒙古以及西北等地区。亚东璃眼蜱为新疆出血热传播媒介。

(二)致病与临床

1. 直接危害 硬蜱叮刺皮肤,可造成局部充血、水肿、急性炎症反应,还可引起继发性感染。有些硬蜱在叮刺吸血过程中唾液分泌的神经毒素可导致宿主运动性纤维的传导障碍,引起上行性肌肉麻痹现象,可导致呼吸衰竭而死亡,称为蜱瘫痪。多见于儿童,如能及时发现,将蜱除去,症状即可消除。此病在东北和山西曾有人体病例报告。

2. 传播疾病 属于自然疫源性疾病和人畜共患病,能够在人与其他脊椎动物宿主之间相互传播。

1) 森林脑炎 一种由森林脑炎病毒引起的神经系统急性传染病,为森林区的自然疫源性疾病。我国主要的病媒蜱种为全沟硬蜱,病毒在蜱体内可长期保存,可经各变态期及经卵传至下一代或第三、四代,并可在蜱体内越冬。本病多发生在5—8月,在我国主要分布于黑龙江和吉林两省林区,患者主要是伐木工人。此外,四川、河北、新疆、云南等省区市也有病例发生。

2) 新疆出血热 一种蜱媒急性传染病,是荒漠、牧场的自然疫源性疾病。在我国流行于新疆,患者主要是牧民,发病高峰期为4—5月份,亦称克里木-刚果出血热。疫区牧场的绵羊及塔里木兔为主要传染源,急性期患者也可传染。传播媒介主要为亚东璃眼蜱,病原体可在蜱体内保存数月,并经卵传递。本病除经蜱传播外,皮肤伤口接触羊血及医务人员接触急性期患者新鲜血液后,也可感染发病。

3) 莱姆病 我国于1985年夏在黑龙江海林市林区首次发现。病原体是伯氏包柔螺旋体。它是一种由硬蜱传播的自然疫源性疾病,好发于春、夏季。我国主要媒介是全沟硬蜱,某些野生小型啮齿动物为储存宿主。本病分布广泛,在五大洲20多个国家都有病例报告。我国已证实有20个省区市有本病流行。

4) Q热 病原体为贝氏立克次体。本病临床特点为起病急骤。常在野生动物(啮齿类)与家畜之间传播流行,牛、羊为人体Q热的主要传染源。多种硬蜱可作为本病的传播媒介。主要由呼吸道吸入传播,也可通过消化道及蜱的叮咬、粪便污染伤口而感染。病原体能在蜱体内长期存在,并经卵传递。本病分布遍及世界各地,在我国已有十几个省区市证实有Q热存在。

5) 北亚蜱传立克次体病 又称西伯利亚蜱传斑疹伤寒。病原体为西伯利亚立克次体。小啮齿动物为主要传染源,草原革蜱为其主要媒介,边缘革蜱也能传播。病原体可经卵传递,在蜱体内可存活2年。病原体可通过蜱的叮刺或蜱粪污染而感染。我国新疆、内蒙古、黑龙江有本病存在。

6) 发热伴血小板减少症 俗称"蜱咬症",病原体为发热伴血小板减少综合征布尼亚病毒,简称新布尼亚病毒。是一种在我国湖北、河南、山东、江苏、辽宁等省新近被发现的传染病,是一种自然疫源性疾病。在丘陵、山地、森林等地区生活、生产的人以及旅游者感染风险较高。该病主要通过蜱叮刺吸血传播,极少见人传人现象,但接触急性期患者或患者尸体血液亦可能被传染。

(三)流行与防治

1. 环境防治 草原地带采用牧场轮换和牧场隔离办法灭蜱。结合垦荒、清除灌木杂草、清理禽畜圈舍、堵洞嵌缝以防蜱类滋生。捕杀啮齿动物。

2. 化学防治 硬蜱栖息及越冬场所可喷洒敌敌畏、马拉硫磷、杀螟硫磷等。林区用六六六烟雾剂收效良好,牲畜可定期药浴杀蜱。

3. 个人防护 进入有硬蜱的地区要穿"五紧服"(领口紧,两个袖口紧,两个裤脚紧),穿长袜长靴,戴防护帽。外露部位要涂布驱避剂,离开时应相互检查,勿将蜱带出疫区。

二、软蜱

软蜱属软蜱科,成蜱躯体无盾板,体表呈皮革质,故称软蜱(彩图83(b))。

(一)病原学

1. 形态 软蜱颚体较小,在躯体腹面,从背面看不见。颚基背面无孔区。躯体背面无盾板,体表有许多颗粒状小疣,或具皱纹、盘状凹陷。气门板小,位于基节第Ⅳ对足的前上方。生殖孔位于腹面的前部,两性特征不显著。肛门位于体中部或稍后,有些软蜱尚有肛前沟和肛后中沟及肛后横沟,分别位于肛门的前后方。成虫及若虫足基节Ⅰ~Ⅱ之间有基节腺的开口。基节腺液的分泌,有调节水、电解质及血和淋巴成分的作用。在吸血时,病原体也随基节腺液的分泌污染宿主伤口而造成感染。硬蜱与软蜱形态特征的鉴别与比较见表20-2。

2. 生活史 发育过程分卵、幼虫、若虫和成虫四个时期。卵为椭圆形,成虫多次吸血,多次产卵,一次产卵平均125个,总数可达上千。在适宜条件下卵可在2~4周内孵出幼虫。幼虫形似若虫,但体小,有足3对,幼虫经1~4周蜕皮为若虫。软蜱若虫经过1~6期不等,经1~4周蜕皮为成虫。多数软蜱完成一代生活史需半年至两年。软蜱的成虫由于多次吸血和多次产卵,一般可活五年至数十年。

表20-2 硬蜱与软蜱形态特征的鉴别与比较

鉴别点	硬蜱	软蜱
颚体	在躯体前端,从背面能见	在躯体前部腹面,从背面看不见
颚基背面	有1对孔区	无孔区
须肢	较短,第4节嵌在第3节上,各节运动不灵活	较长,各节运动很灵活
躯体背面	有盾板,雄者大,雌者小	无盾板。体表有许多小疣,或具皱纹、盘状凹陷
基节腺	退化或不发达	发达。足基节Ⅰ、Ⅱ之间通常有1对基节腺开口
雌蜱与雄蜱区别	雄蜱体小盾板大,遮盖整个虫体背面;雌蜱体大盾板小,仅遮盖背部前面	区别不明显

3. 生态 软蜱多栖息于家畜的圈舍、野生动物的洞穴、鸟巢及人房的缝隙中。雌蜱受精吸血后产卵,软蜱一生可产卵多次,一次产卵50~200个,总数可达千个。软蜱的幼虫、若虫、雌雄成虫都吸血。软蜱多在夜间侵袭宿主,吸血时间较短,一般数分钟到1 h。软蜱因多在宿主洞巢内,故终年都可活动。软蜱主要在宿主住处附近越冬。越冬虫期因种类而异。

4. 重要种类 乳突钝缘蜱(Ornithodoros papillipes) 体表颗粒状,肛后横沟与肛后中沟相交处几乎成直角;生活于荒漠和半荒漠地带;多宿主蜱;栖息于中小型兽类的洞穴或岩窟内;寄生在狐狸、野兔、野鼠、刺猬等中小型兽类,也常侵袭人;分布于新疆、山西,传播回归热和Q热。

(二)致病与临床

蜱媒回归热又称地方性回归热,是由钝缘蜱传播的自然疫源性螺旋体病,不规则间歇发热为其主要临床特征。我国新疆有该病流行,发病时间多为4—8月,其病原体为伊朗包柔氏螺旋体(*Borrelia persica*)和拉氏包柔氏螺旋体(*B. latyshevyi*),传播媒介为乳突钝缘蜱和特突钝缘蜱。病原体可经卵传递。乳突钝缘蜱可经卵传递8代,并能储存14年。动物传染源主要是鼠类,患者也可作为本病的传染源。

(三)流行与防治

定期清理和喷洒杀灭软蜱的杀虫剂,主要地点是可能含有软蜱的居室、禽畜圈舍的缝隙或洞缝等滋生地。且在滋生地避免长时间停留,并做好自我防护。

第二节 螨

螨属于无脊椎动物,节肢动物门,蛛形纲,螨亚纲,已知的约 5 万种。多数螨体形柔软,甚小,肉眼刚能看见,一般为 0.1 mm 至数毫米。躯体呈袋状,很少分节,背面有较硬的盾板;躯体前方有口器,称颚体(假头),其中螯肢 1 对,特征因取食习性而异,或呈螯钳状,或呈刺针状。腹面有足,成虫和若虫各 4 对,幼虫 3 对。螨类生活史分卵、幼虫、若虫、成虫等期。多数螨营自由生活,呈杂食性或捕食性;少数螨类寄生在植物或动物体上刺吸液汁或血液,或寄生在动物的体内外。人的环境中常有多种螨类存在。本节主要介绍与临床有关的疥螨、蠕形螨、尘螨。

一、疥螨

案例导入

患者,男,21 岁,某大学学生,暑假期间赴贵州偏远乡村小学支教,回家 10 多天后出现皮肤症状。主诉皮肤刺痒剧烈,白天稍轻,夜晚加剧;瘙痒部位同时出现皮疹、水疱、结痂等现象。皮疹多见于皮肤潮湿柔软处如手指间、手腕等部位。运用针挑法在指侧及水疱、脓包等处找到疥虫隧道,在末端发现疑似虫体后确诊为疥虫感染导致的疥疮。

1. 试分析该学生得病的原因,该采取何种措施避免患上疥疮?
2. 疥螨导致疾病的实验室诊断方法有哪些?

疥螨(Scab mites)是一种皮肤内永久性寄生的螨类,寄生于人和哺乳动物的皮肤表皮角质层内,引起一种有剧烈瘙痒的顽固性皮肤病,称为疥疮(Scabies),寄生人体的疥螨称为人疥螨(Sarcoptes scabiei)。

(一)病原学

1. 形态

1)成虫 疥螨体型微小,圆形或椭圆形,颜色为乳白色或浅黄色。雌螨长 0.3~0.5 mm,雌螨略大于雄螨。疥螨由颚体、躯体、足体组成;颚体位于前端,短小,包括须肢和螯肢。躯体后半部有刚毛和长鬃;短足 4 对,短粗,呈圆锥形,前两对足末端有带长柄的爪垫(称为吸垫),后两对足依雌、雄虫不同有所差异;雌螨,后两对足末端均有 1 根长刚毛,前后两对足间的中央有一横裂的产卵孔,末端有一纵裂的阴道;雄螨,第 3 对足末端有 1 根长刚毛,第 4 对足末端为吸垫,钟形的外生殖器位于第 4 对足足基之间,中央有 1 弯钩状阳茎,体末有一个小的圆形的肛门(图 20-5,彩图 84)。

2)幼虫 幼虫大小为(0.12~0.16)mm,有 3 对足,前 2 对足有柄状吸垫,后 1 对足有 1 根长刚毛。幼虫经蜕皮发育成若虫,前若虫长 0.16 mm,后若虫长(0.22~0.25)mm,有 4 对足(图 20-5)。

3)虫卵 呈长椭圆形,浅黄色,壳薄,大小为 0.08 mm×0.18 mm,雌螨在宿主皮内产卵,虫卵以 4~6 个聚集于皮肤隧道中,卵经 3~4 天即发育为幼虫(图 20-5)。

2. 生活史 疥螨的生活史包括卵、幼虫、前若虫、后若虫及成虫五个时期(图 20-5)。雌螨的后若虫和雄螨的成虫进行交配,交配后不久雄螨即死亡。雌性后若虫在交配后 20~30 min 内钻入皮内,蜕皮为成虫,2~3 天后在其挖掘的浅而窄的隧道内产卵。雌虫产卵量每次 2~4 个,一生可产 40~50 个卵。经过 3~4 天,卵即可在隧道中孵出幼虫,经 3~4 天蜕皮发育为若虫。若虫分为前若虫和后若虫,后若虫已有雌雄之分。从卵到成虫的发育需 8~22 天,平均 15 天。雌螨寿命为 6~8 周。

疥螨适宜在温度低、湿度高的环境生存。疥螨能感受到宿主体温、气味的刺激,具有较强烈的热趋向性。在湿润的条件下,雌螨的适宜扩散温度为 15~35 ℃,1~6 天内具有感染能力。疥螨寄生于宿主表皮角质层内,以角质组织和淋巴液为食,并以足和螯肢在皮下挖掘一条平行与体表的弯曲隧道,隧道

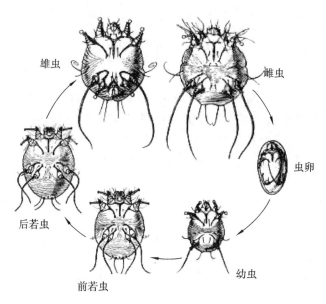

图 20-5　疥螨生活史

最长可达 15 mm(图 20-6)。雌螨挖掘隧道的能力较强,每天可挖掘 0.5~5 mm,交配受精后的雌螨更加活跃;前若虫与幼虫则不具备挖掘隧道的能力,只能生活在雌螨所挖掘的隧道中。疥螨常见的寄生部位为人体的脚踝、趾间、阴囊、阴茎、手指、手腕、肘窝、腋窝、肚脐周围、腹股沟、乳房下等皮肤较嫩薄柔软之处,对婴儿则可侵犯全身。

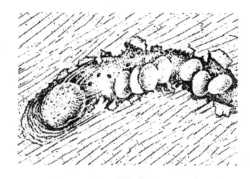

图 20-6　皮肤隧道中的雌疥螨和卵

(二)致病与临床

1. 致病机制　疥螨是疥疮的病原体。引起疥疮的致病因素主要是雌螨在皮内挖掘隧道,从而导致机械性损害及疥螨的分泌物、排泄物以及死亡虫体的崩解产物所引起的超敏反应。

2. 临床表现　疾病初期,隧道口出现红色点状丘疹,随后转为水疱。典型的皮损为丘疹、水疱、隧道、脓疱、结节、肉芽肿等。丘疹为针头大小,呈淡红色;水疱的直径为 2~4 mm;隧道为淡灰色或浅黑色的弯曲细线,雌虫常位于隧道顶端;脓疱呈奶黄色;结节为黄豆或绿豆大小,呈棕红色。局部的剧烈瘙痒是疥疮最显著的症状,白天较轻,而夜晚加剧,睡后更甚。常因剧烈的瘙痒、抓挠而使皮肤破损、出血,并引起继发性细菌感染,导致脓疱、毛囊炎和疖肿等并发症。

(三)实验室检验

根据病史及临床症状可做初步诊断,检出疥螨或虫卵则可确诊。常用病原学检验方法为针挑法或皮肤刮取法。用消毒针头挑破隧道顶端表皮,取出镜检;或以医用矿物油滴于皮肤患处后用刀片轻刮,取刮取物镜检;或用带外光源的解剖显微镜直接检查皮损处,若清晰地看到隧道内疥螨轮廓,则用手术刀将疥螨取出;或用蓝墨水滴于可疑隧道皮损上,用消毒棉球揉擦 0.5~1 min,拭去表面墨迹(可用酒精),可见染成淡蓝色的隧道痕迹。

(四)流行与防治

疥疮的流行呈现周期性的特点,一般认为与人群免疫力下降有关。感染多见于卫生条件较差的家庭及学校等集体住宿的人群中,秋冬季感染率高,患者是主要的传染源。要注意个人卫生,加强卫生教育。特别注意避免与患者接触,雌螨离开宿主后尚能生存数天,且仍可产卵和孵化,因此不能穿患者的衣物,要勤洗澡,勤换衣;发现患者宜及时治疗并采用煮沸或其他消毒方法处理患者用过的衣物。同一家庭中的患者需同时治疗。

杀虫可外用5%~10%硫磺软膏、伊维菌素、10%苯甲酸苄酯、3%肽安软膏及复方敌百虫霜剂等。用药之前先温水洗净患处,待干后再涂搽药物。治疗1周左右没有出现新的皮损则可视为治愈。

二、蠕形螨

案例导入

患者,女,16岁,高中生。以痤疮较重,影响美观为由入院就诊;经检查,发现该患者皮肤粗糙、油腻;痤疮较重,主要分布于额、面颊、下巴、鼻等部位,伴有瘙痒、毛细血管扩大等症状,同时可见脓疮、结节。于皮损部位发现毛囊蠕形螨成虫、若虫、幼虫等阶段。采用口服甲硝唑、抑螨药物清洗等治疗方法取得较好效果,表现为症状及皮疹消失,皮肤油腻减轻。

1. 蠕形螨的种类是什么?
2. 蠕形螨寄生于人体可引起哪些方面的损害?主要的实验室诊断方法有哪些?
3. 生活中如何避免蠕形螨的感染?

蠕形螨(Demodex)俗称螨虫,又称毛囊虫。蠕形螨是一类寄生于多种哺乳动物的毛囊、皮脂腺的永久性寄生螨类,可引起皮炎、痤疮、眼睑缘炎等。寄生于人体的蠕形螨有两种,分别为毛囊蠕形螨(*Demodex folliculorum*)和皮脂蠕形螨(*Demodex brevis*),为蠕形螨病的病原体。

(一)病原学

1. 形态

1) 成虫　蠕形螨体细长,呈蠕虫状,乳白色,半透明,成虫长0.1~0.4 mm,雄虫略小于雌虫。虫体分颚体、足体和末体三部分。颚体位于前端,呈梯形,由螯肢和须肢组成。螯肢一对,呈针状;须肢一对,可弯曲运动,分三节,有助于运动和蜕皮。足体约占体长1/3,腹面有足四对,短粗,基节与腹壁愈合形成基节片,不能运动,其他各节能活动伸缩;雄性生殖器孔位于足体背面的第2对足基之间,雌性生殖孔在腹面第4对足基之间。末体细长,表皮具有环状明显横纹。毛囊蠕形螨虫体细长,末体占躯体2/3~3/4,末端钝圆(图20-7,彩图85);皮脂蠕形螨虫体粗短,末体占躯体1/2,末端尖呈锥形(彩图86)。

2) 虫卵　无色半透明,卵壳薄,卵内可见幼胚。毛囊蠕形螨卵呈蝌蚪状或小蘑菇状,大小约0.04 mm×0.10 mm;皮脂蠕形螨卵为椭圆形,头端略大,大小约0.03 mm×0.06 mm,卵内幼胚结构不清。

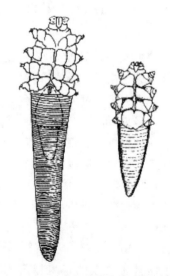

图20-7　毛囊蠕形螨和皮脂蠕形螨

2. 生活史　毛囊蠕形螨和皮脂蠕形螨可同时感染人体,两种蠕形螨的生活史相似,有卵、幼虫、前若虫、若虫及成虫五个时期。

成虫为蠕形螨的感染阶段。成虫寄生于毛囊或皮脂腺内,受精后雌虫产卵于毛囊,经过2~3天发育成新生幼虫,幼虫不断以体质为食,经1~2天发育蜕皮为前若虫,前若虫经3天蜕皮发育成若虫,若虫经2~3天蜕皮发育为成虫。4~5天后雌、雄虫发育成熟,雌、雄成虫在毛囊口处交配,雄螨交配后即死亡,雌螨进入毛囊或皮脂腺内产卵。蠕形螨从卵发育为成虫需要半个月,寿命4个月左右。蠕形螨寄生于人体皮脂腺发达的部位,常见于头皮、额、眼睑、鼻、颊、颏、外耳道、颈、胸、肩、背、乳头、大阴唇、阴茎及肛门等部位。毛囊蠕形螨寄生于毛囊,数量可多达 10 条甚至更多。皮脂蠕形螨则常单个寄生在皮脂腺内。

蠕形螨对环境较为敏感,例如,环境的温度、湿度、酸碱度及消毒洗涤用品可影响其生存活动。一般耐低温而不耐高温,37 ℃为发育的最适宜温度,活动力随温度上升而增强;8~30 ℃存活时间较长,5 ℃可存活一周左右,0 ℃时成虫也可以存活十余小时,25~26 ℃活动最活跃;45 ℃以上活动减弱,54 ℃为致死温度,58 ℃时存活时间不到 1 min。在潮湿的纱布中能活 2~6 天,在干燥的空气中存活时间很短。蠕形螨最适宜生存的 pH 值为 7.0,并对酸的耐受力比碱强,皮脂蠕形螨更为明显。一般情况下,蠕形螨在 75%酒精或 3%来苏儿消毒 15 min 可死亡。但 0.1%新洁尔灭液、巴氏消毒液及普通洗涤用品如洗衣粉、浴液、香皂、洗面奶等对蠕形螨无杀灭作用。

(二)致病与临床

蠕形螨在人群的感染率可高达 99.5%,具低度致病性,因此患病率只有 10%。其致病的因素与虫种、感染程度、宿主的状态和是否合并细菌感染有关。蠕形螨钻入人体毛囊和皮脂腺内,破坏上皮细胞和腺细胞,引起上皮细胞变性,毛囊扩张,症状以轻微痒痛或烧灼感多见;感染度高可妨碍皮脂外溢,导致真皮细胞毛细血管增生、扩张。酒糟鼻、痤疮、毛囊炎、脂溢性皮炎等患者的蠕形螨感染程度及感染率均明显增高,这表明这些现象可能与蠕形螨的感染有关。

(三)实验室检验

检获蠕形螨为确诊的依据。常用的检查方法有透明胶纸法、挤刮涂片法等病原学检验方法。

1. 透明胶纸法 用透明胶纸于晚上睡前,粘贴于鼻、鼻沟、额头、颧骨等部位,次晨取下贴于玻片上镜检。透明胶纸法标准容易统一,检查面积大,同时具有受检者安全性高、痛苦少等特点,该法可用于定性、定量检测。

2. 挤刮涂片法 用痤疮压迫器、钝刀片刮取或用拇指挤压鼻翼的两侧,将刮取物或挤出物用甘油涂片镜检。该法因方法快捷方便而被临床门诊常用。

蠕形螨的检出率与检查时间、宿主体温、环境温度、检查方法、取材部位、检查次数等因素有关。一般而言,夜间检出率高于白天;体温增高者高于体温正常者;春夏季高于秋冬季;检查次数增多可提高检出率。鼻翼部位刮取法检出率较高,额、颊部透明胶纸法检出率较高。

(四)流行与防治

蠕形螨呈世界性分布,全球人群感染率为 27%~100%,国内人群感染率在 20%以上,最高可达 97.88%;感染没有种族、性别、年龄、行业等差异。春夏季感染率高于秋冬季,热带地区感染率高于寒带地区。人对蠕形螨无免疫性,随年龄增长感染机会可增高,并与皮脂分泌增多有关。人群以毛囊蠕形螨感染为多见,部分患者可同时感染两种蠕形螨。

蠕形螨可通过直接接触、间接接触传播。直接接触包括接吻、贴脸、握手、喂奶等行为,是传播蠕形螨的主要途径。间接接触主要为通过毛巾、脸盆、衣被等公用物品传播。蠕形螨对外界环境抵抗力较强,造成间接接触传播机会较多。

个人预防要避免与患者、带虫者的直接接触,切忌接吻、贴脸、大人亲吻小孩等。不穿患者的衣物,勤洗被褥,换衣,对患者用过的衣服、手套等进行 58 ℃以上 3 min 的杀菌灭螨的处理。目前尚缺理想的药物。外用药物有一定疗效。常用的外用药物有:5%~10%硫磺软膏、1%~2%甲硝唑乳膏、20%苯甲酸苄酯乳剂、复方百部酊、新肤螨灵软膏等药物。若辅以口服维生素 B_6 或复合维生素 B、甲硝唑或奥硝唑等,或使用洗涤化妆品如硫磺皂、硫磺乳等使用效果更理想。

三、尘螨

尘螨(Dust mite)普遍存在于人类居住场所的尘埃中,是一种强烈的过敏原。在已知的尘螨中与人类过敏性疾病关系最密切的主要有屋尘螨(*Dermatophagoides pteronyssinus*)、粉尘螨(*D. farinae*)和小角尘螨(*D. Microceras*)。

(一)病原学

1. 形态 成虫呈椭圆形,白色或淡黄色,大小为(0.2~0.5)mm×(0.1~0.4)mm。颚体位于躯体前端,螯肢钳状。躯体表面有指纹状的细密或粗皱的皮纹,具少许刚毛。躯体背面前端有狭长盾板。雄螨背后部还有后盾板,肩部有一对长鬃,后端有2对长鬃。生殖孔在腹面中央。肛门靠近后端,雄螨肛侧有肛吸盘。有4对足,跗节末端具钟形吸盘(图20-8)。

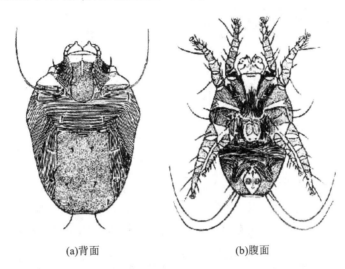

(a)背面　　　　(b)腹面

图 20-8　屋尘螨雄虫背腹面

2. 生活史 尘螨的生活史包括卵、幼虫、第一若虫、第三若虫和成虫五个时期,在适宜条件下完成一代生活史需20~30天。卵呈长椭圆形,乳白色,经8天发育成为幼虫,幼虫有3对足。若虫似成虫,但生殖器官尚未发育成熟;第一若虫有4对足,具生殖乳突1对;第三若虫有4对足,具2对生殖乳突。成虫的交配在化虫后1~3天内进行,雄虫终生都能交配,雌螨仅在前半生交配,一般为1~2次。一生产卵20~40个,多者可达200~300枚。产卵期为一个月左右。雄螨存活60天左右,雌螨可长达150天。尘螨生长发育的最适温度为(25±2)℃,温度再高时,发育虽能加快,但死亡率随之增高。低于20 ℃时则发育减慢,低于10 ℃不能存活。湿度对尘螨数量也起决定性作用,最适宜的为相对湿度80%左右。一般在春秋季大量繁殖,秋后数量下降。由于各地的气温不同,同一地区各年的平均气温可有差异,因而尘螨的季节消长亦各不相同。

(二)致病与临床

尘螨分布广泛,大多营自生生活。屋尘螨主要滋生于卧室内的枕头、褥被、软垫和家具中,是家庭螨类的主要成员,也是人类过敏性哮喘的重要过敏原。粉尘螨还可在面粉厂、棉纺厂及食品仓库、中药仓库等的地面大量滋生。小角尘螨普遍存在于卧室、被褥、羊毛织物上,与人类变态反应性疾病有关。

1. 尘螨性哮喘 属吸入型哮喘,初发往往在幼年时期,有婴儿湿疹史,或兼有慢性细支气管炎史。突然、反复发作为本病的特征表现,随之出现胸闷气急,不能平卧,呼气性呼吸困难,严重时因缺氧而口唇、指端出现发绀。每次发作往往症状较重而持续时间较短,并可突然消失。春秋季好发,这与环境中尘螨数量增多有关。发作常于睡后或晨起。

2. 过敏性鼻炎 一旦接触过敏原可突然发作,持续时间与接触时间和量的多少有关,症状消失也快。表现为鼻塞、鼻内奇痒、连续喷嚏和大量清水鼻涕。鼻涕中有较多嗜酸性粒细胞。检查时可见鼻黏膜苍白水肿。

3. 皮炎 可见于婴儿,主要表现为面部湿疹;成人表现为四肢屈面和肘窝、腘窝等处湿疹或苔藓样变,可为多年不愈的慢性皮炎,严重时可扩展至全身;或呈间发性慢性荨麻疹。

(三)实验室检验

可通过详细询问病史和免疫技术诊断。常用的免疫诊断方法有皮内试验、皮肤挑刺试验、黏膜激发试验、酶联免疫吸附试验等。

(四)流行与防治

尘螨分布呈全世界性,国内分布也极为广泛。尘螨性过敏发病因素很多,通常与地区、职业、接触和遗传等因素有关。尘螨过敏在儿童中的发病率比成人高,患者中半数以上在12岁前发病。尘螨性哮喘好发于春秋两季,少数病例可终年发作,这主要与环境中的温湿度和尘螨的密度有关。

防治原则主要是注意清洁卫生,经常清除室内尘埃,勤洗衣被床单,勤晒被褥床垫;卧室、仓库要保持通风、干燥、少尘。使用杀螨剂灭螨,如尼帕净、林丹、虫螨磷等都有一定作用。

治疗主要是脱敏疗法,剂量由小到大,每周一次,15周为一疗程,有效率可达70%以上。

第三节 蝇 蛆

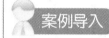

患者,女,57岁,世居于内蒙古牧区,有马、牛、羊及蝇直接接触史。2013年7月于医院就诊,主诉肩胛部皮肤有间歇性、游走性皮肤肿块,伴疼痛和虫蠕感,且无明显外伤史。血常规检查示嗜酸性粒细胞升高。用无菌针头挑破皮肤肿块,挤出长0.5~1.2 cm的乳白色幼虫,经病理科诊断为蝇蛆。

1. 蝇蛆病有哪些常见种类?感染原因分别是什么?
2. 常见蝇蛆病的临床症状有哪些?

蝇蛆(maggot)就是蝇幼虫,可寄生于人或脊椎动物的器官、组织内而引起蝇蛆病(myiasis)。在国内报道最多的是眼蝇蛆病,其次为皮肤蝇蛆病。

一、病原学

(一)形态

蝇蛆虫体多呈圆柱形,前尖后钝,无足无眼,乳白色。分为3个龄期,刚从卵内孵出的为1龄幼虫,经2次蜕皮后,则为3龄幼虫,3龄幼虫为成熟幼虫,头1节,尖小,有口钩1对,外露,头节的主要部分是头咽骨,它具有重要的分类学意义。胸3节,第1节两侧有前气门1对,前气门由气室和指状突起构成。腹10节,明显见8节,第1~7节的腹面有带状腹垫,有类似伪足的作用,并有许多棘状突起和小棘。第8节后截面中央有后气门1对。后气门由气门环、气门裂、气门钮构成。气门裂数1、2、3龄幼虫各为1、2、3个。第10节变为光滑的板状结构,中央部为肛门开口,称为肛板,其肛板上有瘤状突起,称为肛瘤群。幼虫的口钩、前气门、后气门及肛板的形态特征是幼虫分类的重要依据(图20-9,彩图87)。

(二)生活史

蝇的发育过程属完全变态,生活史有卵、幼虫、蛹及成虫四个时期。少数如舌蝇、狂蝇、多数麻蝇等可直接产幼虫。在夏季,卵产出后1天即孵化,孵出的幼虫经2次蜕皮发育为3龄幼虫,3龄幼虫进一步发育,钻入到滋生物周围疏松的土层内化蛹。蝇幼虫可分寄生生活和自生生活两类。寄生生活的蝇幼虫因虫种不同而各有其适宜的宿主,如胃蝇幼虫寄生在马的胃肠道,污蝇寄生于动物和人体的伤口,丽蝇科及麻蝇科的幼虫可寄生于人体或脊椎动物。

二、致病与临床

蝇幼虫寄生于动物的组织或腔道,以宿主的组织或分泌物为营养而导致蝇蛆病。引起蝇蛆病的虫种主要有麻蝇科、胃蝇科、皮蝇科、丽蝇科、狂蝇科等的幼虫。

蝇幼虫寄生于人的组织或腔道,以宿主的组织为营养。可以口钩附着组织造成损伤,或在组织内生长和移行而造成局部组织的刺激和破坏,蝇幼虫的分泌物、排泄物或毒素对宿主可有毒性作用。常见的

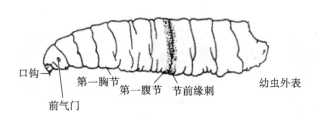
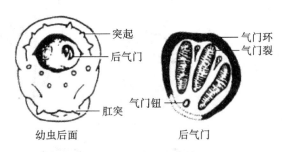

图 20-9 蝇幼虫形态

蝇蛆病如下。

（一）眼蝇蛆病

眼蝇蛆病为蝇飞行时冲撞眼部而将幼虫直接产于眼结膜和角膜，引致急性结膜炎或角膜溃疡。病原体以狂蝇属和鼻狂蝇属的 1 龄幼虫为多见，偶见有丝光绿蝇、家蝇等蝇种的幼虫。

（二）皮肤蝇蛆病

皮肤蝇蛆病为雌蝇在人的衣服上产卵而孵出的幼虫钻入皮内，在皮下移动并停留形成疖样肿块，几天后继续移行，如此反复，常见部位为头、胸部。病原体以纹皮蝇和牛皮蝇幼虫多见。

（三）胃肠蝇蛆病

胃肠蝇蛆病因人误食被蝇卵或幼虫污染的食物、水，或蝇在肛门附近产卵或幼虫进入肠内所致，常见食欲不振、恶心、呕吐、腹痛、腹泻等症状。常见的病原体为家蝇、厩腐蝇、夏厕蝇等蝇幼虫。

（四）口腔及耳鼻咽蝇蛆病

因口、耳、鼻、咽部分泌物的异味而引诱蝇类产卵或幼虫而致病。患者可有异物感、头痛、头晕、耳鸣、听力障碍、咽痛、流脓性鼻涕等，严重者可导致鼻源性脑膜炎。致病蝇种有家蝇、丝光绿蝇、厩腐蝇、大头金蝇、羊狂蝇和黑尾黑麻蝇等蝇类。

（五）泌尿生殖道蝇蛆病

因人赤身裸体，尿道、阴道排泄物的臭味诱蝇产卵，孵出的幼虫进入泌尿生殖道而致病。致病蝇种有家蝇、夏厕蝇、大头金蝇、铜绿蝇、丝光绿蝇等。

（六）创伤蝇蛆病

由于创伤口化脓、创伤出血所发出的气味诱蝇产卵或幼虫而致病，蝇种中以蛆症金蝇多见，偶有家蝇、黑须污蝇、丝光绿蝇等。

三、实验室检验

检出蝇幼虫为确诊依据。从患处取出蝇幼虫，经固定、酒精脱水、透明、封片后做虫种鉴定。以 3 龄幼虫后气门的形状、构造以及 2 个后气门之间的距离为鉴定依据。必要时，可将获得的活幼虫置于泥土中培养为蛹和成虫，以便做进一步鉴定(图 20-10)。

四、流行与防治

蝇蛆病为人畜共患寄生虫病，呈世界性散在分布，夏秋季好发。人对蝇蛆病无明显免疫力，男女老

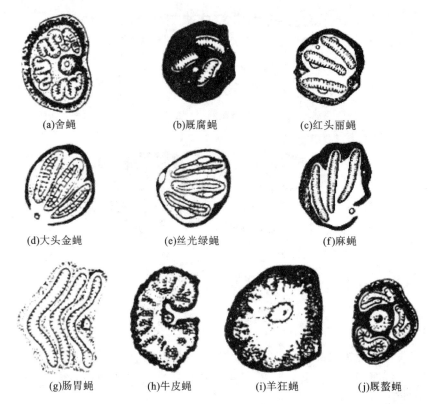

图 20-10　蝇蛆后气门

少均可发病,但儿童及中青年较多见。我国多发于青海、西藏、甘肃、内蒙古、华北及华东地区的牧区。对蝇蛆病,常根据寄生部位采用对症治疗。如:对眼蝇蛆病可用1%地卡因滴眼麻醉,然后取出蝇蛆;对内眼或皮肤蝇蛆病可手术取出蝇幼虫;对消化道蝇蛆病用甲苯咪唑、噻嘧啶等治疗。

开展卫生宣讲,杀灭成蝇和清除蝇类滋生地。杀灭成蝇可用物理或化学的方法,如用诱捕、拍打及毒杀等方法,采用0.1%～0.2%敌百虫溶液加入诱饵毒杀;用三氯杀虫酯、敌敌畏、二氯苯醚菊酯及溴氢菊酯等滞留喷洒灭蝇。使用时注意适当轮换使用不同的杀虫剂,以减少或避免抗药性的产生。对干粪用堆肥法使蝇蛆被热力(65~70 ℃)杀灭;利用沼气发生的原理,使水粪蝇蛆在厌氧状态下窒息死亡。搞好环境卫生,做好预防工作。同时注意个人卫生,避免蝇卵、幼虫被误吃进入胃肠道或经赤身裸体而进入泌尿道、胃肠道腔内引起蝇蛆病。

第四节　虱

虱(louse)是一种永久性的体表寄生虫。寄生于人体的虱有两种,分别为人虱和耻阴虱,人虱又分为人体虱和人头虱。

一、病原学

(一)形态

1. 人虱　成虫分为雌、雄虫,呈灰白色;虫体分为头、胸、腹三部分,背腹扁平、狭长。雌虫体长2.5~4.2 mm,雄虫体长2.0~3.5 mm。头小,呈菱形,有1对向两侧伸出的触角;触角后方有1对眼;口器为刺吸式,口针平时藏在口针囊内,吸血时伸出。胸部3节融合,无翅,足粗壮,有3对,大小相似。足胫节末端内侧具有一指状胫突,跗节仅1节,末端有一弯曲的爪,胫突与爪形成强有力的抓握器,能紧握宿主的毛发或衣物纤维。腹部分节明显,从外观可见8节。雄虱腹部末端钝圆,近似"V"形,后3个腹节内可见缩于体内的外生殖器;雌虱腹部稍宽,体末分2叶,呈"W"形(图20-11,彩图88至彩图90)。

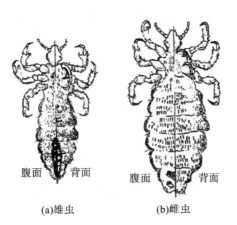

腹面　背面　　腹面　背面

(a)雄虫　　　(b)雌虫

图 20-11　人虱

人头虱和人体虱形态区别甚微。人体虱略大,体色较淡,触角细长。

2. 耻阴虱　成虫灰白色,虫体短而宽,似蟹状(彩图 91)。雌虱体长 1.5~2.0 mm,雄虱稍小。虫体胸腹部相连,几乎不可分。胸部短而宽,3 对足;前足及其爪均细小,中、后足胫节和爪粗壮。腹部前宽后窄,前 4 节融合;有 6 对气门,前 3 对气门排成斜列状;第 5~8 腹节侧缘具锥状突起,上有刚毛。卵俗称虮子,呈椭圆形,乳白色,约 0.8mm×0.3mm,一端有卵盖,盖上有一些气室及小孔(彩图 92),常黏附于毛发或衣物纤维上。

(二)生活史

虱的生活史为不完全变态,包括卵、若虫和成虫三期。卵经 7~8 天孵化出若虫;若虫外形与成虫相似,但体较小,腹部较短,生殖器官尚未发育成熟;若虫分 3 龄,蜕皮 3 次可发育为成虫,每隔 3~5 天蜕皮一次。虱在人体由卵发育为成虫需 16~41 天,成虫羽化后 12 h 即可交配,1~3 天内产卵。人虱一生平均产卵 230 个,耻阴虱约 30 个。在适宜条件下,人虱寿命 20~30 天,耻阴虱寿命稍短。

人体虱常存在于内衣、裤的衣缝、褶皱、衣领、裤腰等部位,卵多产于褶皱处的纤维上;人头虱存在于人头上长有毛发的部分,产卵于发根;耻阴虱则存在于体毛粗而稀疏的阴部及肛门周围等处,也可存在于眼睫毛上。

虱的若虫和成虫都可吸人血,每天吸血多次,边吸血边排粪,每次 3~10 min。虱具有怕热、怕湿又怕冷、不耐饿的习性。正常人体表的温、湿度是虱的最适温湿度。当宿主患病或剧烈运动后体温升高、汗湿衣物,或死亡后尸体变冷,虱即可爬离原宿主。人虱主要通过人与人之间的直接或间接接触而散布;耻阴虱主要通过性接触传播,WHO 已将耻阴虱感染列为性病之一。

二、致病与临床

虱的成虫和若虫均吸血,其叮咬吸血可引起局部瘙痒、丘疹、淤斑,因剧痒搔破皮肤可致继发感染。耻阴虱叮咬部位还可见蓝色瘢痕,局部有虫爬感,遇热更甚。人体虱可传播流行性斑疹伤寒,但在我国只有少数散发病例;尚可传播虱媒回归热,我国已经基本消灭。

三、实验室检验

在寄生部位找到虱卵、若虫或成虫是确诊的依据。常于宿主的头发、内衣裤及阴毛等处采集标本,根据其形态特征进行虫种鉴定。对于含有未消化血液的虱应适当留养,待血液消化后再处死、制作标本,更利于鉴定保存。

四、流行与防治

虱呈世界性分布,寒冷地区比炎热地区多见,冬春季多于夏秋季。虱的传播和流行主要与卫生条件、卫生习惯等因素有关,一般来说,农村感染率明显高于城市,头虱在儿童中易于流行。加强卫生宣传教育,注意个人卫生:勤洗澡、勤换衣、勤洗被褥、勤洗头发。

对虱病患者衣物可蒸煮(65 ℃以上 15～30 min)、干热、熨烫等,苯甲酸甲酯或硫化氢等药物行熏蒸、在－20 ℃冷冻一夜也可灭虱。对于人头虱和耻阴虱患者可剃光毛发,用灭虱灵、0.2%二氯苯醚菊酯或 20%～50%百部酊清洗或涂擦局部,连续使用多次达到彻底灭虱目的。洁身自好,预防耻阴虱感染。

第五节　潜　蚤

潜蚤(tunga)属于蚤科、潜蚤亚科。现知全世界有 10 种潜蚤,其中 7 种分布在热带和亚热带地区,在我国潜蚤常见寄生于鼠类。对人畜危害最严重的是钻潜蚤(*tunga penetrans*),寄生于人和家畜。

一、病原学

(一)形态

潜蚤有雌雄之分。长约 1 mm,体扁,分为头、胸、腹 3 部分。头部具触角和触角窝,眼位于触角窝前方;口器为刺吸式;胸部分 3 节,无翅,足基节发达,能爬善跳;腹部有 10 节,雌性第 7～9 节和雄性第 8、9 节为生殖节,第 10 节为肛节(彩图 93)。

(二)生活史

生活史为全变态。雄蚤吸血后离开宿主,雌蚤则永久性寄生于宿主皮下。雌蚤与雄蚤交配后,妊娠雌蚤由于储有大量卵,身体膨大,可达正常大小的 5～8 倍,产卵于宿主体外。雌蚤死后仍留于宿主皮下。虫卵在干燥的沙土中发育为幼虫,幼虫呈蛆状,可自生生活。幼虫发育成蛹后,经 7～14 天发育为成虫。雌蚤可钻入皮肤柔嫩处如手、前臂、肘、趾间等部位寄生。

二、致病与临床

钻潜蚤雌虫侵入皮肤,不久即形成特征性的点状丘疹:呈透明感的圆屋顶状,中央呈黑褐色。若引起继发性感染,可能形成溃疡、败血症、破伤风,甚至足趾坏死脱落。随着虫卵的成熟,丘疹变白形成黄豆大小的肿块,瘙痒,伴剧烈疼痛。病变可为单个或多个,常发生于趾甲下、趾缝及足底面。伤口易继发感染而形成多发性疼痛性溃疡或并发破伤风、淋巴管或淋巴结炎。

三、实验室检验

患者有来自疫区或有疫区居住史,有赤足行走于潜蚤污染的土地史,好发于踝、足、跖、肛门、外生殖器处。寄生部位多在足趾部,从皮疹处排泄出丝状物质(卵),肿块内查见虫体可确诊。

四、流行与防治

潜蚤病主要分布于中南美洲及热带非洲,由穿皮潜蚤寄生引起。好发部位为足趾之间、足趾、甲沟处、足趾甲下及足底的皱纹之间。该病在我国尚无记录。

虫穴可采用手术切除。有继发感染引起蜂窝织炎、淋巴管炎需用抗生素时给予消炎杀菌药物治疗。罕有气性坏疽、破伤风报告。在流行区不要赤脚下田,用杀虫剂喷洒潜蚤栖居的滋生场所。及时治疗患者,消灭传染源。

本章小结

虫种	分类	主要形态特点	生活史特点	主要临床表现	主要病原学检验
蜱	硬蜱 软蜱	成虫分颚体和躯体两部分。硬蜱表皮革质,背面或具壳质化盾板。软蜱躯体无盾板,体表呈皮革质。	卵,幼虫,若虫,成虫五个阶段,不完全变态。	硬蜱靠吸食哺乳类动物等的血液维生,导致局部充血、急性炎症反应,引起蜱瘫痪,传播森林脑炎、新疆出血热等疾病。软蜱靠吸血为生,可导致蜱媒回归热等。	—
螨	疥螨	疥螨成虫由颚体、躯体、足体组成,体型微小,乳白色。	卵,幼虫,前若虫,后若虫,成虫。不完全变态。	引起皮损,皮损为丘疹、水疱、隧道、脓疱、结节等。	针挑法或皮肤刮取法。
螨	蠕形螨	分为两种:皮脂蠕形螨和毛囊蠕形螨。成虫分为颚体、足体和末体。	卵,幼虫,前若虫,后若虫,成虫。不完全变态。	蠕形螨钻入人体毛囊和皮脂腺内,引起上皮细胞变性,毛囊扩张,感染度高。	透明胶纸法、挤刮涂片法等。
螨	尘螨	常见的是屋尘螨、粉尘螨、小角尘螨;成虫分为颚体、躯体、足体。	卵,幼虫,第一若虫,第三若虫,成虫。不完全变态。	哮喘,过敏性鼻炎,皮炎。	皮内试验,皮肤挑刺试验,黏膜激发试验,酶联免疫吸附试验等。
蝇蛆		3龄幼虫为成熟幼虫;由头、胸、腹三部分组成。	卵,幼虫,蛹,成虫。全变态。	眼、皮肤、胃肠、口腔及耳鼻咽蝇蛆病等。	针挑法,皮肤刮取法,挤刮涂片法等。
虱	人体虱	成虫分为头、胸、腹三部分。	卵,若虫,成虫。不完全变态。	吸血,瘙痒,传播流行性斑疹伤寒等。	针挑法,皮肤刮取法,挤刮涂片法等。
虱	耻阴虱	成虫分为头、胸、腹三部分。	卵,若虫,成虫。不完全变态。	吸血,瘙痒。	针挑法,皮肤刮取法,挤刮涂片法等。
潜蚤	钻潜蚤	成虫分为头、胸、腹三部分。	卵,幼虫,蛹,成虫。全变态。	丘疹,继发性感染可能形成溃疡、败血症、破伤风。	针挑法,皮肤刮取法,挤刮涂片法等。

思考题

1. 医学节肢动物对人类的危害有哪些及对病原体的传播方式有哪些?简述其防治要点。
2. 蜱可传播哪些病原体?主要传播媒介蜱种分别是什么?
3. 与医学有关的硬蜱和软蜱分别是哪些?
4. 硬蜱与软蜱的形态、生活习性有何不同?
5. 疥螨常寄生于人体的哪些部位?
6. 疥螨导致的疾病的症状是什么?病原学诊断方法有哪些?
7. 蠕形螨有几种?分别是什么?
8. 蠕形螨可导致哪些部位的损害?主要临床症状有哪些?
9. 蠕形螨的病原学诊断方法有哪些?

10. 蠕形螨流行广泛的原因是什么？
11. 尘螨的种类有哪些？最容易引起的疾病是什么？
12. 蝇蛆病常见的种类有哪些？可引起哪些部位的疾病？
13. 蝇蛆病的实验室诊断方法有哪些？
14. 虱的种类有哪些？常见的寄生部位是什么？
15. 虱寄生于人体导致何种疾病？
16. 虱寄生于人体所致疾病的实验室诊断方法有哪些？
17. 潜蚤可导致病变的部位有哪些？
18. 潜蚤病的实验室诊断方法有哪些？

（章亚倞）

附录 常用参考资料与网址

一、常用参考书目

1. 张进顺,高兴政.临床寄生虫检验学[M].北京:人民卫生出版社,2009.
2. 吴观陵.人体寄生虫学[M].4版.北京:人民卫生出版社,2013.
3. 潘卫庆,汤林华.分子寄生虫学[M].上海:上海科学技术出版社,2004.
4. 孙新,李朝品,张进顺.实用医学寄生虫学[M].北京:人民卫生出版社,2005.
5. 诸欣平,苏川.人体寄生虫学[M].9版.北京:人民卫生出版社,2018.
6. 余森海.医学寄生虫学词汇(英汉汉英)[M].2版.北京:人民卫生出版社,2018.
7. 吴忠道,诸欣平.人体寄生虫学[M].3版.北京:人民卫生出版社,2015.
8. 许隆祺.图说寄生虫学与寄生虫病(上下册)[M].北京:北京科学技术出版社,2016.
9. 张进顺,王勇.检验与临床诊断寄生虫病分册[M].北京:人民军医出版社,2007.
10. 段义农,王中全,方强,等.现代寄生虫病学[M].2版.北京:人民军医出版社,2015.
11. 汤林华,许隆祺,陈颖丹.中国寄生虫病防治与研究(上册)[M].北京:北京科学技术出版社,2012.
12. 沈继龙,张进顺.临床寄生虫学检验[M].4版.北京:人民卫生出版社,2012.
13. 沈继龙.临床寄生虫学检验实验指导与习题集[M].4版.北京:人民卫生出版社,2011.
14. SougataGhosh.医学寄生虫学[M].7版.北京:北京大学医学出版社,2015.
15. 李朝品.人体寄生虫学实验研究技术[M].北京:人民卫生出版社,2008.
16. 张瑞琳.人体寄生虫学实验技术指南及彩色图谱[M].广州:中山大学出版社,2013.
17. 陈建平,王光西.人体寄生虫学彩色图谱[M].2版.成都:四川大学出版社,2019.
18. 周怀瑜,刘登宇,彭鸿娟.人体寄生虫学彩色图谱[M].西安:西安交通大学出版社,2017.

二、常用学术期刊

1. 中国寄生虫学与寄生虫病杂志
2. 中国人兽共患病杂志
3. 中国病原生物学杂志
4. 热带医学杂志
5. 寄生虫与医学昆虫学报
6. 中国血吸虫病防治杂志
7. 热带病与寄生虫学
8. 国际医学寄生虫病杂志
9. Tropical Medicine and Parasitology
10. Annals of Tropical Medicine and Parasitology
11. Experimental Parasitology
12. International Journal for Parasitology
13. The Journal of Parasitology

14. Journal of Parasitology and Parasitic Diseases
15. The American Journal of Tropical Medicine and Hygiene
16. Parasite Immunology
17. Parasitology
18. Parasitology Today
19. Transactions of the Royal Society of Tropical Medicine and Hygiene
20. Tropical and Geographic Medicine

三、常用网址

1. www.xuetangx.com
2. https://www.cdc.gov/dpdx/
3. http://www.med66.com/jishengchongtuku/
4. http://epub.cnki.net/kns/brief/default_result.aspx
5. https://open.163.com/
6. http://www.sinomed.ac.cn/
7. http://www.wanfangdata.com.cn/index.html
8. https://www.ncbi.nlm.nih.gov/pmc/
9. https://www.who.int/zh
10. https://www.lshtm.ac.uk/
11. https://www.malariavaccine.org/
12. https://doaj.org/

索引

A

吖啶橙(acridine orange)　72
阿氏利什曼原虫(*L. archibaldi*)　60
埃及棘口吸虫(*Echinostoma aegyptica*)　174
埃及裂体吸虫(*S. haematobium*)　165
埃塞俄比亚利什曼原虫(*L. aethiopica*)　60
艾美球虫亚目(Eimerlina)　87
艾氏小杆线虫(*Rhabditis*(*Rhabditella*)*axei*)　137
艾氏小杆线虫病　137

B

巴贝虫病(babesiasis)　97
巴贝虫科(Babesiidae)　97
巴贝虫属(*Babesia*)　97
巴西钩口线虫(*Ancylostoma braziliense*)　113
巴西利什曼原虫(*L. braziliensis*)　60
班氏吴策线虫(*Wuchereria bancrofti*)　125
斑点酶联免疫试验(dot-ELISA)　34
伴随免疫(concomitant immunity)　10
包虫病(hydatid disease 或 hydatidosis)　189
包囊(cyst)　49
孢子虫纲(Sporozoa)　78
孢子虫科(Sarcocystidae)　87
孢子囊(sporocyst)　95
胞蚴(sporocyst)　150
饱和盐水浮聚法(brine floatation)　22
保虫宿主(reservoir host)　6
抱雌沟(gynecophoral canal)　166
抱茎棘隙吸虫(*Echinochasmus perfoliatus*)　174
贝氏等孢球虫(*Isospora belli*)　96
背索(dorsal cord)　104
鼻兽比翼线虫(*M. basicola*)　140
比翼科(Syngamidae)　140
比翼线虫病(syngamiasis)　140
鞭虫(whipworm)　108
鞭虫病(trichuriasis)　108
鞭毛(flagellum)　47
鞭毛虫(flagellate)　59
扁形动物门(Phylum Platyhelminthes)　103
扁形动物门(Phylum Platyhelminthes)　6
扁形动物门吸虫纲(Class Trematoda)　150
变态(metamorphosis)　204
表膜检查技术(quantitative buffy coat technique, QBCT)　72
表膜抗原(membrane antigen)　31
表膜抗原(membrane antigens)　9
表膜脱落(pellicle shedding and renew)　10
播散性超度感染(disseminated hyperinfection)　120
布氏冈比亚锥虫(*Trypanosoma brucei gambiense*)　70
布氏姜片吸虫(*Fasciolopsis buski*)　156
布氏罗得西亚锥虫(*Trypanosoma brucei rhodesiense*)　70
布氏嗜碘阿米巴(*Iodamoeba butschlii*)　55

C

残留体(residual body)　92
草原革蜱(*Dermacentor nuttalli*)　208
侧索(lateral cord)　104
肠道寄生虫病(intestinal parasite diseases)　2
肠相关抗原(gut-associated antigens, GAA)　171
肠小袋纤毛虫痢疾(balantidial dysentery)　100
常现唇棘线虫(*Dipetalonema perstans*)　125
超敏反应(hypersensitivity)　10
尘螨(Dust mite)　214
沉淀法(sedimentation method)　22
成虫(adult)　150
成熟裂殖体(mature schizont)　79
迟发型子孢子(bradysporozoite)　80
齿龈内阿米巴(*Entamoeba gingivalis*)　55
虫卵(ovum)　150
虫卵肉芽肿(egg granuloma)　168
传播途径(route of transmission)　13
传染源(source of infection)　13
雌配子(female gamete)　81

D

代谢抗原(metabolic antigen)　31
带虫免疫(premunition)　10
带虫者(carrier)　12
带科(Taeniidae)　189
邓氏巴贝虫(*B. duncani*)　97
滴虫性阴道炎(trichomonasvaginitis)　68
迪斯帕内阿米巴(*Entamoeba dispar*)　49
迪斯帕内阿米巴(*Entamoeba dispar*)　54
帝汶布鲁线虫(*Brugia timori*)　125
顶复门(Apicomplexa)　78
顶复门(Phylum Apicomplexa)　6
东毕吸虫属(*orientobilharzia*)　172

225

东方毛圆线虫(*Trichostrongylus orientalis*) 133
动鞭纲(Class Zoomastigophorea) 59
动合子(ookinete) 81
动基体(kinetoplast) 60
动物界(Kingdom Animal) 6
杜氏利什曼原虫(*Leishmania donovani*) 60
对流免疫电泳(counter immunoelectrophoresis,CIEP) 33
多房棘球绦虫(*Echinococcus multilocularis* Leuckart) 192
多房棘球绦虫(*Echinococcus multilocularis*) 189
多房棘球蚴(multilocular echinococcus) 192
多棘单睾吸虫(*Haplorchis yokogawai* Katsurada) 173
多房棘球蚴(multilocular hydatid cyst) 179

E

颚口科(Gnathostomatiidae) 136

F

发热阈值(threshold) 82
发育(growth) 204
反转录-PCR(reverse transcription PCR,RT-PCR) 36
非特异性免疫(non-specific immunity) 9
非消除性免疫(non-sterilizing immunity) 9
非洲锥虫病(African trypanosomiasis) 70
肥胖带绦虫(*Taenia saginata*) 183
分泌排泄抗原(excretory and secretory antigen) 9
分歧巴贝虫(B. divergens) 97
分子模拟(*molecular mimicry*) 10
粉尘螨(D. farinae) 214
粪类圆线虫(Strongyloides stercoralis) 118
粪类圆线虫病(*strongyloidiasis*) 118
呋喃嘧酮(*furapyrimidone*) 130
浮聚法(*floatation method*) 22
福建棘隙吸虫(Echinochasmus fujianensis) 174
福氏棘球绦虫(Echinococcus vogeli) 189
福氏耐格里阿米巴(N. fowleri) 57
复发(*relapse*) 83
复殖目(*Order Digenea*) 150
腹索(*ventral cord*) 104

G

改良加藤法(modified Kato's thick smear) 21
盖塞(opercular plug) 109
杆状蚴(rhabditiform larva) 115
肝毛细线虫(*Capillaria hepatica*) 139
肝毛细线虫病(hepatic capillariasis) 139
肝片形吸虫(Fasciola hepatica) 159
肝片形吸虫病(fascioliasis) 159
肝吸虫(liver fluke) 152
感染方式(route of infection) 13
感染阶段(infective stage) 6
感染性棘头体(cystacanth) 148
冈田绕眼果蝇(Amiota okadai) 135
肛门(anus) 104
纲(class) 6
港归兽比翼线虫(M. gangguiensis) 140

睾丸(testis) 104
哥氏原角囊吸虫(*Procerovum calderoni*) 173
根丝体(rhizoplast) 60
弓形虫(*Toxoplasma gondii*) 2
弓形虫属(*Toxoplasma*) 87
宫川棘口吸虫(*Echinostoma miyagawai*) 174
共生(symbiosis) 5
钩虫(hookworm) 113
钩虫病(hookworm disease) 113
钩虫病(hookworm disease) 3
钩棘单睾吸虫(*Haplorchis pumilio*) 173
钩球蚴(coracidium) 179
钩蚴培养法(culture method for hookworm larva) 24
固有免疫(innate immunity) 9
广州管圆线虫(*Angiostrongylus cantonensis*) 130
广州管圆线虫病(Angiostrongyliasis) 131

H

哈门内阿米巴(*Entamoeba hartmani*) 55
海群生(hetrazan) 129
合子(zygote) 81
河盲症(river blindness) 125
黑热病(kala-azar) 60
黑热病后皮肤利什曼病(post kala-azar dermal leishmaniasis,PKDL) 62
横川后殖吸虫(*Metagonimus yokogawai*) 173
红细胞内期(erythrocytic stage,简称红内期) 80
红细胞外期(exoerythrocytic stage) 79
喉鲁比翼线虫(M. laryngeus) 140
后睾科(Opisthorchiidae) 152
互利共生(mutualism) 5
华支睾吸虫(Clonorchis sinensis) 152
华支睾吸虫病(clonorchiasis) 152
环节动物门(Phylum Annelida) 103
环卵沉淀试验(circunoval precipitin test,COPT) 170
环蚴沉淀试验(circumlarval precipitin test,CPT) 124
环状体(ring form) 79
缓殖子(bradyzoite) 87
蛔虫(round worm) 105
蛔虫病(Ascariasis) 105
蛔甙层(ascaroside) 105
获得性免疫(acquired immunity) 9

J

机会致病性寄生虫(opportunistic parasite) 5
机械性传播(mechanical transmission) 205
姬氏染色法(Giemsa's stain) 27
基体(basal body) 60
基因芯片(gene chip) 37
棘阿米巴性角膜炎(amoebic keratitis,AK) 57
棘阿米巴属(acanthamoeba) 56
棘口科(Echinostomatidae) 174
棘口吸虫(echinostome) 174
棘口吸虫病(echinostomiasis) 174

棘球蚴(hydatid cyst) 179
棘球蚴病(echinococcosis) 189
棘头动物门(Phylum Acanthocephala) 103
棘头动物门(Phylum Acanthocephala) 6
棘头体(acanthella) 148
棘头蚴(acanthor) 148
寄生(parasitism) 5
寄生虫病(parasitosis) 12
寄生虫感染(parasitic infection) 12
寄生虫感染免疫(immunity of parasitic infection) 9
寄生虫抗原(parasitic antigen) 31
寄生虫抗原(parasitic antigen) 9
寄生物(parasite) 5
贾第虫病(giardiasis) 63
假包囊(pseudocyst) 87
假性感染(spinous infection) 140
假叶目(Pseudophyllidea) 178
间插裂吸虫(*S. intercalatum*) 165
间接型生活史(indirect life cycle) 6
间接血凝试验(indirect hemagglutination test, IHA) 32
间接血凝试验(indirect hemagglutination test, IHA) 171
间接荧光抗体试验(IFAT) 72
间接荧光抗体试验(indirect fluorescent antibody test, IFAT) 33
间接荧光抗体试验(indirect fluorescent antibody test, IFAT) 171
兼性寄生虫(facultative parasite) 5
姜片虫病(fasciolopsiasis) 156
胶乳凝集试验(latex agglutination test, LA) 171
胶体染料试纸条法(dipstick dye immunoassay, DDIA) 171
角皮层(cuticle) 104
接睾棘口吸虫(*Echinostoma paraulum*) 174
节肢动物(Arthropod) 203
节肢动物门(Phylum Arthropoda) 6
结肠内阿米巴(*Entamoeba coli*) 54
结肠小袋纤毛虫(*Balantidium coli*) 100
结肠小袋纤毛虫病(balantidiasis) 100
结膜吸吮线虫(*Thelazia callipaeda*) 135
结膜吸吮线虫病(thelaziasis) 135
界(kingdom) 6
疥疮(Scabies) 211
疥螨(Scab mites) 211
九佛棘隙虫(*Echinochasmus jiufoensis*) 174
巨结肠(megacolon) 74
巨片形吸虫(Fasciola gigantica) 159
巨食管(megaesophagus) 74
巨血吸虫(*gigantbilharzia*) 172
卷棘口吸虫(*Echinostoma revolutum*) 174

K

卡片凝集试验(card agglutination test, CATT) 72
卡氏棘阿米巴(*A. castellanii*) 57
抗原变异(antigenic variation) 10
抗原伪装(antigenic disguise) 10
科(family) 6
壳质层(chitinous layer) 105
可溶性虫卵抗原(soluble eggs antigen, SEA) 168
口腔(oral cavity) 104
口腔毛滴虫(*Trichomonas tenax*) 75
枯氏锥虫(*Trypanosoma cruzi*) 73
快速免疫色谱技术(immunochromatographic, ICT) 129
昆虫纲(Insecta) 204
阔节裂头绦虫(*Diphyllobothrium Latum* Linn) 196
阔节裂头绦虫病(diphyllobothrium latum) 196

L

拉氏包柔氏螺旋体(*B. latyshevyi*) 210
蓝氏贾第鞭毛虫(*Giardia lamblia*) 63
蓝氏贾第鞭毛虫病(*giardiasis*) 2
劳氏管(Laurer's canal) 150
雷蚴(redia) 150
离心沉淀法(centrifuge sedimentation) 22
梨形虫目(Piroplasmorida) 97
梨形虫亚纲(Piroplasmia) 97
利杜体(Leishman-Donovan body, LD body) 60
利什曼病(leishmaniasis) 2
利什曼病(leishmaniasis) 60
镰刀星隙吸虫(*Stellanctchasmus falcatus*) 173
链尾唇棘线虫(*Dipetalonema streptocerca*) 125
链状带绦虫(*Taenia solium*) 180
猎人巴贝虫(*B. venatorum*) 97
裂头蚴(*plerocercoid*) 179
裂殖体(*schizont*) 79
裂殖子(*merozoite*) 79
林氏肉孢子虫(*S. lindemanni*) 95
临床寄生虫学检验技术(clinical parasitology examination technique) 2
淋巴结型黑热病(lymph glands visceral leishmaniasis, LGVL) 62
淋巴尿(*lymphuria*) 128
淋巴丝虫病(*lymphatic filariasis*) 125
硫酸锌浮聚法(zinc sulfate centrifugal floatation) 23
六钩蚴(*onchosphere*) 179
卵巢(*ovary*) 104
卵黄腺(*vitelline gland*) 150
卵膜(*ootype*) 150
卵囊(*oocyst*) 81
卵相关抗原(*egg-associated antigens*, EAA) 171
罗阿罗阿丝虫(Loa loa) 125

M

马来布鲁线虫(*Brugia malayi*) 125
马来棘口吸虫(*Echinostoma malayanum*) 174
曼森氏裂体吸虫(*S. mansoni*) 165
曼氏迭宫绦虫(*Spirometra mansoni*) 193
曼氏裂头蚴病(sparganosis mansoni) 193
慢性感染(chronic infection) 12

毛毕吸虫属(trichobilharzia) 172
毛囊蠕形螨(Demodex folliculorum) 213
毛首鞭形线虫(Trichuris trichiura) 108
毛蚴(miracidium) 150
毛蚴孵化法(miracidium hatching method) 24
毛圆线虫(Trichostrongylus) 133
茂氏点(Maurer's dots) 79
梅氏腺(Mehlis's gland) 150
湄公裂体吸虫(S. mekongi) 165
酶联免疫电转移印迹法(enzyme linked immunoelectrotransfer blot,EITB) 33
酶联免疫吸附试验(ELISA) 72
酶联免疫吸附试验(enzyme-linked immunosorbent assay, ELISA) 33
美拉胂醇(melarsoprol) 73
美丽筒线虫(Gongyonema pulchrum) 134
美洲板口线虫(Necator americanus) 113
门(phylum) 6
秘鲁利什曼原虫(L. peruviana) 60
棉签拭子法(cotton swab method) 26
免疫磁珠酶联免疫法(immunomagnetic bead ELISA, IMB-ELISA) 171
免疫胶体金技术(immunogold labeling technique) 34
免疫酶染色试验(immunoenzyme staining test,IEST) 33
免疫酶染色试验(immunoenzymic staining test,IEST) 170
免疫逃避(immune evasion) 10
免疫印迹法(western blot) 171
免疫印迹试验(immunoblot, IB) 33
免疫荧光技术(immunofluorescence technique) 33
藐小棘隙吸虫(Echinochasmus liliputanus) 174
膜相关抗原(membrane-associated antigens,MAA) 171
墨西哥利什曼原虫(L. mexicana) 60
目(order) 6

N

纳塔尔等孢球虫(I. natalensis) 96
耐格里属(naegleria) 56
囊包幼虫(encysted larva) 122
囊虫(bladder worm) 179
囊尾蚴(cysticercus) 179
囊型包虫病(cystic echinococcosis) 189
囊蚴(encysted metacercaria) 150
蛲虫(pinworm) 111
蛲虫病(enterobiasis) 111
内脏利什曼病(visceral leishmaniasis,VL) 60
内脏幼虫移行症(visceral larva migrans) 12
黏膜皮肤利什曼病(mucocutaneous leishmaniasis,MCL) 60
鸟血吸虫属(ornithobilharzia) 172
牛带绦虫病(taeniasis saginata) 183
浓集法(concentration method) 22
疟疾(malaria) 2
疟色素(malarial pigment) 79

疟原虫科(Plasmodiidae) 79
疟原虫属(Plasmodium) 79

O

偶然寄生虫(accidental parasite) 5

P

排泄管(excretory canal) 104
排泄孔(excretory pore) 104
泡球蚴(alveolar hydatid cyst) 179
泡球蚴病(alveococosis) 189
泡型包虫病(alveolar echinococcosis) 189
泡状核(vesicular nucleus) 47
泡状棘球蚴(alveolar echinococcus) 192
配子体(gametocyte) 79
皮肤利什曼病(cutaneous leishmaniasis,CL) 60
皮肤幼虫移行症(cutaneous larva migrans) 12
皮肤幼虫移行症(cutaneous larva migrans,CLM) 113
皮内试验(intradermal test,ID) 32
皮内试验(intradermal test,IDT) 170
皮下层(hypodermis) 104
皮脂蠕形螨(Demodex brevis) 213
片利共生(commensalism) 5
片形吸虫(Fasciola) 159
齐氏小点(Ziemann's dots) 79
恰加斯肿(Chagoma) 73
恰氏利什曼原虫(L. chagasi) 60
前鞭毛体(promastigote) 60
潜蚤(tunga) 220
鞘膜积液(hydrocele) 128
氢化酶体(hydrogenosome) 68
球虫亚纲(Coccidiasina) 79
曲领棘隙吸虫(Echinoparyphium recurvatum) 174
全沟硬蜱(Ixodes persulcatus) 208
醛醚沉淀法(formalin-ether sedimentation) 22
犬复孔绦虫(Dipylidium caninum) 197
犬钩口线虫(Ancylostoma caninum) 113

R

热带肺嗜酸性粒细胞增多症(tropical pulmonary eosinophilia,TPE) 128
热带利什曼原虫(L. tropica) 60
人疥螨(Sarcoptes scabiei) 211
人毛滴虫(Trichomonas hominis) 75
人肉孢子虫(S. hominis) 95
人体免疫缺陷病毒(human immunodeficiency virus, HIV) 2
人芽囊原虫(Blastocystis hominis) 3
人隐孢子虫(Cryptosporidium hominis) 91
日本棘隙吸虫(Echinochasmus japonicus) 174
日本裂体吸虫(S. japonicum) 165
溶组织内阿米巴(Entamoeba histolytica Schaudinn) 48
肉孢子虫病(sarcocystosis) 95
肉孢子囊(sarcocyst) 95
肉芽肿性阿米巴脑炎(granulomatous amoebic

encephalitis,GAE) 57
肉足鞭毛门(Phylum Sarcomastigophora) 48
肉足鞭毛门(Phylum Sarcomastigophora) 59
肉足鞭毛门(Phylum Sarcomastigophora) 6
蠕虫(helminth) 103
蠕虫病(helminthiasis) 103
蠕形螨(Demodex) 213
蠕形住肠线虫(Enterobius vermicularis) 111
乳糜尿(chyluria) 128
乳突(papilla) 104
乳突钝缘蜱(Ornithodoros papillipes) 210
瑞氏染色法(Wright's stain) 27

S

扇棘单睾吸虫(Haplorchis taichui) 173
少节棘球绦虫(Echinococcus oligarthus) 189
射精管(ejaculatory duct) 104
伸缩泡(contractile vacuole) 100
肾膨结线虫(Dioctophyma renale Goeze) 141
肾膨结线虫病(dioctophymiasis renale) 141
生活史(life cycle) 6
生物芯片(biochip) 37
生物性传播(biological transmission) 205
虱(louse) 218
施氏原角囊吸虫(Procerovum sisoni) 173
十二指肠钩口线虫(Ancylostoma duodenale) 113
实时定量 PCR(realtime PCR) 36
实质核(compact) 47
食源性寄生虫病(food-born parasitosis) 3
适应性免疫(adaptive immunity) 9
受精蛔虫卵(fertilized egg) 106
受精囊(seminal receptacle) 104
兽比翼线虫病(mammomonogamosis) 140
输精管(vas deferens) 104
输卵管(oviduct) 104
双名制(binominal system) 6
睡眠病(sleeping sickness) 70
硕大利什曼原虫(L. major) 60
丝虫(filaria) 125
丝虫病(filariasis) 125
丝虫病(filariasis) 2
丝状蚴(filariform larva) 115
斯氏狸殖吸虫(pagumogonimus skrjabini) 164
似囊尾蚴(cysticercoid) 179
似蚓蛔线虫(Ascaris lumbricoides) 105
苏拉明(suramin) 73
速发型子孢子(tachysporozoite) 80
速殖子(tachyzoite) 87
宿主(host) 5
缩小膜壳绦虫(Hymenolepis diminuta) 187
缩小膜壳绦虫病(hymenolepiasis diminuta) 187

T

台湾棘带吸虫(Centrocestus for mosanus) 174

台湾棘带吸虫(Centrocestus formosanus) 173
绦虫(cestode) 178
绦虫纲(Class Cestoda) 178
特异性免疫(specific immunity) 9
体表寄生虫(ectoparasite) 5
体抗原(somatic antigen) 31
体抗原(somatic antigens) 9
体内寄生虫(endoparasite) 5
体异尖线虫病(anisakiasis) 138
头感器(amphid) 104
头翼(cephalic alae) 111
透明胶纸法(cellophane tape method) 26
蜕皮(molting) 105

W

微量血容积离心法(microhaematocrit centrifugation technique,MHCT) 72
微小巴贝虫(Babesia microti) 97
微小膜壳绦虫(Hymenolepis nana) 185
微小膜壳绦虫病(hymenolepiasis nana) 185
微小内蜒阿米巴(Endolimax nana) 54
微小隐孢子虫(C. parvum) 91
微型阴离子交换离心技术(miniature anion-exchange centrifugation technique,MAECT) 72
微血吸虫(microbilharzia) 172
卫氏并殖吸虫(Paragonimus westermani) 161
未成熟裂殖体(immature schizont) 79
未受精蛔虫卵(unfertilized egg) 106
伪足(pseudopodium) 47
尾感器(phasmid) 104
尾蚴(cercaria) 150
尾蚴性皮炎(cercarial dermatitis) 172
屋尘螨(Dermatophagoides pteronyssinus) 214
无鞭毛体(amastigote) 60
无性世代(asexual generation) 150
戊烷脒(pentamidine isethionate,PI) 73

X

西里伯瑞列绦虫(Rallietina celebensis) 198
吸虫(trematode) 150
吸虫纲(Trematoda) 152
锡兰钩口线虫(Ancylostoma ceylanicum) 113
细粒棘球绦虫(Echinococcus granulosus) 189
细粒棘球绦虫(Echinococcus granulosus) 189
狭睾棘口吸虫(Echinostoma angustiteretis) 174
纤毛(cilia) 47
纤毛门(Phylum Ciliophora) 100
纤毛门(Phylum Ciliophora) 6
线虫(nematodes) 104
线虫纲(Class Nematode) 104
线形动物门(Phylum Nemathelminthes) 103
线形动物门(Phylum Nemathelminthes) 6
象皮肿(elephantiasis) 128
消除性免疫(sterilizing immunity) 9

硝基呋喃(nitrofuran) 74
小角尘螨(*D. Microceras*) 214
新生幼虫(newborn larva) 122
新现寄生虫病(emerging parasitic diseases) 3
雄配子(male gamete) 81
雄配子体(male gametocyte) 81
休眠子(hypnozoite) 80
旋毛虫病(trichinellosis) 122
旋毛形线虫(*Trichinella spiralis*) 122
旋毛形线虫属(*Trichinella*) 122
旋盘尾丝虫(*Onchocerca volvulus*) 125
旋尾目(Spirurida) 136
薛氏小点(Schuffner's dots) 79
血吸虫(schistosoma) 165
血吸虫病(schistosomiasis) 165
血吸虫病(schistosomiasis) 2
循环抗原(circulating antigens,cAg) 9

Y

雅西真缘吸虫(*Euparyphium jassyense*) 174
亚东璃眼蜱(*Hyalomma asiaticum kozlovi*) 209
亚种名(sub-species name) 6
咽管(pharyngeal tube) 104
咽管球(pharyngeal bulb) 111
叶足纲(Class Lobosea) 48
夜现周期性(nocturnal periodicity) 127
乙胺嗪 diethylcarbamazine 129
伊朗包柔氏螺旋体(*Borrelia persica*) 210
伊族真缘吸虫(*Euparyphium ilocanum*) 174
医学节肢动物(Medical arthropod) 203
医学蠕虫(medical helminth) 103
医学原虫(medical protozoa) 47
依氟鸟氨酸(eflornithine,DFMO) 73
异尖线虫(*Anisakis*) 138
异位寄生(heterotropic parasitism) 12
异位损害(ectopic lesion) 12
异形吸虫(*Heterophyes heterophyes*) 173
异形吸虫病(heterophydiasis) 173
异形异形吸虫(*Heterophyids trematodes*) 173
阴道(vagina) 104
阴道毛滴虫(*Trichomonas vaginalis*) 68
隐孢子虫(*Cryptosporidium parvum*) 2
隐孢子虫病(cryptosporidiosis) 2
隐孢子虫病(cryptosporidiosis) 91
隐孢子属(*Cryptosporidium*) 91
隐性感染(acute infection) 12
婴儿利什曼原虫(*L. infantum*) 60
蝇蛆(maggot) 216
蝇蛆病(myiasis) 216
游泳瘙痒(swimmer's itch) 172
有性世代(sexual generation) 150
幼虫移行症(larva migrans) 12
原虫(protozoa) 47

原虫病(protozoiasis) 47
原发性阿米巴性脑膜脑炎(primary amoebic meningoencephalitis,PAME) 57
原头节(protoscolex) 179
原头蚴(protoscolex) 189
原尾蚴(procercoid) 179
圆圃棘口吸虫(*Echinostoma hortense*) 174
圆叶目(Cyclophyllidea) 178
圆叶目(Cyclophyllidea) 189

Z

再燃(recrudescence) 83
再现寄生虫病(re-emerging parasitic diseases) 3
蔗糖溶液离心浮聚法(floatation method with sucrose solution) 23
真球虫目(Eucoccidiorida) 79
真性感染(genuine infection) 140
支睾属(Clonorchis) 152
直肠(rectum) 104
直接涂片法(direct smear method) 18
直接型生活史(direct life cycle) 6
中肠(midgut) 104
中间宿主(intermediate host) 6
中绦期(metacestode) 179
中体(median body) 64
终宿主(definitive host) 5
种(species) 6
种名(species name) 6
重复感染(repeated infection) 12
猪带绦虫病(taeniasis suis) 180
猪巨吻棘头虫(*Macracanthorhynchus hirudinaceus*) 147
猪囊尾蚴病(cysticercosis) 180
猪人肉孢子虫(*Sarcocystis suihominis*) 95
蛛形纲(Arachnida) 204
属(genus) 6
属名(genus name) 6
贮精囊(seminal vesicle) 104
专性寄生虫(obligatory parasite) 5
转续宿主(paratenic host) 6
锥鞭毛体(trypomastigote) 70
锥虫病(trypanosomiasis) 2
锥虫硬性下疳(trypanosomal chancre) 71
滋养体(trophozoite) 49
滋养体(trophozoite) 79
子宫(uterus) 104
自然沉淀法(nature sedimentation method) 22
纵肌层(muscle) 104
钻潜蚤(*tunga penetrans*) 220

DNA探针(DNA probe) 36
DNA微矩阵(DNA microarray) 37
DNA阵列(DNA array) 37
PCR(polymerase chain reaction) 36

主要参考文献

[1] 吴观陵. 人体寄生虫学[M]. 4版. 北京:人民卫生出版社,2013.

[2] 段义农,王中全,方强,等. 现代寄生虫病学[M]. 2版. 北京:人民军医出版社,2015.

[3] 陈灏珠,林果为,王吉耀. 实用内科学[M]. 14版. 北京:人民卫生出版社,2013.

[4] 汤林华,许隆祺,陈颖丹. 中国寄生虫病防治与研究(上册)[M]. 北京:北京科学技术出版社,2012.

[5] 吴忠道,汪世平. 临床寄生虫学检验[M]. 3版. 北京:中国医药科技出版社,2015.

[6] 夏超明,彭鸿娟. 人体寄生虫学[M]. 北京:中国医药科技出版社,2016.

[7] 赵建玲. 临床寄生虫学检验实验[M]. 武汉:华中科技大学出版社,2013.

[8] 王勇. 医学寄生虫学[M]. 2版. 北京:高等教育出版社,2014.

[9] 王陇德. 全国人体重要寄生虫病现状调查[M]. 北京:人民卫生出版社,2008.

[10] 许文荣,林东红. 临床基础检验学技术[M]. 北京:人民卫生出版社,2015.

[11] 沈继龙,张进顺. 临床寄生虫学检验[M]. 4版. 北京:人民卫生出版社,2012.

[12] 卢致民,李凤铭. 临床寄生虫学检验[M]. 武汉:华中科技大学出版社,2013.

[13] 沈继龙. 临床寄生虫学检验实验指导与习题集[M]. 4版. 北京:人民卫生出版社,2011.

[14] Sougata Ghosh. 医学寄生虫学[M]. 7版. 北京:北京大学医学出版社,2015.

[15] 许隆祺. 图说寄生虫学与寄生虫病[M]. 北京:北京科学技术出版社,2016.

[16] 尚红,王毓三,申子瑜. 全国临床检验操作规程[M]. 4版. 北京:人民卫生出版社,2015.

[17] 诸欣平,苏川. 人体寄生虫学[M]. 8版. 北京:人民卫生出版社,2013.

[18] 罗萍. 寄生虫学检验[M]. 北京:高等教育出版社,2007.

[19] 李朝品. 人体寄生虫学实验研究技术[M]. 北京:人民卫生出版社,2008.

[20] 张瑞琳. 人体寄生虫学实验技术指南及彩色图谱[M]. 广州:中山大学出版社,2013.

[21] 陈佩惠,周述龙. 医学寄生虫体外培养[M]. 北京:科学出版社,1995.

[22] 刘凤菊. 1例阿米巴肠炎发热延误诊断2年的教训[J]. 中国综合临床,2001,17(1):8.

[23] 王哲,徐倩,付建珠,等. 骨髓细胞形态学检验确诊黑热病1例[J]. 检验医学,2016,31(4):340-341.

[24] 高世同. 人感染诺氏疟原虫的流行病学、临床特点及其诊治进展[J]. 中国传染病杂志,2014,32(7):443-445.

[25] Hua Liu, Yujuan Shen, Jianhai Yin, et al. Prevalence and genetic characterization of *Cryptosporidium*, *Enterocytozoon*, *Giardia* and *Cyclospora* in diarrheal outpatients in China[J]. BMC infect dis, 2014,Jan.

[26] Slapeta J. Crptosporidiosis and *Cryptosporidium* species in animals and humans: a thirty colour rainbow[J]. Int J Parasitol,2013,43:957-970.

[27] 徐露,王宇学,周玉娟. 肝浸汤培养阴道毛滴虫的改进[J]. 实用医技杂志,2008,15(18):2366-2367.

[28] 夏梦岩,高飞,李晓静,等. 阿米巴病的实验诊断研究进展[J]. 国外医学临床生物化学与检验学分册,2002,23(2):91-92.

［29］ 吴国宏.溶组织内阿米巴培养技术的发展[J].赣南医学院学报,1994,14(1):78-81.

［30］ 杨继元,张迎春.不同条件下猪囊尾蚴抵抗力观察[J].上海畜牧兽医通讯,2008(5):38.

［31］ 张仁刚,敬保迁,张洁,等.不同种株利什曼原虫前鞭毛体向无鞭毛体转化的研究[J].四川动物,2009,28(4):488-491.

彩图
CAITU

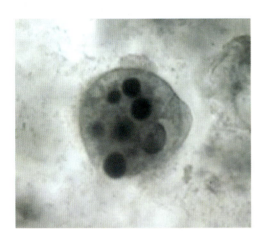

彩图 1　溶组织内阿米巴滋养体

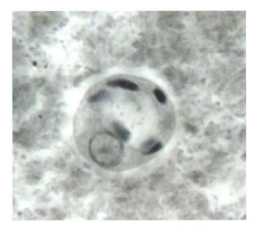

彩图 2　溶组织内阿米巴包囊

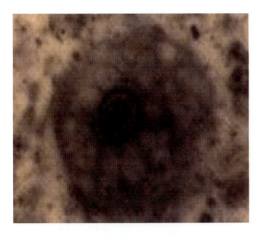

彩图 3　结肠内阿米巴滋养体

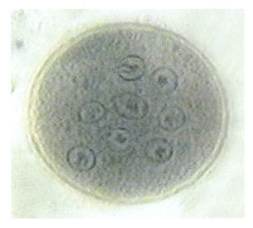

彩图 4　结肠内阿米巴包囊

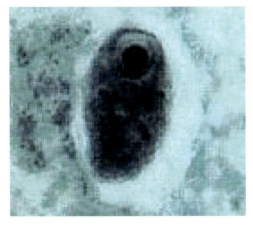

彩图 5　布氏嗜碘阿米巴滋养体

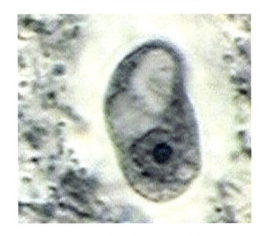

彩图 6　布氏嗜碘阿米巴包囊

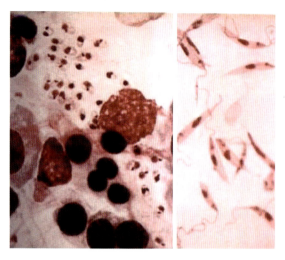

彩图 7　杜氏利什曼原虫

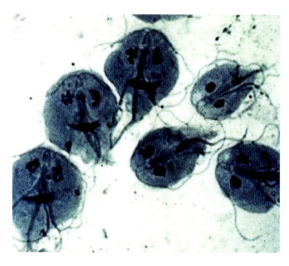

彩图 8　蓝氏贾第鞭毛虫滋养体

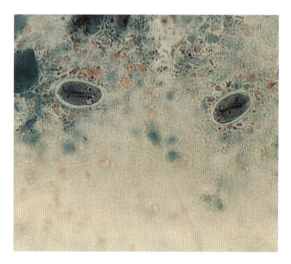

彩图 9　蓝氏贾第鞭毛虫包囊

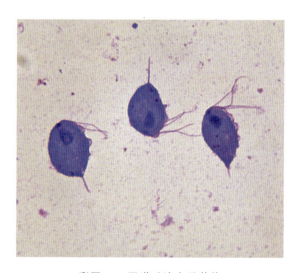

彩图 10　阴道毛滴虫滋养体

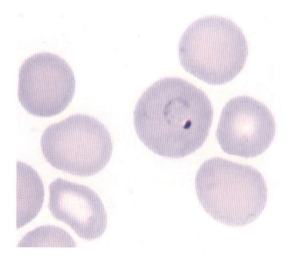

彩图 11　间日疟原虫环状体

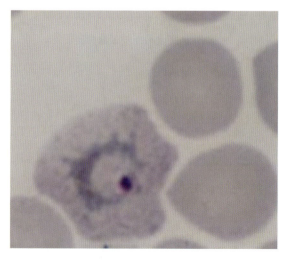

彩图 12　间日疟原虫大滋养体

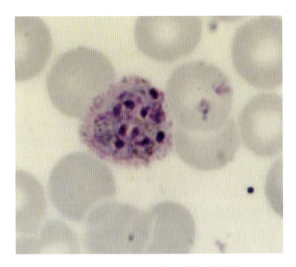
彩图 13　间日疟原虫不成熟裂殖体

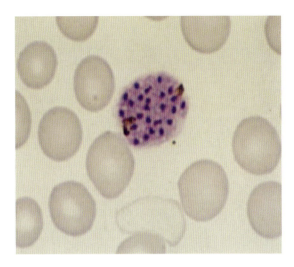
彩图 14　间日疟原虫成熟裂殖体

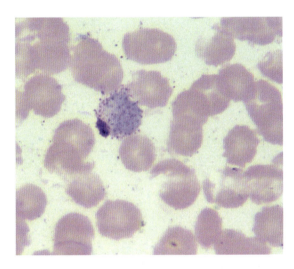
彩图 15　间日疟原虫雌配子体

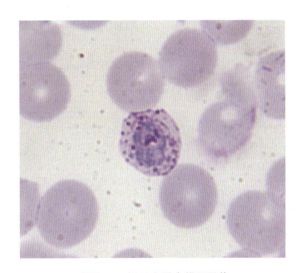
彩图 16　间日疟原虫雄配子体

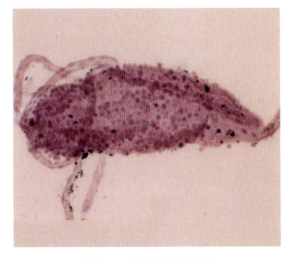
彩图 17　间日疟原虫卵囊

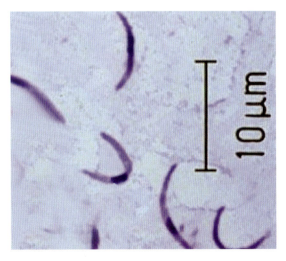
彩图 18　间日疟原虫子孢子

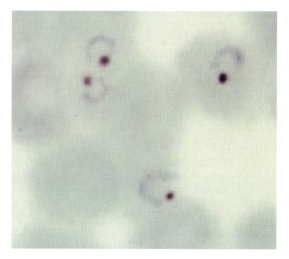

彩图 19　恶性疟原虫环状体

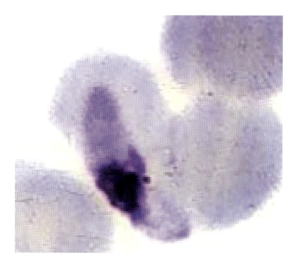

彩图 20　恶性疟原虫雌配子体

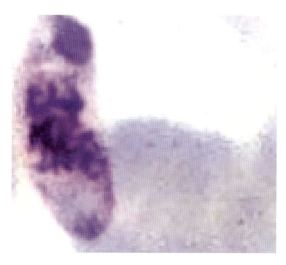

彩图 21　恶性疟原虫雄配子体

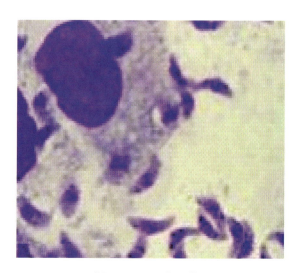

彩图 22　弓形虫滋养体

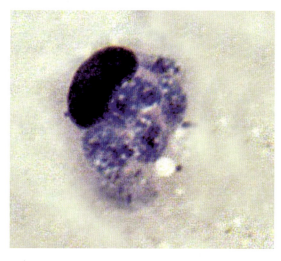

彩图 23　弓形虫假包囊

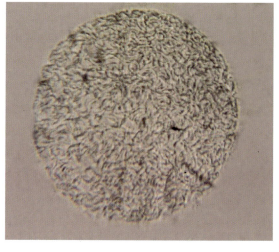

彩图 24　弓形虫包囊

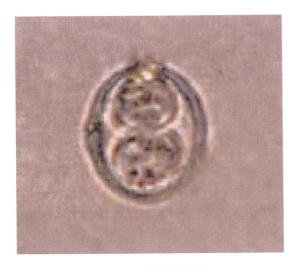
彩图 25　弓形虫卵囊

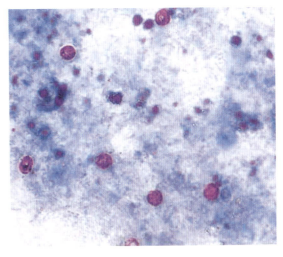
彩图 26　隐孢子虫卵囊

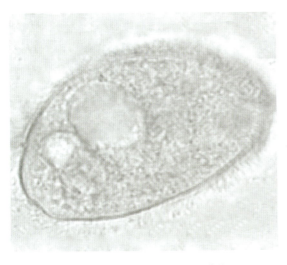
彩图 27　结肠小袋纤毛虫滋养体

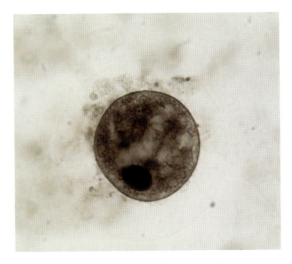
彩图 28　结肠小袋纤毛虫包囊

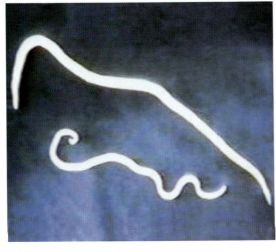
彩图 29　似蚓蛔线虫成虫

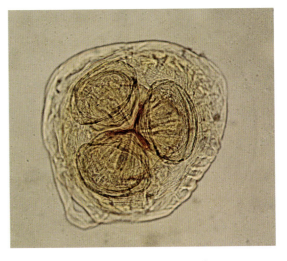
彩图 30　似蚓蛔线虫唇瓣

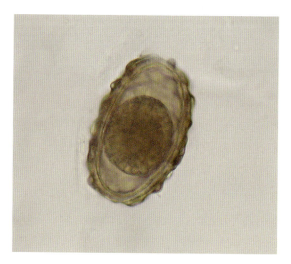
彩图31　似蚓蛔线虫受精卵

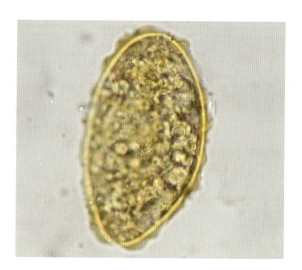
彩图32　似蚓蛔线虫未受精卵

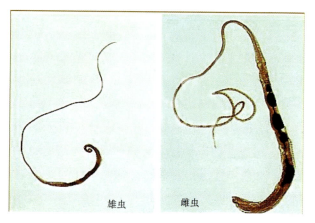
彩图33　毛首鞭形线虫成虫

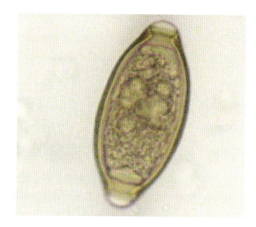
彩图34　毛首鞭形线虫卵

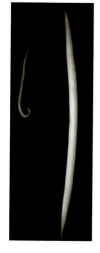
彩图35　蠕形住肠线虫成虫

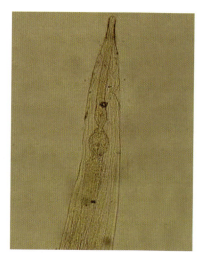
彩图36　蠕形住肠线虫头

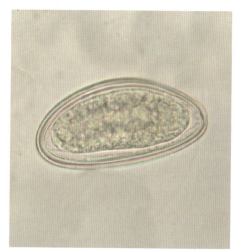
彩图37　蠕形住肠线虫卵

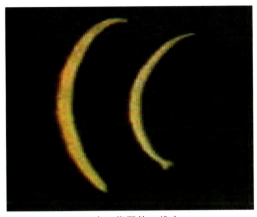
(a)十二指肠钩口线虫

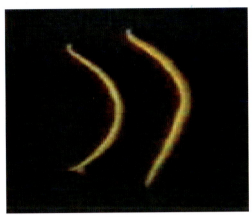
(b)美洲板口线虫

彩图 38　十二指肠钩口线虫和美洲板口线虫

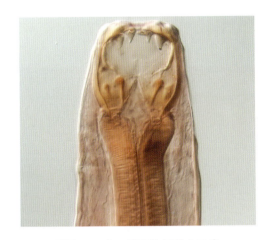
彩图 39　十二指肠钩口线虫口囊

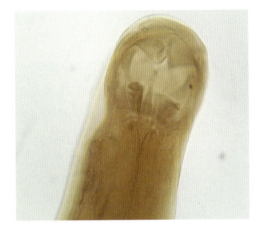
彩图 40　美洲板口线虫口囊

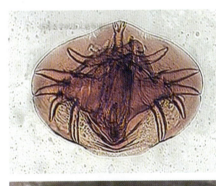
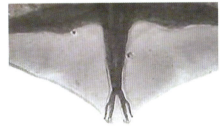
(a)十二指肠钩虫交合伞

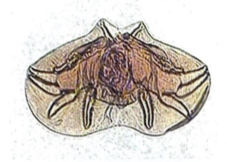
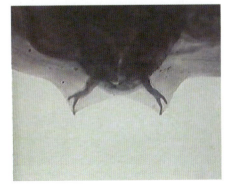
(b)美洲钩虫交合伞

彩图 41　钩虫交合伞及背辐肋

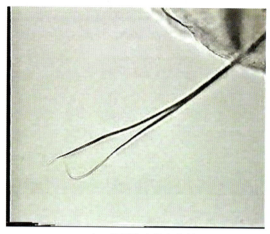
(a)十二指肠钩虫的交合刺

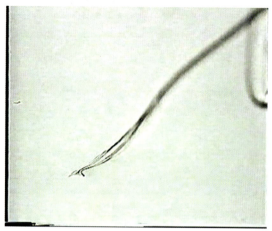
(b)美洲钩虫的交合刺

彩图42　钩虫交合刺

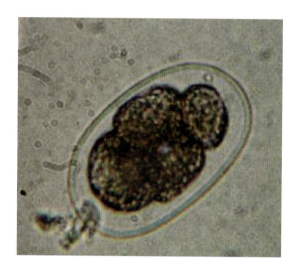
彩图43　钩虫卵

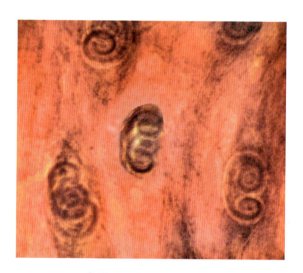
彩图44　旋毛虫幼虫囊包

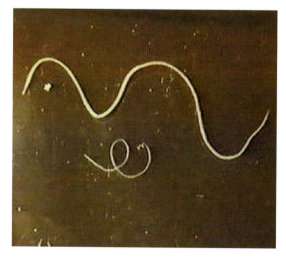
彩图45　丝虫

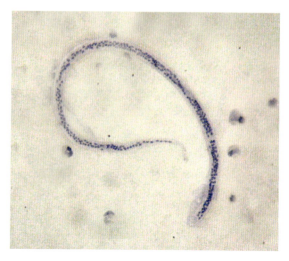
彩图46　班氏微丝蚴

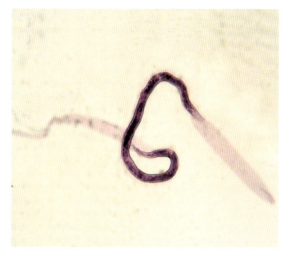

彩图 47　马来微丝蚴

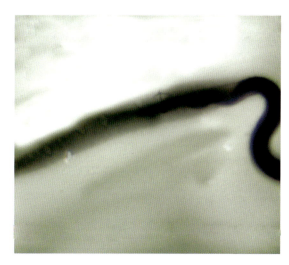

彩图 48　马来微丝蚴尾核

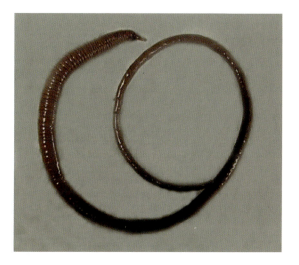

彩图 49　猪巨吻棘头虫成虫

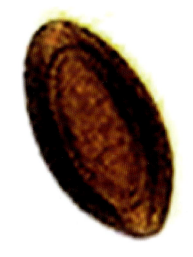

彩图 50　猪巨吻棘头虫卵

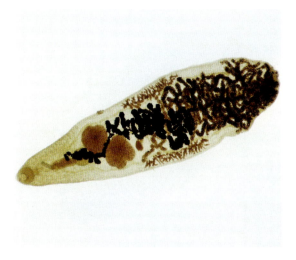

彩图 51　华支睾吸虫成虫

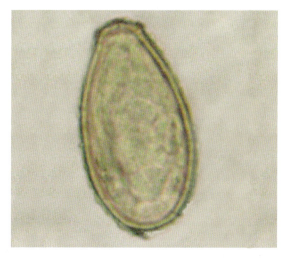

彩图 52　华支睾吸虫卵

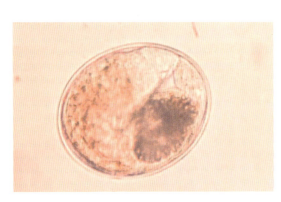

彩图 53　华支睾吸虫囊蚴

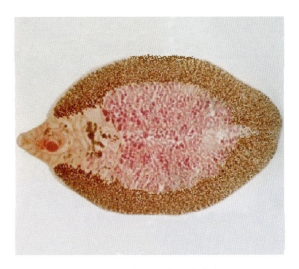

彩图 54　布氏姜片吸虫成虫

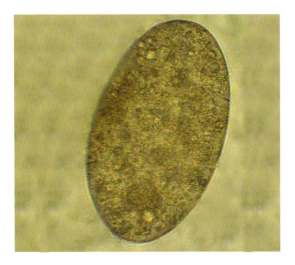

彩图 55　布氏姜片吸虫卵

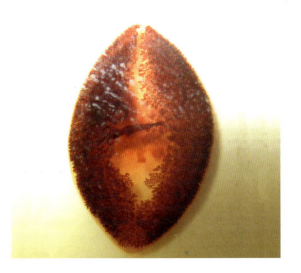

彩图 56　卫氏并殖吸虫成虫

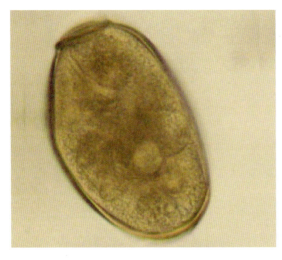

彩图 57　卫氏并殖吸虫卵

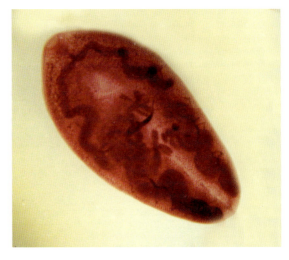

彩图 58　斯氏狸殖吸虫成虫

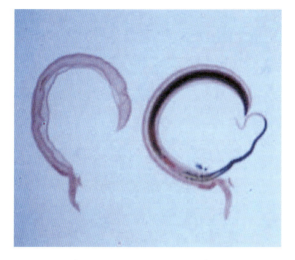

彩图 59　日本血吸虫雌雄合抱

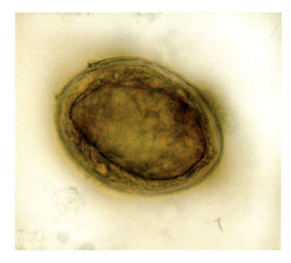

彩图 60　日本血吸虫卵

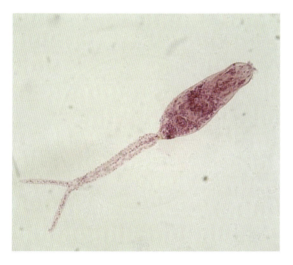

彩图 61　日本血吸虫尾蚴

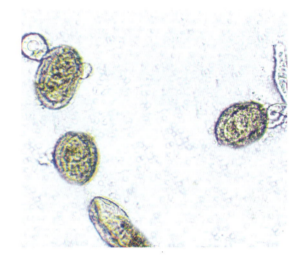

彩图 62　血吸虫环卵沉淀试验

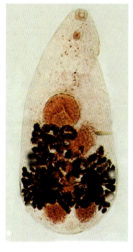

彩图 63　异形吸虫成虫

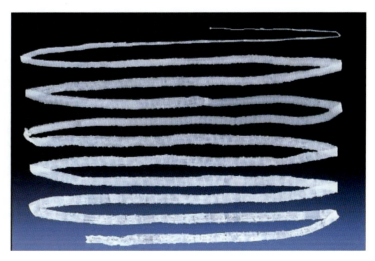

彩图 64　猪带绦虫成虫

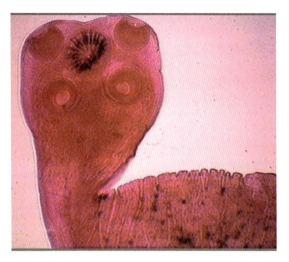

彩图 65　猪带绦虫头节

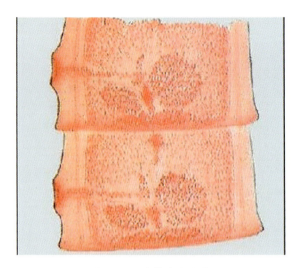

彩图 66　猪带绦虫成节

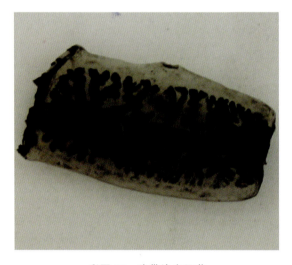

彩图 67　猪带绦虫孕节

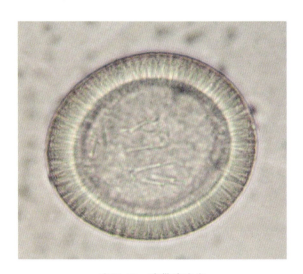

彩图 68　猪带绦虫卵

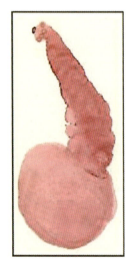

彩图 69　猪囊尾蚴

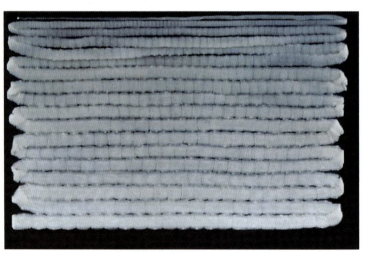

彩图 70　牛带绦虫成虫

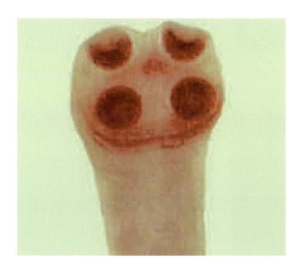

彩图 71　牛带绦虫头节

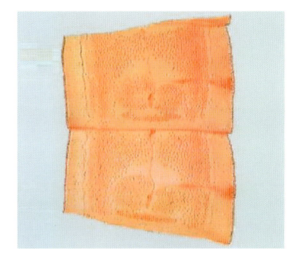

彩图 72　牛带绦虫成节

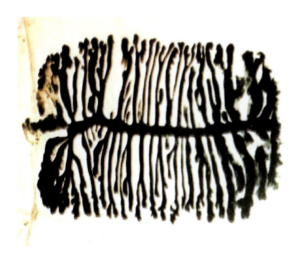

彩图 73　牛带绦虫孕节

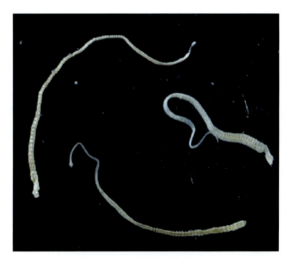

彩图 74　微小膜壳绦虫成虫

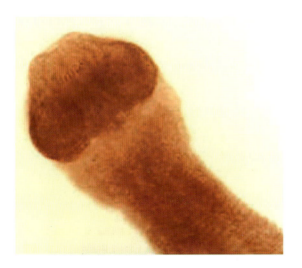

彩图 75　微小膜壳绦虫头节

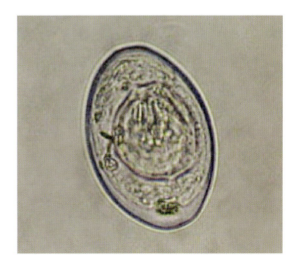

彩图 76　微小膜壳绦虫卵

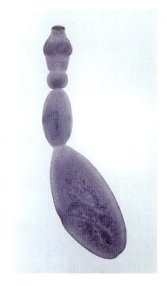
彩图 77 细粒棘球绦虫

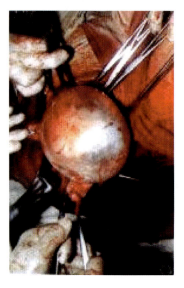
彩图 78 棘球蚴

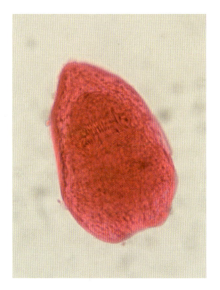
彩图 79 细粒棘球绦虫原头节

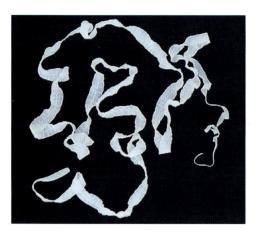
彩图 80 曼氏迭宫绦虫成虫

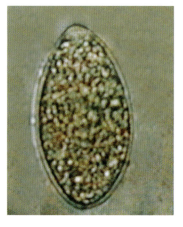
彩图 81 曼氏迭宫绦虫卵

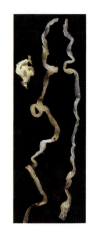
彩图 82 曼氏迭宫绦虫裂头蚴

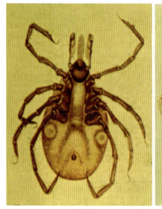
(a)硬蜱

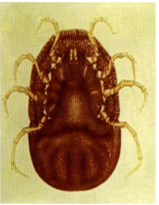
(b)软蜱

彩图 83 蜱

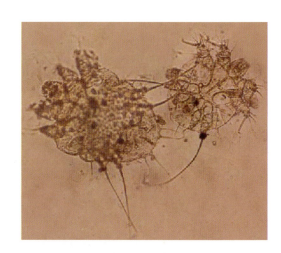
彩图 84 疥螨

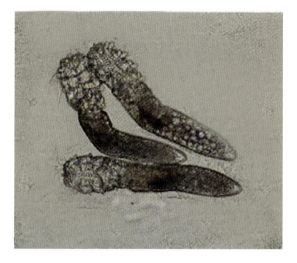
彩图 85　毛囊蠕形螨

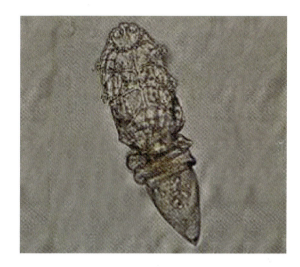
彩图 86　皮脂蠕形螨

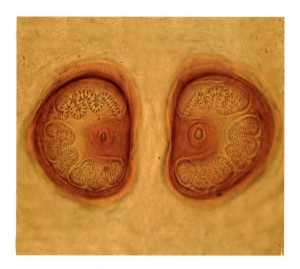
彩图 87　蝇蛆后气门

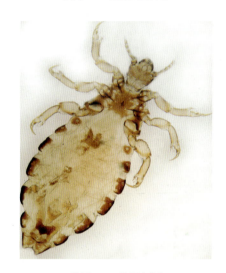
彩图 88　体虱(♀)

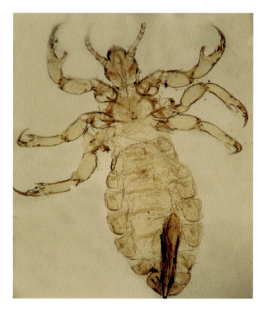
彩图 89　体虱(♂)

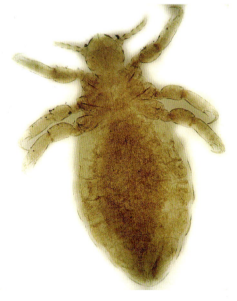
彩图 90　体虱若虫

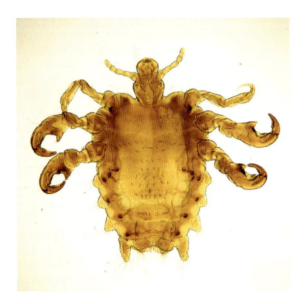

彩图 91　耻阴虱

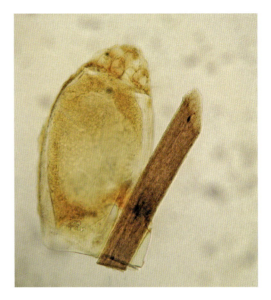

彩图 92　虱子卵

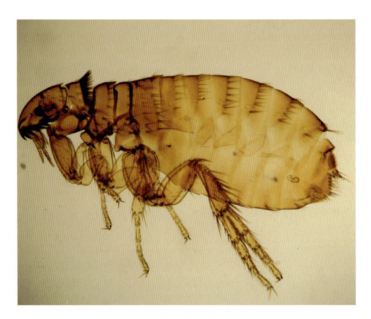

彩图 93　蚤

（王春苗）